小児保健福祉学

東京大学大学院医学研究科教授
牛島 廣治 編著

執筆者　牛島廣治・吉村公一・山中龍宏
　　　　衞藤　隆・兵藤智佳・安梅勅江

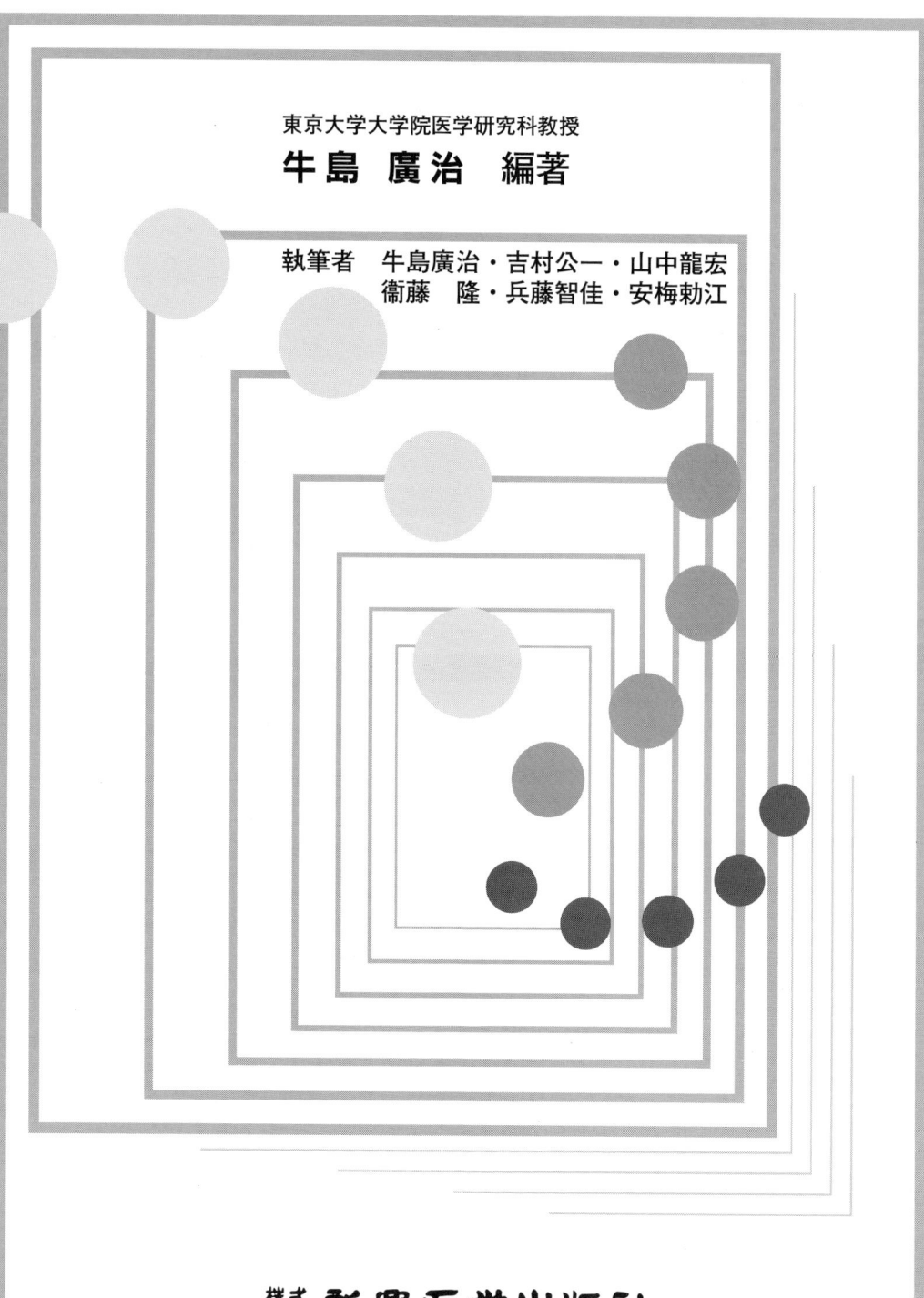

株式会社 新興医学出版社

序　文

　高齢化社会において疾患の治療だけではなく予防と福祉が重要視されてきている。小児においても，保健と福祉の調和が治療とともに必要であるが，今までその視点での教科書的な本がなかった。ここでは小児の保健福祉を，歴史的側面，子どものライフサイクルに沿った側面，障害児の側面，世界の側面から見た。21世紀の子どもの健康づくりに関心をもつ著者等が各自の専門の領域から執筆した。しかしまだ若輩のため，著者等のオリジナルな内容よりも文献，他の教科書・報告書などに頼る部分があった。また各々の分担者が日ごろの研究・教育活動で主張したいことを書くという方針を基本としていたために必ずしも全体が統一的ではないかもしれないが，編集のレベルでできるだけ，一般の医療に携わる方あるいはこの方面に興味をもたれる方に読んでいただけるように努力した。計画を立て，出版に漕ぎ着けるまで数年を要した。その間に省庁の統廃合，法規の改正などがあり書き改めることが必要になった。出版にあたり，東京大学発達医科学教室の沖津祥子，市位ひろ子の協力を得た。また辛抱強く進めていただいた出版社の方に深謝いたします。この本が保健福祉の教科書あるいは参考書として利用していただければ幸いである。

　2001年6月

　　　　　　　　　　　　　　　　　　　　　　　　　　　　牛島　廣治

編 集

牛島　廣治　　東京大学大学院医学系研究科
　　　　　　　国際保健学専攻発達医科学・教授

執筆者一覧

牛島　廣治　　東京大学大学院医学系研究科
　　　　　　　国際保健学専攻発達医科学・教授

吉村　公一　　前・東京厚生年金病院小児科・部長
　　　　　　　現・よしむらこどもクリニック・院長

山中　龍宏　　緑園こどもクリニック・院長

衞藤　　隆　　東京大学大学院教育学研究科
　　　　　　　総合教育科学専攻身体教育学コース・教授

兵藤　智佳　　早稲田大学アジア太平洋研究センター

安梅　勅江　　浜松医科大学看護学科・教授

(執筆順)

目　次

第1章　保健福祉の歴史 ……………………………………………………………… 1

Ⅰ．わが国の子どもの保健福祉史 ……………………………………………… 1
- A．歴史を調べる方策，視点と動物との比較 ……………………………… 1
- B．原始社会 ………………………………………………………………… 1
- C．古代社会 ………………………………………………………………… 3
- D．中世（前期封建）社会 ………………………………………………… 4
- E．近世（後期封建）社会 ………………………………………………… 6
- F．近代社会 ………………………………………………………………… 8
- G．現代社会 ………………………………………………………………… 10
  - (1) わが国の母子保健行政の生い立ち ………………………………… 12
  - (2) 戦後の母子保健行政の進展 ………………………………………… 12
  - (3) 母子保健対策の推進 ………………………………………………… 14
  - (4) 母子福祉政策 ………………………………………………………… 15
  - (5) まとめ ………………………………………………………………… 15

Ⅱ．世界の子どもの保健・福祉史 ……………………………………………… 16
- A．原始社会 ………………………………………………………………… 17
- B．古代社会 ………………………………………………………………… 17
- C．中世社会 ………………………………………………………………… 18
- D．近世社会 ………………………………………………………………… 19
- E．近代社会 ………………………………………………………………… 19
- F．現代社会 ………………………………………………………………… 22

第2章　周産期の保健 ………………………………………………………………… 25

Ⅰ．出生前の母子の健康 ………………………………………………………… 25
- A．妊　娠 …………………………………………………………………… 25
  - (1) 男性と女性の生殖細胞の発生 ……………………………………… 26
  - (2) 精子 sperm の形成 …………………………………………………… 26
  - (3) 卵（子）の発生 ……………………………………………………… 26
  - (4) 排卵と月経 …………………………………………………………… 27
- B．胎芽（胚子）embryo の発育 …………………………………………… 28
- C．胎児 fetus の発育 ……………………………………………………… 28

D．胎児の病気・異常 ……………………………………………………30
　　　(1) 発育不全 ……………………………………………………………30
　　E．流産・死産・子宮内胎児死亡 ………………………………………34
II．妊娠中の児に環境が及ぼす影響 ……………………………………………36
　A．妊娠中の感染症 …………………………………………………………38
　　(1) 風疹ウイルス …………………………………………………………38
　　(2) サイトメガロウイルス ………………………………………………38
　　(3) 単純ヘルペスウイルス1型, 2型 …………………………………38
　　(4) 水痘ウイルス …………………………………………………………38
　　(5) B型肝炎ウイルス, C型肝炎ウイルス ……………………………39
　　(6) Human Immunodeficiency Virus (HIV) ……………………………39
　　(7) クラミジア感染 ………………………………………………………39
　　(8) HTLV-1 ………………………………………………………………39
　　(9) トキソプラズマ症 ……………………………………………………39
　　(10) ヒトパルボウイルス感染 ……………………………………………39
　　(11) 梅毒 ……………………………………………………………………39
　　(12) GBS (group B streptococcus) ………………………………………40
　　(13) その他 …………………………………………………………………40
　B．妊娠中の物理的影響 ……………………………………………………40
　　(1) 放射性物質 ……………………………………………………………40
　　(2) 医療用放射線 …………………………………………………………40
　　(3) 放射線作業 ……………………………………………………………40
　C．妊娠中の化学物質 ………………………………………………………40
　　(1) サリドマイド …………………………………………………………41
　　(2) 重金属 …………………………………………………………………41
　　(3) ポリ塩化ビニール (PCB) および類似物質 ………………………41
　　(4) その他 …………………………………………………………………41
III．妊娠中の母体の児への影響 …………………………………………………41
　A．母体の年齢 ………………………………………………………………42
　B．母体の栄養 ………………………………………………………………42
　C．母体の疾患 ………………………………………………………………42
　　(1) 糖尿病 …………………………………………………………………42
　　(2) 多胎 ……………………………………………………………………42
　　(3) 妊娠中毒症 ……………………………………………………………42
　　(4) 膠原病 …………………………………………………………………42
　　(5) 甲状腺疾患 ……………………………………………………………42
　　(6) 遺伝子疾患 ……………………………………………………………43

Ⅳ．妊娠中の診査 ……………………………………………………………………………43

第3章　分　　娩 ……………………………………………………………………………44

　Ⅰ．正常分娩 …………………………………………………………………………………44
　　Ａ．分娩とは ………………………………………………………………………………44
　　　(1) 胎児 …………………………………………………………………………………44
　　　(2) 胎位・胎勢・胎向 …………………………………………………………………44
　　　(3) 産道 …………………………………………………………………………………46
　　　(4) 娩出力 ………………………………………………………………………………47
　　Ｂ．正常分娩の経過 ………………………………………………………………………47
　Ⅱ．異常分娩 …………………………………………………………………………………48
　　Ａ．胎児・産道の異常 ……………………………………………………………………49
　　　(1) 児頭骨盤不適合（cephalopelvic disproportion；CPD） ………………………49
　　　(2) 巨大児または過熟児，胎位・胎勢の異常 ………………………………………49
　　　(3) 回旋異常 ……………………………………………………………………………49
　　Ｂ．娩出力の異常 …………………………………………………………………………50
　　　(1) 陣痛の異常 …………………………………………………………………………50
　　　(2) 腹圧の異常 …………………………………………………………………………50
　Ⅲ．分娩が子どもに与える影響 ……………………………………………………………51
　　Ａ．正常分娩の場合 ………………………………………………………………………51
　　　(1) 児頭の変形 …………………………………………………………………………51
　　　(2) 産瘤 …………………………………………………………………………………51
　　Ｂ．分娩外傷 ………………………………………………………………………………51
　　Ｃ．新生児仮死 ……………………………………………………………………………51
　Ⅳ．分娩が母親に及ぼす影響 ………………………………………………………………52
　Ⅴ．母子の健康のための妊娠・分娩 ………………………………………………………53
　　Ａ．妊娠前の健康 …………………………………………………………………………53
　　Ｂ．妊娠中の健康 …………………………………………………………………………53
　　Ｃ．母子統計 ………………………………………………………………………………53
　　Ｄ．母子保健関連法規 ……………………………………………………………………55

第4章　新生児期 ……………………………………………………………………………59

　Ⅰ．新生児の特徴 ……………………………………………………………………………59
　　Ａ．身体的特徴 ……………………………………………………………………………59
　　　(1) 身長と体重 …………………………………………………………………………59

(2) 皮膚 ……………………………………………………………………59
　　(3) 体温 ……………………………………………………………………60
　B．生理・機能的特徴 ………………………………………………………60
　　(1) 呼吸 ……………………………………………………………………61
　　(2) 循環 ……………………………………………………………………61
　　(3) その他の臓器 …………………………………………………………61
II．異常新生児の特徴 ……………………………………………………………62
　A．新生児仮死 ………………………………………………………………62
　B．呼吸窮迫症候群（RDS；respiratory distress syndrome）………………62
　C．新生児一過性多呼吸（TTN；transient tachypnea of the newborn）と
　　胎便吸引症候群（MAS；meconium aspiration syndrome）……………62
　D．黄疸 ………………………………………………………………………63
　E．血液疾患 …………………………………………………………………63
　F．循環器疾患 ………………………………………………………………64
　G．消化器疾患 ………………………………………………………………64
　　(1) 先天性食道閉鎖 ………………………………………………………64
　　(2) 肥厚性幽門狭窄症 ……………………………………………………64
　　(3) 下部消化管閉鎖 ………………………………………………………65
　　(4) 壊死性腸炎 ……………………………………………………………65
　H．内分泌・代謝疾患 ………………………………………………………65
　I．新生児感染症 ……………………………………………………………65
　J．その他 ……………………………………………………………………65
III．新生児の管理 …………………………………………………………………66
IV．褥婦の特徴 ……………………………………………………………………67

第5章　乳児保健の概要 …………………………………………………………68

I．発育，形態的成長 ……………………………………………………………68
　A．用　　語 …………………………………………………………………68
　B．身長と体重 ………………………………………………………………68
　C．頭囲と胸囲 ………………………………………………………………69
　D．身体各部の割合 …………………………………………………………70
　E．外性器・乳房 ……………………………………………………………70
　F．歯の発育 …………………………………………………………………70
　G．骨の発育 …………………………………………………………………70
　H．発育の評価 ………………………………………………………………71
II．機能的発達 ……………………………………………………………………76

- A．呼　　吸 …………………………………………………………………………76
- B．循　　環 …………………………………………………………………………76
- C．血　　液 …………………………………………………………………………76
- D．体　　温 …………………………………………………………………………77
- E．消　　化 …………………………………………………………………………77
  - (1) 口腔 ……………………………………………………………………………77
  - (2) 食道，胃 ………………………………………………………………………77
  - (3) 小腸 ……………………………………………………………………………78
  - (4) 大腸 ……………………………………………………………………………78
- F．体液および腎機能 ………………………………………………………………78
- G．皮　　膚 …………………………………………………………………………79
- H．免　　疫 …………………………………………………………………………79

Ⅲ．精神・運動発達 …………………………………………………………………80
- A．視　　覚 …………………………………………………………………………80
- B．聴　　覚 …………………………………………………………………………80
- C．運動発達の一般的な原則 ………………………………………………………81
  - (1) 発達 ……………………………………………………………………………81
  - (2) 発達は相互作用によって進む …………………………………………………81
- D．運動発達の段階 …………………………………………………………………81
  - (1) 頸のすわり ……………………………………………………………………81
  - (2) 四つ這い ………………………………………………………………………82
    - a．腕立て位 ……………………………………………………………………82
    - b．寝返り ………………………………………………………………………82
    - c．腹臥位における方向転換（ピボッティング）……………………………82
    - d．肘這い ………………………………………………………………………82
    - e．四つ這い ……………………………………………………………………82
    - f．伝い歩き ……………………………………………………………………83
  - (3) 歩行 ……………………………………………………………………………83
- E．精神発達 …………………………………………………………………………83
  - (1) 言語 ……………………………………………………………………………83
  - (2) 情緒 ……………………………………………………………………………84
  - (3) 社会性 …………………………………………………………………………85
- F．発達の評価 ………………………………………………………………………85

Ⅳ．障　　害 …………………………………………………………………………86
- A．障害・障害者（児）の定義 ……………………………………………………86
- B．正常（健常）と異常 ……………………………………………………………86

6　目　次

- C．肢体不自由児と脳性麻痺 …………………………………87
  - (1) 脳性麻痺のタイプと症状 …………………………………87
  - (2) 診断 …………………………………………………………87
  - (3) 対策 …………………………………………………………87
- D．精神遅滞（知的障害） ………………………………………87
  - (1) 原因 …………………………………………………………89
  - (2) 診断 …………………………………………………………89
  - (3) 対策 …………………………………………………………89

V．栄　養 ………………………………………………………90

- A．乳児栄養の特徴 ………………………………………………90
- B．栄養所要量 ……………………………………………………91
- C．乳児期の摂食行動 ……………………………………………91
- D．母乳栄養 ………………………………………………………91
  - (1) 母乳栄養の現状 ……………………………………………92
  - (2) 母乳の利点 …………………………………………………92
    - a．消化・吸収・排泄に優れている ………………………92
    - b．病原体に作用する諸種の物質を含んでいる …………94
    - c．牛乳アレルギーになりにくい …………………………94
    - d．母子のつながりを深める ………………………………94
  - (3) 母乳栄養の実際 ……………………………………………95
    - a．授乳開始 …………………………………………………95
    - b．他の飲み物 ………………………………………………95
    - c．頻回の授乳 ………………………………………………95
    - d．ゴムの乳首やおしゃぶりを与えない …………………95
  - (4) 母乳の欠点 …………………………………………………95
    - a．母乳性黄疸 ………………………………………………95
    - b．ビタミンK欠乏症 ………………………………………96
    - c．母乳中の環境汚染物質やウイルス ……………………96
- E．人工栄養 ………………………………………………………96
  - (1) 人工栄養の歴史 ……………………………………………97
  - (2) 調乳と授乳方法 ……………………………………………97
- F．混合栄養 ………………………………………………………97
- G．離　乳 …………………………………………………………98
  - (1) 離乳の必要性 ………………………………………………98
  - (2) 離乳の開始 …………………………………………………98
  - (3) 離乳の進行 …………………………………………………98

(4) 離乳上の問題 …………………………………………………………………… 100
　　(5) 断乳 …………………………………………………………………………… 101
　　(6) フォローアップ・ミルク …………………………………………………… 101
Ⅵ．乳児の日常生活 …………………………………………………………………… 101
　A．親子関係 ………………………………………………………………………… 101
　B．基本的生活習慣 ………………………………………………………………… 102
　　(1) 食事 …………………………………………………………………………… 102
　　(2) 睡眠 …………………………………………………………………………… 103
　　(3) 排泄 …………………………………………………………………………… 103
　　(4) 入浴・清潔 …………………………………………………………………… 104
　　(5) 日光浴と空気（外気）浴 …………………………………………………… 104
　　(6) 代表的な育児用品 …………………………………………………………… 105
Ⅶ．乳児と社会 ………………………………………………………………………… 105
　A．乳児の健康診査（健診）と保健指導 ………………………………………… 105
　　(1) 健康診査と保健指導の目的 ………………………………………………… 105
　　(2) 健診の内容 …………………………………………………………………… 106
　　　a．1ヵ月健診 ………………………………………………………………… 106
　　　b．3〜4ヵ月健診 …………………………………………………………… 106
　　　c．6〜7ヵ月健診 …………………………………………………………… 106
　　　d．9〜10ヵ月健診 …………………………………………………………… 106
　　　e．12ヵ月健診 ……………………………………………………………… 107
　B．育児支援 ………………………………………………………………………… 107
　C．親子関係の障害と虐待 ………………………………………………………… 107
　D．乳児の事故 ……………………………………………………………………… 108
　E．自然環境 ………………………………………………………………………… 108
　F．予防接種 ………………………………………………………………………… 108
　　(1) 予防接種の必要性と経緯 …………………………………………………… 108
　　(2) 予防接種の種類 ……………………………………………………………… 110
　　　a．弱毒生ワクチン …………………………………………………………… 110
　　　b．不活化ワクチン …………………………………………………………… 110
　　(3) 予防接種の効果と副反応 …………………………………………………… 111
　　　a．感染防御か症状軽減か …………………………………………………… 111
　　　b．予防接種の効果が期待できない感染症 ………………………………… 111
　　　c．添加物や夾雑物に対する反応 …………………………………………… 111
　　　d．ワクチン自体の有効成分に対する副反応 ……………………………… 111
　　(4) 予防接種不適当者 …………………………………………………………… 112

VIII. 子育てに関する知識 …………………………………………………………113
A．発育・発達に関する諸問題 …………………………………………………113
(1) 体格の将来予測 ………………………………………………………………113
(2) 這わない子ども ………………………………………………………………113
(3) 乳児の発声，喃語 ……………………………………………………………114
(4) 味覚 ……………………………………………………………………………114
(5) 腹部の膨満と臍ヘルニア ……………………………………………………114
(6) 便の色調 ………………………………………………………………………114
B．病的ではない徴候 ………………………………………………………………115
(1) ちえ熱 …………………………………………………………………………115
(2) 口腔内の所見 …………………………………………………………………115

第6章　幼児の保健 …………………………………………………………………116

I．幼児期の保健福祉の基本的な考え方 …………………………………………116
A．身体発育 …………………………………………………………………………118
B．発　　達 …………………………………………………………………………119
C．幼児期にみられる疾患 …………………………………………………………120
D．保健指導と育児 …………………………………………………………………123
(1) 疾病の予防と指導 ……………………………………………………………123
(2) 発達の指導 ……………………………………………………………………123
E．予防接種 …………………………………………………………………………123
F．事故の予防と指導 ………………………………………………………………124
(1) 事故へのアプローチ …………………………………………………………124
(2) 事故・中毒の防止活動 ………………………………………………………124
  a．全般的な危険性のチェック ……………………………………………126
  b．利用することができる資料 ……………………………………………126
  c．救急処置の実技指導 ……………………………………………………127
  d．指導する人と指導される人の拡大を …………………………………127
  e．具体的な指導内容 ………………………………………………………128
   1) 異物誤飲の防止の指導 ………………………………………………128
   2) 気管支異物の防止の指導 ……………………………………………128
   3) 溺水の防止の指導 ……………………………………………………128
    a) 浴槽での溺水防止 …………………………………………………128
    b) その他の溺水防止 …………………………………………………129
   4) やけどの防止の指導 …………………………………………………129

　　　　5）交通事故の防止の指導 ……………………………………………………… 129
　　G．歯科指導 ………………………………………………………………………… 129
　　H．虐　　待 ………………………………………………………………………… 131
　Ⅱ．幼児期の育児支援 ………………………………………………………………… 132
　　(1) 育児支援が必要な領域の把握，ならびにそのモニタリングの必要性 ……… 132
　　(2) 支援媒体についての検討 ……………………………………………………… 132
　　(3) 支援する人材の育成 …………………………………………………………… 132
　　(4) 医療関係者の育児支援 ………………………………………………………… 133
　　(5) 育児不安とは何か ……………………………………………………………… 133

第7章　学童の保健福祉 …………………………………………………………… 135

　Ⅰ．学童期の保健 ……………………………………………………………………… 135
　　A．学校とは何か …………………………………………………………………… 135
　　B．学校教育と学校保健 …………………………………………………………… 136
　　C．学校保健の意義 ………………………………………………………………… 136
　　D．学校保健の領域 ………………………………………………………………… 136
　　E．学校保健の担い手 ……………………………………………………………… 137
　　F．学校保健に関する行政と法令 ………………………………………………… 138
　　G．学校保健からみる現代の子どもたちの心身の健康 ………………………… 139
　　H．今後のあり方 …………………………………………………………………… 141
　Ⅱ．学童期の福祉 ……………………………………………………………………… 142
　　A．児童の健全育成 ………………………………………………………………… 142
　　B．児童の自立支援 ………………………………………………………………… 142

第8章　思春期の保健福祉 ………………………………………………………… 145

　Ⅰ．思春期の身体と心の発達 ………………………………………………………… 145
　　A．2次性徴と身体の発達 ………………………………………………………… 145
　　(1) 思春期の定義，位置づけ ……………………………………………………… 145
　　(2) 身体発育と生殖機能の発達 …………………………………………………… 146
　　　a．女子思春期の2次性徴 ……………………………………………………… 146
　　　b．男子思春期の2次性徴 ……………………………………………………… 146
　　B．思春期における心の発達 ……………………………………………………… 147
　　(1) 精神的，社会的発達 …………………………………………………………… 147
　　(2) 思春期精神発達にかかわる問題 ……………………………………………… 148
　　　a．不登校 ………………………………………………………………………… 148

　　　　b．拒食症 …………………………………………………………………………150
　　　　c．喫煙, 飲酒, 薬物乱用 …………………………………………………………150
　II．思春期リプロダクティブ・ヘルス …………………………………………………152
　　A．思春期の性 ……………………………………………………………………152
　　　(1) 思春期の性体験 ……………………………………………………………152
　　　(2) 思春期の性の悩み …………………………………………………………155
　　B．避妊と望まない妊娠 …………………………………………………………156
　　　(1) 望まない妊娠と人工妊娠中絶 ……………………………………………156
　　　(2) 産科的な問題 ………………………………………………………………158
　　　(3) 望まない妊娠への対応 ……………………………………………………158
　　C．性感染症と HIV/AIDS …………………………………………………………159
　　　(1) 思春期と HIV ………………………………………………………………159
　　　(2) 性感染症と HIV/AIDS の予防 ……………………………………………159
　　　(3) HIV 感染者の支援 …………………………………………………………161
　　D．学校保健 ………………………………………………………………………162
　　　(1) 保健室の役割 ………………………………………………………………162
　　　(2) 養護教諭の役割 ……………………………………………………………164
　　　(3) スクールカウンセラー ……………………………………………………164
　　E．地域における思春期保健・思春期相談施設 ………………………………165
　　　(1) 地域での取り組み …………………………………………………………165
　　　(2) 厚生行政 ……………………………………………………………………165
　　　(3) NGO の役割 …………………………………………………………………168

第9章　障害児の保健福祉 ……………………………………………………………170

　Ⅰ．障害児に対する保健福祉サービスの考え方 ………………………………………170
　Ⅱ．障害児に対する保健福祉サービスの目的 …………………………………………171
　Ⅲ．障害児の在宅サービス …………………………………………………………171
　Ⅳ．障害児の施設サービス …………………………………………………………174
　　A．入所（入園）施設 ……………………………………………………………175
　　　(1) 肢体不自由児施設 …………………………………………………………175
　　　(2) 重症心身障害児（者）施設 ………………………………………………175
　　　(3) 肢体不自由児療護施設 ……………………………………………………175
　　　(4) 知的障害児施設 ……………………………………………………………177
　　　(5) 自閉症児施設 ………………………………………………………………177
　　　(6) 盲児施設 ……………………………………………………………………177
　　　(7) ろうあ児施設 ………………………………………………………………177

(8) 情緒障害児短期治療施設 …………………………………………………177
　B．通所（通園）施設 ……………………………………………………………177
　　(1) 肢体不自由児通園施設 ………………………………………………………177
　　(2) 知的障害児通園施設 …………………………………………………………178
　　(3) 難聴幼児通園施設 ……………………………………………………………178
　　(4) 心身障害児総合通園センター ………………………………………………178
　　(5) 心身障害児通園事業 …………………………………………………………178
　　(6) 重症心身障害児通園事業 ……………………………………………………178
Ⅴ．障害児に対する保健福祉サービスの今後の方向性 …………………………179

第10章　保健福祉行政・法規 ……………………………………………………181

Ⅰ．子どもに対する保健福祉施策の理念 ……………………………………………181
Ⅱ．子どもに対する保健福祉施策の背景 ……………………………………………181
Ⅲ．保健福祉制度の法的背景 …………………………………………………………182
Ⅳ．保健福祉サービスの種類 …………………………………………………………186
　A．人的サービス …………………………………………………………………186
　　(1) 社会福祉士（ソーシャルワーカー）…………………………………………188
　　(2) 精神保健福祉士 ………………………………………………………………189
　　(3) 介護福祉士（介護専門職）…………………………………………………189
　　(4) 看護職 …………………………………………………………………………189
　　(5) 医師 ……………………………………………………………………………189
　　(6) 理学療法士（PT）……………………………………………………………190
　　(7) 作業療法士（OT）……………………………………………………………190
　　(8) 言語聴覚士（ST）……………………………………………………………190
　　(9) 運動療法士 ……………………………………………………………………191
　　(10) 視能訓練士（ORT）…………………………………………………………191
　　(11) 臨床心理士 ……………………………………………………………………191
　　(12) 義肢装具士（PO）……………………………………………………………191
　　(13) 教師 ……………………………………………………………………………191
　　(14) 職業相談員 ……………………………………………………………………193
　B．物的サービス …………………………………………………………………193
　C．経済的サービス ………………………………………………………………193
　D．情報サービス …………………………………………………………………195
Ⅴ．子どもに対する保健福祉サービスの実施体制 …………………………………195
Ⅵ．子どものための保健福祉サービスの体系 ………………………………………198

A．母子保健対策 ··198
　B．保育対策 ···198
　C．児童健全育成対策 ···205
　　(1) 児童厚生施設（屋外型の児童館と屋内型の児童遊園）の設置・運営の援助 ···205
　　(2) 放課後児童対象事業 ···207
　　(3) 子どもにやさしい街づくり事業 ···································207
　　(4) 地域組織活動の支援 ···207
　　(5) 優良児童劇巡回事業 ···207
　D．養護を必要とする子どもへの対策 ···································207
　E．非行傾向のある子どもへの対策 ······································209
　F．情緒障害を示す子どもへの対策 ······································209
　G．障害児対策 ···210
　H．母子家庭等への対策 ···210

第11章　国際協力と母子の保健福祉 ·······································214

Ⅰ．国際連合，世界保健機構，ユニセフ ···································214
　A．国際連合 ···214
　　(1) 沿革 ··214
　　(2) 組織と機構 ··215
　　　a．総会（General Assembly） ·······································215
　　　b．安全保障理事会（Security Council） ·························216
　　　c．経済社会理事会（Economic and Social Council） ········216
　　　d．信託統治理事会（Trusteeship Council） ····················216
　　　e．国際司法裁判所（International Court of Justice） ········216
　　　f．事務局（Secretariat） ··216
　　(3) 保健医療分野における国連の活動 ·······························217
　　　a．国連開発計画（United Nations Development Programme；UNDP） ···217
　　　b．世界銀行（World Bank） ···217
　　　c．国連人口基金（United Nations Population Fund；UNFPA） ··········217
　　　d．国連環境計画（United Nations Environment Programme；UNEP） ···217
　B．世界保健機構 ··217
　　(1) 沿革 ··217
　　(2) 組織 ··217
　　　a．世界保健総会（World Health Assembly） ··················217
　　　b．執行理事会（Executive Board） ·······························219

c．本部事務局（Secretariat） ··219
　　　d．地域委員会（Regional Committee）・地域事務局（Regional Office） ·············219
　　　e．専門家諮問部会（Advisory Board）・専門家委員会（Special Committee） ··········219
　　　f．WHO指定研究所センター（WHO Collaborating Center） ························219
　　(3) 財政 ··219
　　(4) 活動 ··220
　　(5) 基本政策 ··220
　　(6) 技術援助 ··221
　C．ユニセフ・国際児童基金（United Nations Children's Fund；UNICEF） ············221
　　(1) 沿革 ··221
　　(2) 組織 ··221
II．わが国で生活する外国人の保健・福祉 ··221
　A．在日外国人の統計 ··221
　B．在日外国人の医療の現状 ··223
　C．保育園，幼稚園での生活 ··225
　D．小学校・中学校・高等学校の生活 ··227
　E．緊急保護など ··228
III．国際社会における子どもの疾病と予防 ··228
　A．感染症 ··228
　　(1) エイズ ··228
　　(2) 呼吸器感染症 ··230
　　(3) 下痢症 ··230
　　(4) ポリオ ··230
　　(5) 麻疹 ··231
　　(6) 新生児破傷風 ··231
　　(7) マラリア ··231
　　(8) 結核 ··231
　　(9) デング熱，日本脳炎 ··231
　　(10) オンコセルカ症 ··231
　　(11) メジナ虫症 ··232
　B．栄養・環境 ··232
　C．リプロダクティブ・ヘルス ··233
　D．教　　育 ··235
　E．宗教，言語 ··235
　F．環　　境 ··235
　G．国際地域保健 ··237
　　(1) アフリカ ··237

(2) アジア ………………………………………………………………………239
　(3) 中東 …………………………………………………………………………239
　(4) アメリカ ……………………………………………………………………239
　(5) 中・東部ヨーロッパ ………………………………………………………239

索　　引…………………………………………………………………………241

第1章

保健福祉の歴史

■ I. わが国の子どもの保健福祉史

　子どもは老人（高齢者）とともに社会のなかでは，生活能力の面で弱い存在である。子どもの健康を保つとともに，健康とはかけ離れている子どもを保護し，さらにその子どもを健康な状態にもっていくという考えは歴史的にはなかなか育たなかった。食料など生活の面で社会全体が苦しくなると弱者である子どもは見捨てられることがあったが，宗教および社会論が確立されると，次第に子どもの健康・福祉が改善されるようになった。WHO，ユニセフなどの国際機関は世界規模で子どもの健康・福祉に努力している。子どもは未来であり，次世代を担う子どもの健康・福祉は重要な課題である。

A．歴史を調べる方策，視点と動物との比較

　子どもの歴史を調べるためには以下の方法が考えられる。1) 社会・経済，教育，労働に関する統計や記録の利用，2) 伝記・小説や，過去の新聞・雑誌の記事の利用，3) 民俗学的資料・報告書の利用，4) 子どもの書いた日記・作文などの記録の利用である。さらに考えられる方法として，日本・アジア・世界の子どもの歴史の比較，現在のさまざまな開発途上国および先進国における原始時代・古代・封建時代・近代・現在をみることである。そしてこれらの資料を文献的に考察したり，実際にその現地から得られた材料をもとに考察することも可能である。いずれにしてもそこには子どもの視点あるいは大人の視点，庶民の視点あるいは政策者としての視点など，行う者の視点が必要となる。
　ヒトが動物と異なる行動様式は，歩行すること，言葉を持つこと，道具を使うことなどである。ヒトは「人間」と表象されるように集団性，共同性を持ち，決して単独で行動するわけではない。しかしながら，サル，鳥，昆虫などの生き物の親子，家族，集団の行動からヒトの行動が比較でき，子どもの保健・福祉を考えるにも参考となろう。

B．原始社会

　わが国の歴史からみると縄文，弥生時代の頃は，子どもは家族・集落のなかで育ち年齢相応の社会的貢献をしていたと思われる。すなわち，父親・母親の仕事を見ながら，次第

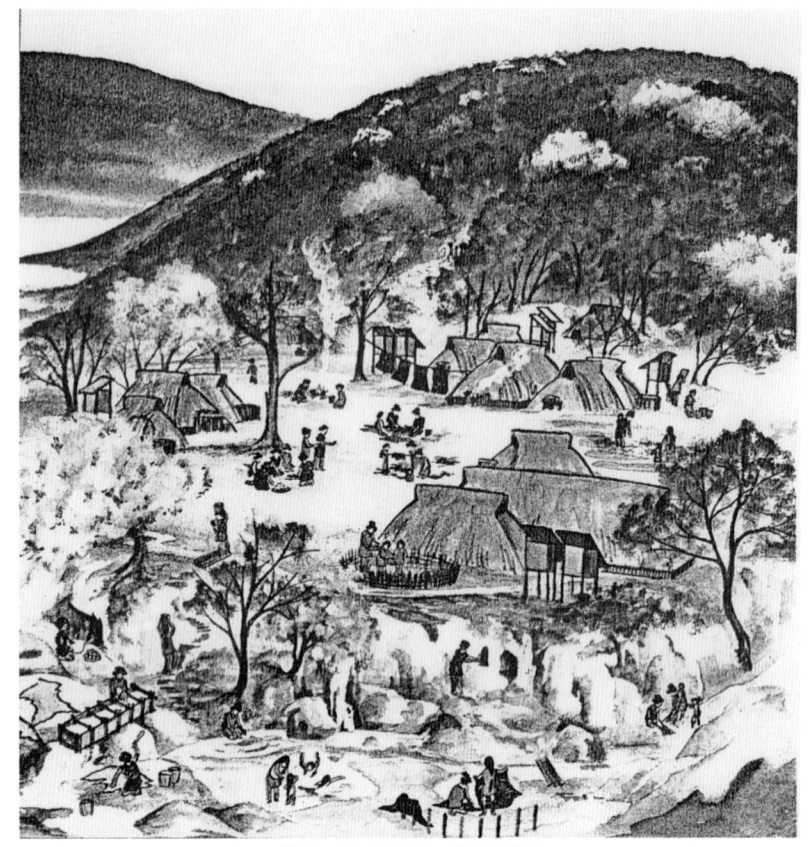

図1　縄文時代の集団生活
(小山修三, 安芸早穂子(画):縄文の子どもたち. 朝日新聞社, 1996より)

に物事を覚え，かつ手伝っていたと思われる（図1）。社会構成の半分は18歳以下の子どもで占められ多くの成人は30歳代で死亡した。死亡の多くは感染症である。また栄養状態も満足ではなく食料が欠乏すると餓死あるいは感染症などで死亡したものと思われる。自然環境が厳しく，現在の子どもとは違い，小さい頃はどんぐり集め，貝集めなど家族の一員として仕事を分担し，さらに年長になると狩漁を学び，7～10歳になると狩猟を覚えた。この頃の子どもは自然のなかでの作業が，即遊び的要素を伴っていたものと思われる。健康を保つために，薬草も用いられたであろう。魏志倭人伝でみられるように中国，韓国との交流もあった。親子の絆は強く，子どもの病気には強く心を痛め，死亡した場合は甕棺に入れ，祭司を行って弔った。また胞衣納め（後産）を埋甕に入れ，住居の入り口に埋めていた。これは住居の入り口を通り，踏み固めることにより，子どもが健やかに育つことになるという考えに基づいている「類感呪術」。死んだ子どもは子宮の形をした甕棺に入れられた（焼いた上下の甕は死体を入れた後，土で上下をつないだ）。古代について，最近の新しい調査発見で，今後，親と子の生活状態がよりわかってくるものと期待される。

C. 古代社会

　古代社会の健康・福祉を考えるうえでよりどころとなるのは「古事記」と「万葉集」である。古事記のなかでは神と御子，親子・兄弟の葛藤，病気，擬人化した動物との対話・戦いなどの神話が語られている。御子が諸国を歩き回り苦難の体験をするのは成人になるための通過儀式ともいわれている。その後に生まれてきた貴族文化ではさらに，子どもの成長を祝うために，産育儀礼（懐妊時，出産時，100日目など）を通過儀礼として盛大に祝った。当時は支配階級でも乳幼児の死亡率が高かった。古代社会では身分の差が子どもの生活にも現れる。支配階級の子どもは漢字・平がなを学び，子守歌・囃子うたの原型にみられる象徴的遊び（舞舞歌，蹴鞠，貝合せ）に親しんだ。

　万葉集の成立年代と編者は不明であるが，そのなかの「貧窮問答歌」にみられる山上憶良（660～733年）の歌は民衆の悲しみや貧しさを歌って有名である。また子を思う気持ちを歌った「銀（しろがね）も金（くがね）も玉もなにせむ（ん）に勝れる宝子にしかめやも」などがある。下級官僚の山上憶良は貧富の差を歌わざるを得ない状況にあったことが伺われる。

　この時代は弥生時代の農耕社会に続き次第に余剰生産物ができ国家が形成された時代である。それはすなわち，支配階級と非支配階級が形成される原形であった。支配階級のなかではより現状の政治体制を守るため，子どもに教育を行った。

　日本における救済思想の原点は仏教を政治の基調とした聖徳太子（574～622年）（図2）に始まる。太子は604年に「十七条憲法」を制定し，和を重んじた政治を目指した。これは大化改新として実を結ぶことになるが，一方，この律令制度は課税として農作物を収めること，労役の義務などを定めた。凶作があると税を収めることができず，飢餓や病が増えることもあった。農民は支払いができないと，土地を捨て一家離散し逃亡した。（近代になると5人組制で，連帯責任をとらせ体制を維持しようとした）。このような状況で聖徳太子は国家統一の基本を作るとともに，一方では，仏教思想による人道主義的活動も行った。591年，四天王寺に四箇院を作った（図3）。

　また「賑給（じんごう）制度」として，天皇の即位や立太子，出産などのおめでたい場合や天皇，皇族の罹病にその平安を祈る場合に，民の救済制度すなわち税の軽減や疫病に対する救済制度が図られた。

　律令制度の下では貧困で絶望的な民衆に対し民間，特に仏教徒からの救済活動，村落共同体全体での救済活動があった。行基，和気広虫の慈善運動の思想は，民衆のニーズに応じて活動し，その課題の解決を目指し，しかも民衆自らの力で行うこともあった。その基本には仏教の絶対的平等思想があり，善行を蒔けば，必ず福を生み出す田畑という「福田思想」であった。このような救済の考えは近年のセツルメント活動，NGOの活動の思想にもつながるところである。

4　第1章　保健福祉の歴史

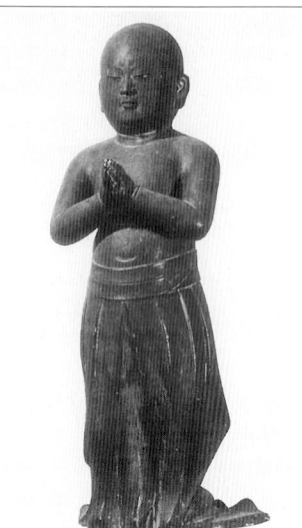

↑図2　聖徳太子二歳像

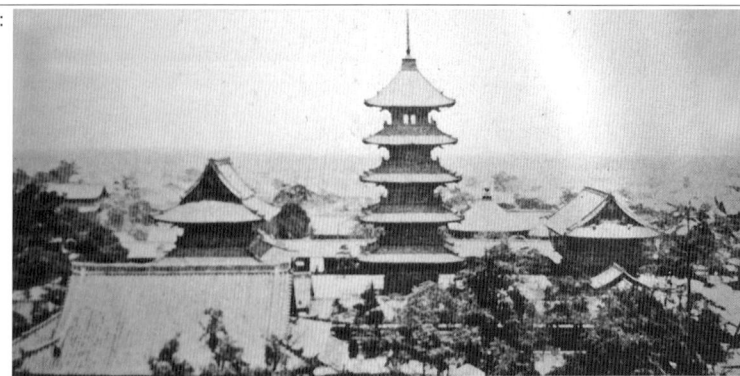

→図3　四天王寺
a：倒壊前
b：現在
　伽藍配置は古式そのままで，仏舎利信仰のもっとも古い，純粋な形式を示す。

聖徳太子の社会、医療施設としての四箇院（しかいん）
1．施薬院：薬草を栽培して人々に分けた。
2．療病院：病人を寄宿させた。病児も恩恵を受けた。
3．悲田院：貧窮孤独な人を住まわせ，衣食住を与えながら，四箇院の仕事を手伝わせた。孤児（16歳以下で父がない子）も扱われた。
4．敬田院（きょうでんいん）：仏法修行の道場で悪事を断ち，善を改める道場でもあった。

D．中世（前期封建）社会（図4，図5）

　　律令制度が行きづまり，貴族による私的領主制の「荘園」を守るために武士の雇用をしたことから次第に武士集団の権力が増し，武家制度による中世となった。武士階級も，律令制度の時代と同様に支配階級として政治・経済をよく知ることが必要で，子どもを仏教寺院に預けたり，習いに行かせた。鎌倉時代には足利氏による足利学校が生まれた（図6）。また武士としての体力作りも子どもに必要であった。
　　一方，武士同士の抗争から，民衆の生活は厳しさを増すようになった。寛正の大飢饉（1461年）も加わり，屍骸が京中に散乱した。今昔物語に見られるように四条河原では死

Ⅰ．わが国の子どもの保健福祉史　5

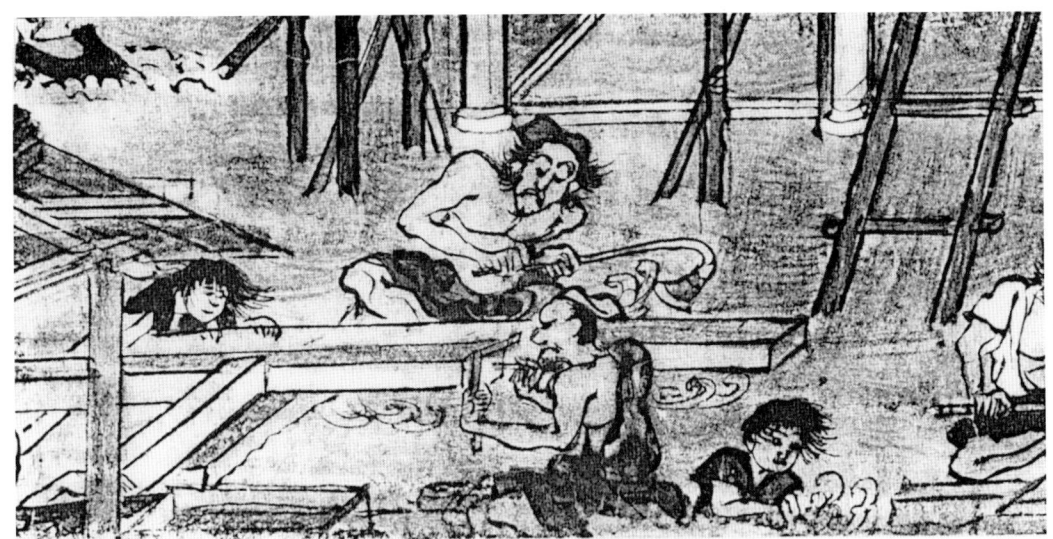

図4　中世の子どもの働く姿（松崎天神縁起）
建築現場で大工のもとに「童(わらわ)」として手伝い見習いとしての働きをした。

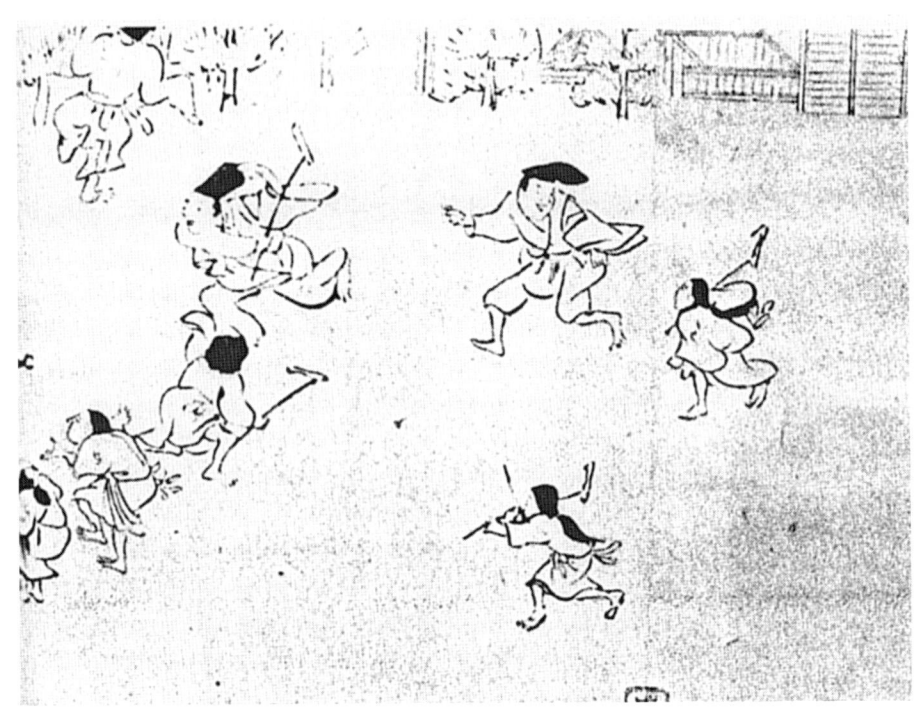

図5　中世初期の子どもの遊ぶ姿（年中行事絵巻）
「毬杖(ぎっちょう)」「竹馬」「独楽(こま)まわし」が遊び道具であった。

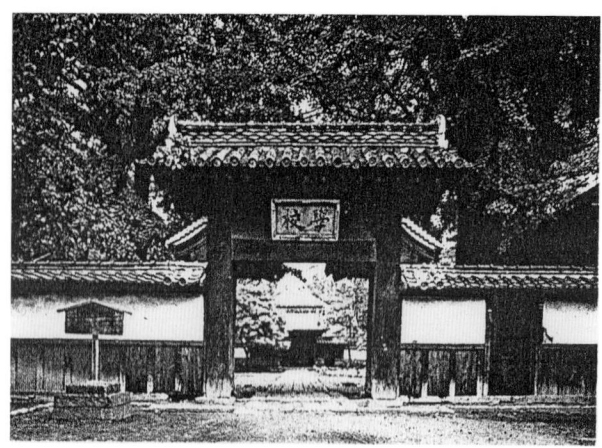

図6　足利学校

体が散乱していた。また子どもの遺棄も広がった。戦乱のなか，農民が団結し「惣」と呼ばれる寄合体で全体参加型の組織が作られた。このなかで子どもは集団で世話をされることもあった。親鸞，叡尊（えいそん），忍性（にんしょう）らの仏教思想に基づく救済活動があったが，それを上回る貧困，病気が民衆にみられた。

E．近世（後期封建）社会

　戦乱に明け暮れた中世は，徳川将軍による幕藩制度によって落ちつきを取り戻した。士農工商の身分制度がはっきりしていた。武士は社会制度を保つため，政治・経済的な能力を持つ必要があり子どもへの教育として私塾，家塾，藩校が盛んになった。家督を守るために必ずしも長男が後を継ぐとは限らなかった。商工の子どもも文字・計算を習うため寺子屋（図7）へ通った。どの階層にも「子ども組」があり，仲間意識が築かれた。近世では子ども遊びにおいても，集団でのかごめかごめ・子捕り遊びなど「ルールのある遊び」が見られた。

　庶民の生活もほぼ安定していた。しかし農民にとっては年貢は必ずしも楽ではなかった。特に飢饉の時，働き手が病気になった時は悲惨であった。この頃の子どもを襲った恐ろしい病気は麻疹と痘瘡で，死者が多発した。人身売買，堕胎，間引きと棄て子が多く，幕府は棄児の禁止を命じ，棄児は捨てられた地域の共同体で養育するように指示した。これは「5人組」で連帯責任をとる制度である。

　一方，体制を維持するために，民主への慈善救済が行われた。山鹿素行の救済三段階論では，生活ができない者に対し一時の貸し付けを行う，場合によっては支給する，無職の者に仕事を斡旋する，病人には薬等を与えるなどをした。「小石川養生所」が小石川薬園のなかに作られた。キリスト教による山口，大分での孤児救済は鎖国とともに消滅してい

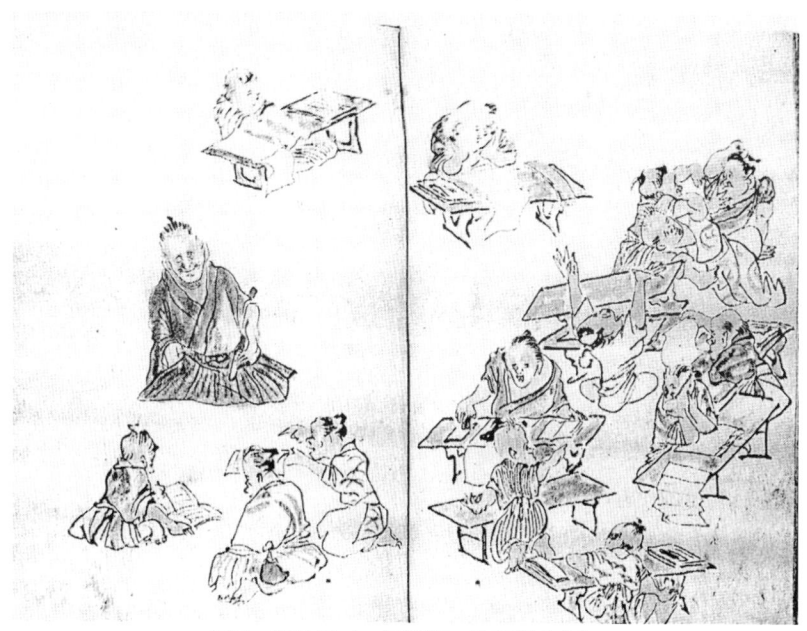

図7　寺子屋（一掃百態，渡辺崋山作）

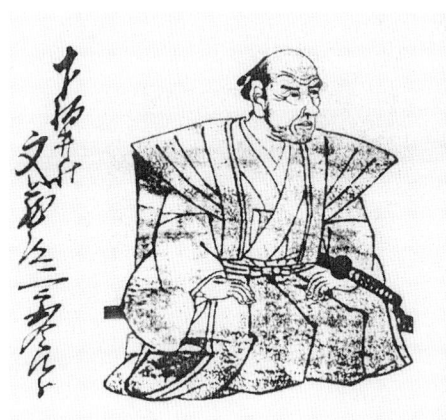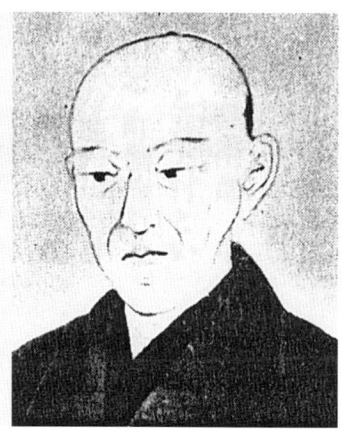

図8
左：二宮尊徳
右：大原幽学

った。幕藩体制のなかで伝統的な民衆の共同体は再度復活していった。共同して労働をする，冠婚葬祭をする，共同で道・橋をつくることがなされた。互助組織は，同じ悩みをもつ者同士の間でも行われ，「座」として共同体を作った。例えば視覚障害者は「盲僧座」「瞽女座（ごぜざ）」を作り，芸能，鍼按などの技術を身につけ，集団として座に参加することで相互扶助活動を行った。

　近世後期に登場した三浦梅園，大原幽学，二宮尊徳（図8），佐藤信淵らの思想家の救

済活動は，農村の生産基盤を確立し，村共同体として豊かになることを目的とした。そのなかで子どもも村全体として救済し高めていくこととした。衛生環境を守るため，上水の確保，下水の整備がなされ，近世前期よりも衛生状態は良かった。

F. 近代社会

　　1868年の明治維新による「王政復古」により中央集権的制度が確立された。衣食住・思想においては西洋の流れがわが国に入ってきた。政治上の政権が将軍から天皇に変わると社会生産の基盤が農業から工業に変わった。また武士と農民の階級から，資本家と労働者の階級へと変化した。農村においては地主と小作人に分かれ，小作人は相変わらず貧しい生活を過ごした。また徴兵義務制度がしかれた。国民の健康も，労働力の確保，兵隊の確保の視点からの政策であった。子どもも"若手労働者""若年兵士"としての役割を持っていた。女性は女子年少労働者として紡績などの作業をした。明治5年学制が発布され教育がすべての子どもに義務とされた。このことは近代社会の基盤を築くことに重要である。急速な産業革命は子どもにとって義務教育も完全には行われず，労働者として安易な働き手とされることであった。子どもの生活のなかでスポーツ，音楽，玩具など情緒面での活動が広がった。これらは西洋の近代と似ている。徳川時代の中期に前野良沢，杉田玄白の「解体新書」で始まった西洋医学は近代の医学の夜明けであり，明治期以降は小児の病気，治療も西洋式で進んでいった。種痘の開始，育児法の改良などもなされた。しかしながら子どもの健康・栄養状態は悪く，乳幼児の死亡率も現在の開発途上国なみであった。富国のために産めよ育てよといった政策は現実的には貧乏人の子沢山であった。それとは対照的に，米国のサンガーから始まった産児制限，産児調節がわが国にも導入された。また荻野式の避妊法も発表された。

　　わが国の国家レベルの近代的福祉思想・行動は西洋の影響で推し進められてきた。その一つは救済制度が国家により行われたことである。明治4年（1871年）の「棄児養育米給与方」は，棄児を養育する者にその子が15歳に達するまでの間，年に米7斗を支給するというものであった。明治6年（1873年）の「三子出産の貧困者への養育料給与方」は，三つ児を産んだ困窮者に一時金5円を支給するというものであった。さらに明治7年（1874年）には総合的な公的救済制度として「恤救（じゅうきゅう）規則」が施行された。これは，50日に限って"営業不能者"に限り米の支給を国民に与えるものであった。この規則は小児にも適応された。しかしその制度の実際の適応は厳格であり，大きな救済制度とはなり得ず慈善事業的側面をもっていた。また病気に対する救済はなかった。しかしこの制度は昭和7年（救護法）まで唯一の公的救護制度として存続した。

　　自由民権運動とルソーの社会論の影響から中江兆民，植木枝盛などは，貧困者は個人から生じたのではなく，社会に原因があるので社会的政策が必要であると説いたが大きな流れにはならなかった。その流れのなかで長崎の村上村ではキリスト教の思想に基づく救助院（村上養育院）（図9）がド・ロ神父を中心に始まった。そのなかに看護婦として岩永

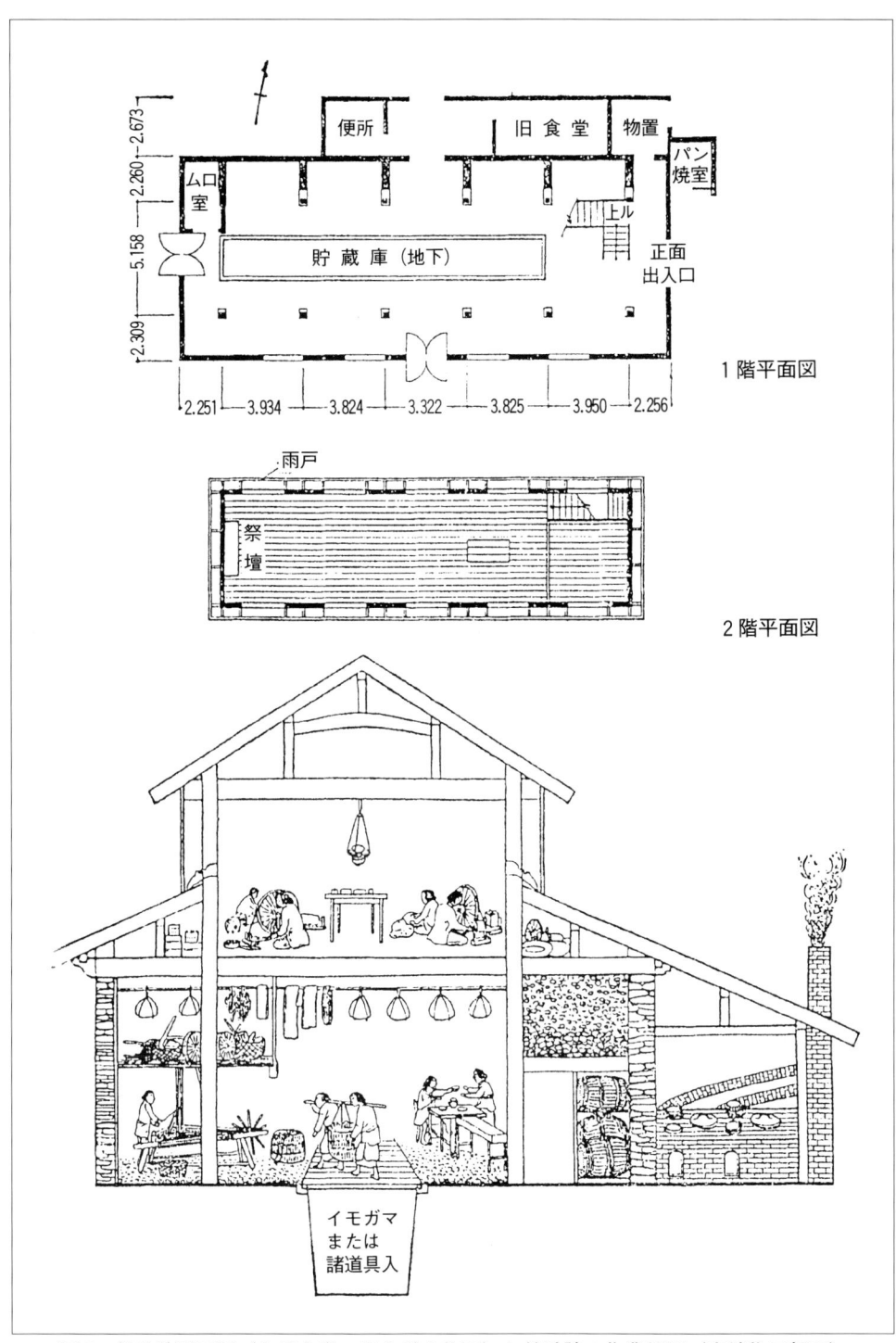

図9　救助院平面図（九州大学　川上秀人作図）と救助院の作業状況（宮崎惣三郎画）

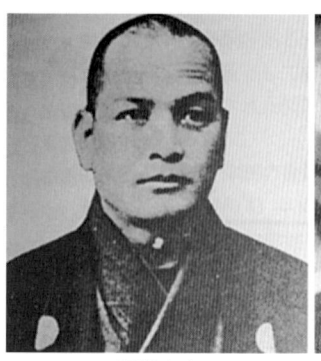 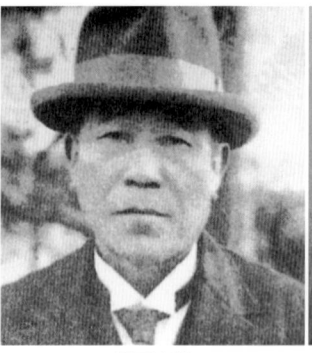 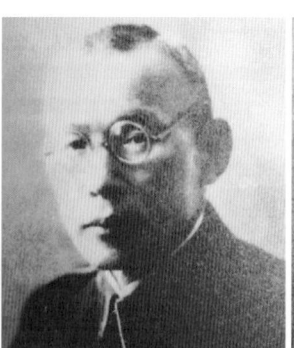 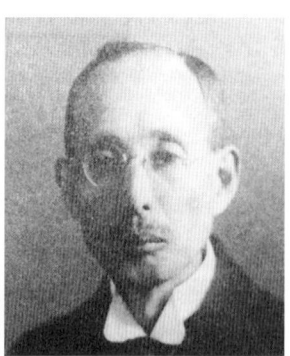

石井十次　　　　　留岡幸助　　　　　山室軍平　　　　　石井亮一

図10

マキがいた。またカトリック修道女 M. ラクロットによる慈仁堂がある。

　明治時代の中央政権は富国強兵をすすめ，産業革命を遂行するに急ぐあまり，国民の健康・救済の方は進まなかった。江戸時代に成立した村落共同体は崩壊の危機となり，不健康な労働者が増加し，スラム化が進んだ。そのなかで個人で救済施設をつくる動きが見られた。子どもの救済も行われた。公的施設では東京府養育院，福田会育児院，民間としては，石井十次（図10）による岡山孤児院，北川波津による東京育成園，野口幽香の二葉幼稚園などが作られた。また，知的障害児のために石井亮一が滝乃川学園を開設した。犯罪を犯した少年少女の感化院として留岡幸助は家庭学園を設立した。さらに，山本軍平により日本救世軍が創設された。

　大正時代になると貧困労働者の生活向上を願うデモクラシー運動が盛んとなった。社会主義運動，セツルメント活動が拡大していった。地方自治団体と民間有志が協力し岡山の済世顧問制度，大阪の方面委員制度がつくられこの制度は全国に広がっていった。公的救済制度の確立を目指した自治体・民間の努力は，昭和7年救護法の成立を成し遂げた。しかしこの救護法は，対象者である貧困者自らが努力して得たものではなく，方面委員の努力であったこと，恩恵的・慈悲的な枠を越えられなかったこと，方面委員が国の社会事業に最終的に組み入れられてしまったことなど，救護に限界がみられた。

　第一次世界大戦，第二次世界大戦を通して子どもは家庭の子であると同時に「国家の子ども」であるとの認識がなされてきた。公的あるいは私的な救済制度がなされたが，庶民の生活は貧しく子どもは奉公に出たり，学校に行くよりも働かざるを得ないことが多かった（図11，図12）。結核，細菌性下痢症が流行し健康状態は悪かった。

G．現代社会

　　第二次世界大戦後の小児の保健福祉は日本国憲法と児童憲章の基本的考えに従い，国の政策としてできたところが大きい。さらに国際連合の子どもの権利条約がさらに前進させ

Ⅰ．わが国の子どもの保健福祉史　11

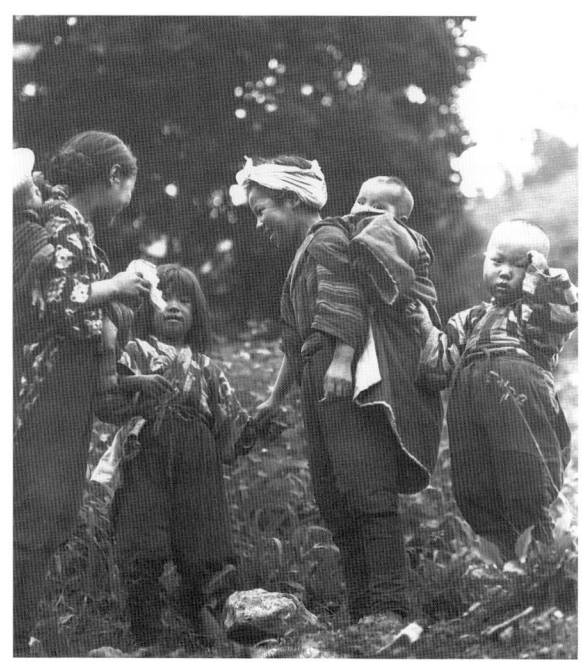

図11　子守りをする　1928年（昭和3年）4月　東京・奥多摩
　子守りは，主として女の子の仕事。弟や妹の面倒をみる場合もあるが，多くの場合，子守り奉公（ぼうこう）といって，よその家に働きに出された。口減らしのために，10歳前後から働きに出る子が多かった。
（影山光洋撮影，影山智洋蔵）

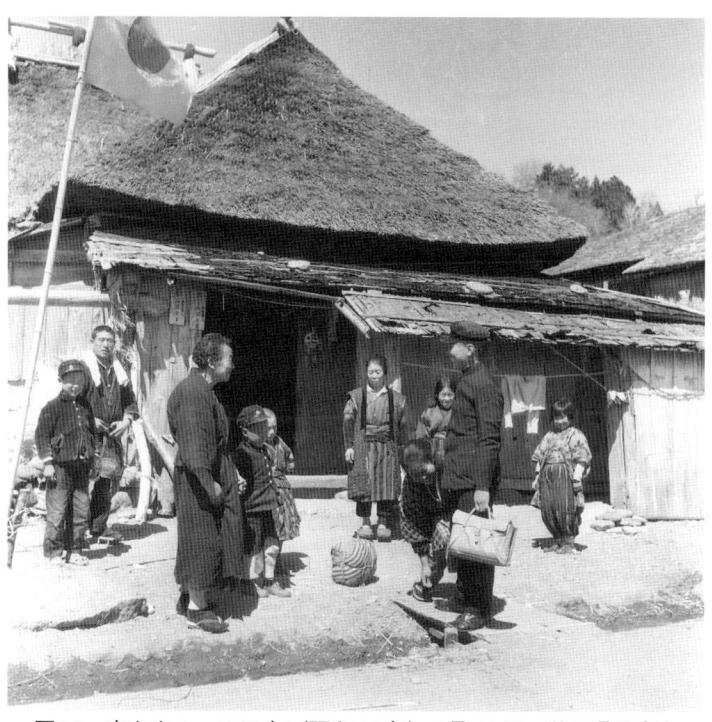

図12　家を出る　1939年（昭和14年）4月11日　秋田県男鹿市
　当時は尋常小学校6年間が義務教育。農村では，この後，高等小学校を終えると，「少年産業戦士」と呼ばれて，都会に集団就職していく子どもたちが多かった。　　　　　　　　　（梅本忠男撮影，立命館大学国際平和ミュージアム蔵）

た。ここではわが国の母子保健および福祉行政を中心にみたい。多くは国の政策であるが，その根底には社会の要求，底辺からの要望運動もあった（**表1**）。

(1) わが国の母子保健行政の生い立ち

わが国の母子保健は，乳児死亡を減少させるため，大正5年に保健衛生調査会が設立されたことに始まる。その後，母子衛生に関する実態調査がなされ，小児保健所を設置，地方自治団体および民間事業として妊産婦に対する巡回産婆や産院，乳児院などが徐々に普及した。

昭和12年には，保健所法が制定され，母子衛生は，結核予防とともに保健所の重要な事業とされた。また，同年，および翌13年には，母子保護法と社会事業法が相次いで制定され，母子に対する保護が公衆衛生と社会福祉の両面から進められることになった。また子育てが苦しく，子どもの人身売買や虐待もひどくなり，また貰い子殺しも多発したことから，昭和8年「児童虐待防止法」が公布された。また同時に子どもの非行が多発したことから「少年教護法」が生まれた。昭和7年，欠食児童のための学校給食が開始され，昭和10年には「全国児童愛護週間」が設けられた。一方，同9年には，皇太子（平成天皇）御生誕を記念して恩賜財団母子愛育会が設立され母子保健活動が始まった。昭和15年に国民体力法が制定され，乳幼児の健康診査や保健指導が戦時体制の確保の意味もあり全面的に行われた。同17年の妊産婦手帳の創設により，保健指導は乳幼児から妊産婦まで，次第に拡大されていくことになった。

昭和13年（1938年）に軍事体制のなかで国民体位の向上と健康・福祉を向上させるため，社会事業，労働行政，保険制度の一本化をねらい「厚生省」が作られた。厚生事業として国民体力法，妊産婦手帳の他に保育所の増設，結婚資金の貸付，育英制度などがある。

昭和2年から始まった保険制度は昭和13年には国民健康保険法となった。また労働者年金制度，養老年金制度，障害年金制度などが始まったが，拠金は軍事費に転用され拠金はその成果をみずして終戦となった。

(2) 戦後の母子保健行政の進展

戦後，わが国の母子保健行政は，公衆衛生の一環として，いわゆるGHQ（占領軍総司令本部）の指示と援助によって大きく変化した。昭和22年，厚生省に児童局（現・児童家庭局）が設置され，局内に母子衛生課が置かれ母子保健行政を所管することとなった。また同年の児童福祉法の制定，昭和23年9月の母子衛生対策要綱の決定により行政運営の基本方針が明らかにされた。これに基づき，妊産婦・乳幼児の保健指導（昭和23年），育成医療（昭和29年），未熟児対策（昭和33年），新生児訪問（昭和36年），3歳児健康診査（昭和36年）など各種の保健と福祉対策が相次いで実施された。母子保健行政とともに，社会の経済向上，衣食住の環境整備により乳児死亡率は著しく改善され，妊産婦の死亡も年々減少し，わが国の母子保健の水準は，戦前と比較にならないほど向上した。しかし，乳児死亡，周産期死亡，妊産婦死亡など母子の保健に関してはなお改善されなけれ

表1 主な母子保健施策（年次別）

明治4年	「棄児養育米給与方」
6年	「三子出産の貧困者への養育料給与方」
7年	「恤救規則」
大正5年	救護法
昭和7年	保健衛生調査会設置
9年	恩賜財団母子愛育会設立、愛育班活動
12年	保健所における妊産婦と乳幼児の保健指導実施（保健所法）
13年	母子保護法
15年	社会事業法
17年	乳幼児の健康診査や療育内容指導の全国実施
22年	妊産婦手帳制度の創設（国民体力法）
	厚生省に児童局新設、児童福祉法公布。児童局に企画課、養護課、母子衛生課を置く
23年	妊産婦・乳幼児の保健指導
	母子衛生の療育要綱
26年	身体障害児の療育指導
	補装具の支付
29年	育成医療
33年	未熟児養育医療と保健指導
	母子健康センターの設置
34年	結核児童療育の給付
36年	児童扶養手当制度
	新生児訪問指導
	3歳児健康診査
39年	母子福祉法
	妊娠中毒症医療援助と保健指導
	児童局から児童家庭局に改める
40年	母子保健法公布
43年	母子栄養強化対策
	母子保健推進員制度
	先天性代謝異常医療援助制度
44年	妊産婦死亡医療助成対策
45年	乳幼児の精密健康診査
	母子・妊婦健康診査（民間団体）の拡充
46年	母子保健推進会議の設置
	心身障害の発生予防に関する総合的研究
	小児がん治療研究（医療費の公費負担）
	母子保健医療対策の普及啓発
47年	慢性腎炎・ネフローゼおよび小児ぜんそく疾患ならびに腎不全の医学調査研究
	PCB、農薬による母乳汚染疫学調査研究
	育成医療に後天性心疾患および腎不全対策
48年	乳幼児の公費負担診査制度
	妊婦乳児の健康診査の公費負担制度
	母子保健研究事業（公費負担制度）
49年	小児慢性特定疾患治療研究事業発足
50年	母子保健・健全育成市民会議発足
51年	市町村母子保健事業
52年	1歳6か月児健康診査
	先天性代謝異常のマス・スクリーニングの実施
53年	家族計画特別相談（遺伝相談）事業
	母子保健指導事業のメニュー化
54年	市町村母子保健指導事業養護教育事業の拡大
	妊娠中毒症等母子保健養護事業の整備
	総合母子保健センター整備
55年	新生児におけるクレチン症マス・スクリーニング
	母子の緊急医療の充実
56年	先天性代謝異常症に対する特殊ミルク共同安全開発事業
59年	母子おおよび妊産婦福祉法
	神経芽細胞腫マス・スクリーニング
	健全母性育成事業
60年	周産期医療施設整備事業
	B型肝炎母子感染防止事業
62年	1歳6か月児精密健康診査
63年	先天性代謝異常マス・スクリーニングの拡充（先天性副腎過形成症）
平成元年	思春期クリニック事業
2年	3歳児健康診査に視聴覚検査導入
	小児肥満予防教室
3年	思春期保健
	地域母子保健特別モデル事業
	思春期における体験学習事業
	乳幼児健全支援相談指導事業の整備充実
4年	周産期救急システムの整備充実（ドクターカーの整備）
	出産前小児保健指導（プレネイタルビジット）事業
	病児デイケアパイロット事業
6年	海外在留邦人に対する母子保健情報の提供事業
	病後児デイサービスモデル事業（平成7年度より「乳幼児健康支援デイサービス」と改名し、平成10年度より「乳幼児健康支援一時預かりサービス」と改名）
	共働き家庭子育て休日相談事業
	小児慢性疾患休日相談交付事業
7年	産後ケア事業
8年	生涯を通じた女性の健康支援事業
	都道府県母子保健医療推進事業
	母子保健強化推進特別事業
	周産期医療対策事業
	乳幼児発達相談指導事業
9年	妊産婦健康診査内容の充実（超音波検査）
	慢性疾患児の心の療育指導事業
	子どもの心の健康づくり対策事業
10年	病棟保育士配置促進モデル事業
11年	遺伝相談促進モデル事業
12年	休日等急病診査
	児童虐待防止市町村ネットワーク事業、「健やか親子21」運動計画策定
	新生児聴覚検査
13年	乳幼児健診における育児支援強化事業

((財) 母子衛生研究会、編集：わが国の母子保健 ―平成12年度―母子保健事業団、2001 を一部変更)

ばならない問題が多く取り残されており，この解決のためには，妊産婦のみならず，その前段階の女性の健康管理を含め一貫した母性保健対策の強化を図る必要があった。

(3) 母子保健対策の推進

昭和40年の母子保健法に基づき以下の事業が進められた。すなわち母性・乳幼児の健康診査および保健指導に関する実施要綱（昭和41年），母子保健推進員制度（昭和43年），妊産婦糖尿病に対する医療援助と保健指導（昭和43年），先天性代謝異常に対する医療援助（昭和43年），医療機関に委託して行う健康診査事業（昭和44年），民間の関係諸団体の参加による母子保健推進会議の設立（昭和45年），小児がん治療研究（昭和46年），母子保健体操の普及指導（昭和46年），慢性腎炎・ネフローゼおよび小児ぜんそくの治療研究公費負担（昭和47年），小児慢性特定疾患治療研究事業（医療援助）（昭和49年），母子保健・健全育成住民会議発足（昭和50年），市町村母子保健事業（昭和51年），1歳6か月児健康診査（昭和52年），先天性代謝異常検査事業（昭和52年），家族計画特別相談（遺伝相談）事業（昭和52年），妊娠中毒症等療養援護事業（対象疾患の拡大）（昭和53年），先天性代謝異常検査事業の拡大（クレチン症を対象）（昭和54年），先天性代謝異常症に対する特殊ミルク共同安全開発事業（昭和55年）などである。さらに，健康診査の徹底，医療給付の拡大など，従来実施されてきた制度の充実が図られた。国の政策は都道府県を通して実行された。また，自治体自身の政策として昭和42年に東京都の無認可保育所への公費助成が始まる。

一方，母子を取り巻く社会環境の急激な変化のなかで，母子保健施策の一層の推進を図るために，昭和54年に家庭保健基本問題検討委員会が設置され，また，昭和58年には中央児童福祉審議会から「今後の母子保健施策のあり方について」意見具申がなされた。その大きな柱として，1）妊産婦・乳幼児の健康診査と保健指導の充実，2）周産期の医療施設の整備，3）健康教育の充実　4）母子保健体制の整備などについて指摘している。

さらにその後，昭和59年には，乳幼児に発生する小児がんの一つである神経芽細胞腫の早期発見，治療を図るためのマス・スクリーニング（尿検査）が行われ，思春期の男女を対象として，思春期特有の医学的問題や，性に関する悩みなどについての相談体制が整備され，さらに国庫補助による周産期医療施設の整備が始まった。

昭和60年からは，わが国の肝疾患の主要原因であるB型肝炎の感染を防止するために，B型肝炎母子感染防止政策を実施している。

以上のように，わが国の母子保健は，児童福祉法のもとで逐年施策が整備されるとともに，医学，医療技術などの進歩と相まって，乳児死亡率の低下をはじめとする母子保健指標にみられるように，世界のトップレベルを示すに至っている。一方では，少子化，核家族化の進行や都市化，女性の社会進出などによって，子どもを生み育てる環境は大きく変化している。

平成元年に発表された中央児童福祉審議会母子保健対策部会の「新しい時代の母子保健を考える研究会」の報告書では，今後の母子保健について，1）「こころ」の健康の重視，

2）家族や職場を含めた地域ぐるみの対応重視，3）住民の自主グループの支援，4）相談事業や健康診査後指導の重視，5）健康に関する諸科学の進歩への対応を提言している。一方，母子医療に関しては「これからの母子医療に関する検討会」（厚生省児童家庭局長の私的懇談会）から，平成4年に，1）妊産婦死亡率の改善，2）新生児医療の更なる向上，3）子育てを支援する体制整備，4）慢性疾患を持つ子どもたちへの対応の提言がなされた。

　出生率の低下，社会の高齢化が進み，児童を健全に産み育てていくことがますます重要な課題となったなかで，平成6年には母子保健法の改正がなされた。また平成9年度からは3歳児健診などの母子保健サービスが市町村により提供されることとなった。少子化や女性の社会進出など，子どもを取り巻く環境の変化に対応するため，平成6年「今後の子育て支援のための施策の基本的方向について」（エンゼルプラン）を策定した。母子保健対策としては，乳幼児健康支援一時預り事業や小児医療施設・周産期医療施設の整備が入っている。

(4) 母子福祉政策

　戦後の母子福祉政策として，戦争犠牲者の母子に関しての資金の援助（昭和27年）がなされ，その後，戦争犠牲者遺族のみならず一般の病死にも援助が広まった。昭和34年に国民年金法による母子福祉年金，昭和36年に児童福祉手当制度が制定された。昭和39年には母子家庭の福祉を総合的に推進するために，「母子福祉法」が制定された。昭和56年には寡婦も社会的には福祉の対象と考えられ「母子および寡婦福祉法」となった。年金，手当以外に種々の貸し付け制度があり，貸し付け金額，償還期間，利率などが決められている。これらの運用を円滑にするため母子家庭相談，生活指導，生業指導，職場・住宅の環境確保，所得保障，税制上の保障が組み込まれている。また施設として母子寮，母子福祉センター，母子休養ホームなどがある。

　母子家庭の内容では離別が死別を大きく上回っており，今後さらに増えると予想される。さらに父子家庭も増加しており母子に準じた福祉対策がなされてきている。

(5) まとめ

　このようにわが国は保健・福祉の面では戦後どの国にも劣らないように充実してきた。これは日本の教育，経済の向上によるところが大きい。しかしながら昨今のバブルの崩壊など社会基盤が脆弱になると保健福祉政策にもかげりが出てくる。特に子どもの保健福祉は後にまわされがちの状況が続いている。子どもは未来である。未来（21世紀）を築くのは子どもであることからわが国の子どもの保健福祉の歴史を振り返ってみることが必要である。そのなかで現在の子どもたちが総体としてはより幸福になったであろうが，個々にとっては多様化している社会がともすれば画一的であり，そこから外れる者が出てきたことも否めない。

　少産少死が先進国のバロメーターとも考えられてきていたが，最近のわが国の合計出生率が1.5を割る数字である現況は将来のわが国の活力を考えると危機的状況と思われる。

表2 わが国の子どもの保健福祉と世界の子どもの保健福祉のまとめ

わが国の子どもの保健福祉（まとめ）

社　会	生　活	出　生	障害児	代表的人物,（事例），制度など
原始社会	不安定	多産多死	遺棄	
古代社会	↓	↓		山上憶良（万葉集），聖徳太子（十七条憲法，四天王寺），賑給制度
中世社会	↓	↓		親鸞，叡尊，忍性，（今昔物語），（足利学校）
近世社会	↓	↓	保護	山鹿素行（救済三段階論），（子ども組）（5人組）（小石川養生所）
近代社会	▼	▼	救済	（村上養育院），（東京府養育院），（二葉幼稚園），（滝乃川学園） 棄児養育米給与方，恤救規則，方面委員制度，救護法，母子保護法
現代社会	安定	少産少死	保障 自立	日本国憲法，児童憲章，児童福祉法，母子保健法，母子福祉法

世界の子どもの保健福祉（まとめ）

社　会	生　活	出　生	障害児	代表的人物,（事例），制度など
原始社会	不安定	多産多死	遺棄	
古代社会	↓	↓		捨て子禁示例
中世社会	↓	↓		（救済院）
近世社会	↓	▼	保護	救貧法，ワークハウステスト法
近代社会	▼	多産少死 ↓	救済	ルソー（契約論），オーエン（性格形成学院），改正救貧法，児童法 ジェンナー（種痘），パスツール（無菌法）
現代社会	安定	少産少死	保障 自立	（国際連合），（ユニセフ），（児童の権利憲章），（子どもの権利宣言） （子どもの権利条約）

なお，対策は考えられているが，現実的には晩婚に加えて，保育園施設の充実にしろ育児休暇にしろ難しい問題がある。また，物質的には何とか生活できる時代になった。しかし"子どもの心"を考える場合，時としてこのままで良いのであろうかと不安になることがある。

II．世界の子どもの保健・福祉史

　子どもの世界史は日本史と共通する部分も多い。また，現在国によってはここで取り扱う世界の子どもの保健・福祉史の現代の段階までに達していない途上国もある。また，ここでの歴史は多くが西洋・米国である。国際連合の「子どもの権利憲章」，「子どもの権利条約」が現在の保健福祉を支える基盤となっている。

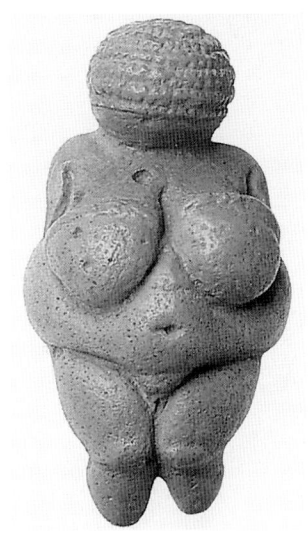

図 13　ヴィレンドルフのヴィーナス像
　オーストリアの集落遺跡から出土したこの小さなヴィーナス像は，狩猟採集民の人々が，豊かな信仰をもっていたことを示している。このような像は，ヨーロッパのあちこちで見つかっている。

A．原始社会

　原始社会においては衣食住すべてが不足しており，蓄えの欠乏は死を意味するものであった。スペインのアルタミラ・フランスのラスコーの壁画には狩猟世界の生活が描かれている。農耕生活がなされるまでは狩猟を中心とした食料を求めて移動する生活であり，そのなかでは移動に適さない弱者は自ずと見捨てられていた。人口の約半分が，暦年齢からすると子どもであったと考えられる。しかし生活の大半の食べ物の獲得は成人と同じ内容であった。つまり，生まれてから可能な限り早い時期から成人と同じ生活者として生産に従事していた。自らの生活を守るための活動を余儀なくさせられていた。そして，それが体力的に保持できない場合には，脱落あるいは病死したりした（日本史も参考）。人口の増加は原始社会ではきわめて少なかった。社会の生産力を上回って子どもが増えることで原始共同体の保持が困難な場合には，破棄すなわち子殺しがなされていた。社会的年齢からみると，現在のより未開発国の児童の割合と変わりがなかったと思われる。子どもの死亡率は多産の割に非常に高かった（多産多死）（図 13）。

B．古代社会

　古代社会になると農耕が中心となり生産力が高まってきた。子殺しよりも捨て子が増えた。捨て子をしてもおそらくは，社会的には養育が可能となってきたためである。また宗教は救いの観念であるから，子殺しは宗教とあいまって少なくなった。しかし多数を占めていた下層民の子どもは，下層階級として育てられ，またその下にいる奴隷の子どもは奴隷すなわち「物言う家畜あるいは道具」として扱われた。その一方，支配層の子どもは，ギリシャ時代に見られるように，家族・氏族階級を維持するために厳しくしつけられた

図14
ローマの象徴といわれている。メスのオオカミが2人の男子に乳を飲ませている像。2人は成長して町づくりを始めるが，仲が悪く1人は殺され，残った1人がロムルスという。それからローマとなった。

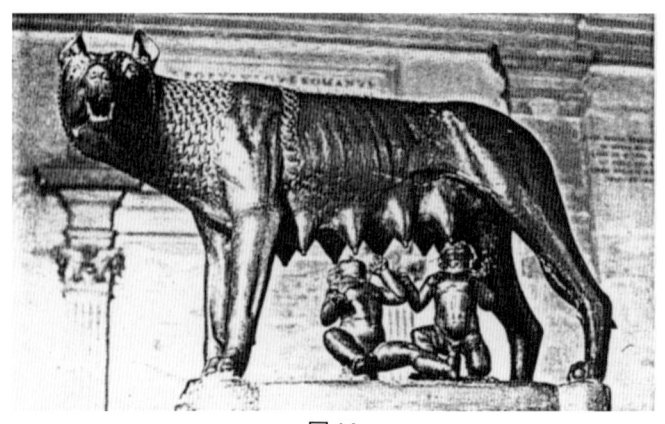

（図14）。

　また障害をもつ子どもや病弱児は，たとえ王族の子どもであっても，その教育に耐えられず，社会に役に立たないとみなされ殺されることが多かった。しかし，次第に古代も末期になると宗教の力が強くなり，そのもとでいわゆる慈善政策や慈善活動が行われ，捨（棄）て子・孤児・病児などの救済がなされるようになった。

　例えば，ヨーロッパにおいては，キリスト教がローマの国教となった315年，貧児への衣食住の給与，また捨て子の禁止命令が出されている。その他，国王自身に意志があれば，同じような命令が出された。

C. 中世社会

　中世いわゆる封建社会では荘園を中心とした自給自足経済が発展し，そのなかで領主および領主の家来と農奴の支配関係が展開された。その封建的農奴社会で経済が発達し，商人や手工業者も次第に増えた。この時代の子どもの生活のなかで，農奴の孤児の場合は，荘園のなかで相互扶助的な養育がなされていた。すなわち子どものない農奴あるいは空いている農奴の小屋などで養育され，荘園の共同体内の労働力として早くから働かされた。また，障害児，孤児，病児などは，修道院や教会などの救済院で働かされた。商業・工業の大きな中心地は都市としての機能をもった。都市の手工業者・商人の子どもは，5，6歳になると徒弟となり，厳しい訓練を受け，できるだけ早く一人前の仕事ができるようにさせられた。その連帯は強く，孤児になるとギルド内の相互扶助によって養育された。支配層つまり領主およびその家来である武士階級の子どもも，世襲によって家業を継ぐための厳しい教育がなされた。乳母は古代から存在したが，中世では貴族において母親の母乳が出るにもかかわらず美容のためや夫の望みなどから乳母に育ててもらうことが多かった。

14世紀にはペストが流行し黒死病として人口の1/3位が死亡した。

D. 近世社会

　宗教の影響もあって子どもの数が多くなり産児制限のために種々の避妊法が行われた。医学，特に解剖学が起こり体のしくみ，妊娠・出産の仕組みも漠然とわかってきた。しかしながらそれでも子どもの数が増え，捨て子，貰い子も増えてくる。乳幼児の死亡率および妊産婦の死亡も依然として高く，近代においても続いた。多くは感染症に対する知識，予防がなかったためである。

　封建制社会が次第に崩壊し近代資本主義社会が確立する時期になってくると，各国それぞれいわゆる救貧法が成立していく。イギリスの場合は，1601年に公的救貧法が制定され，親が扶養できない貧しい家庭の子どもたちは教区で管理され，徒弟に出された。その当時の絶対主義国家では，遺棄され浮浪化した子どもたちは社会を乱す存在とされたが，当時の手工業また次第に発生していたマニュファクチュアの，あるいは植民地での労働力として利用された。救貧法は，むしろ残虐法といわれるものであった。しかし貧困層が多くなると救貧そのものの費用が不足してきた。そこでこの救貧法はワークハウス（労役場，公的貧民収容施設）の設置でより具体化され，貧民を教育し労働に就かせるようにした。1773年のイギリスのワークハウス・テスト法のもとでは，労働能力のある貧民はワークハウスから姿を消し，貧困児，老人，障害者，病人が，ワークハウスで働かされた。ワークハウスでの生活・健康状態は最悪であった。なお産業革命直前では，マニュファクチュアに各地の教区児童が送られ，そこで過酷な労働をさせられた。また煙突小僧と呼ばれた煙突掃除の子どもたちが生まれたのもこの時代である。

E. 近代社会

　産業が盛んになるにつれ，中産階級の不満が爆発し市民革命が発生し，絶対王政から資本主義社会となった。産業革命期に入ると，イギリスでは改正救貧法（1834年）のもとで，救済を受ける子どもたちは劣悪な救貧院に収容された。捨て子，私生児も依然として存在した。また労働者階級の子どもたちは，幼少の頃から貧しい家庭を助けるために働かされた。機械工場では，不熟練者が増え，むしろ従順な女性および子どもを低賃金で雇用するほうが利潤が高まるので，女性と子どもたちは資本主義の利潤追求の餌食として働かされた（図15）。

　この時期の子どもたちの問題は，女性の立場との関係でも理解できる。劣悪な環境で，長時間重労働を課せられた女性は家族の世話ができず，そのもとで乳幼児の健康状態は悪く死亡率は高くなった。キリスト教的博愛運動も出てきたが，広がることはなかった。しかし，1870年には慈善組織協会ができ組織化され，また女子労働者の子どものための託児所・保育所が設けられた。生活環境の不備で町は汚れ伝染病が流行した（図16）が，

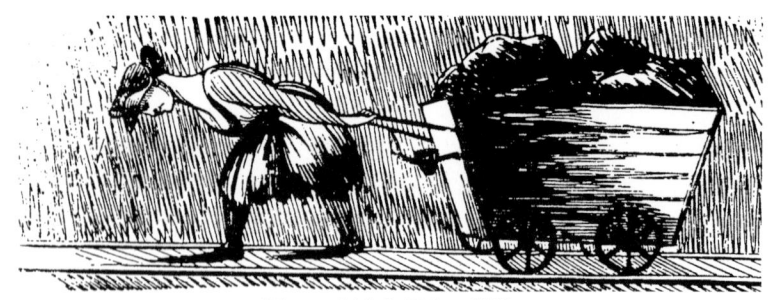

図 15　婦人と児童の労働

　仕事に就いた児童は，大人では近づきにくいところへも入って行けるし，大人より酷使することもできた。彼らはまた，大人より少ない食事しか与えられず，賃金も低かった。シャフツベリ卿は，イギリスの働く児童の境遇改善運動の先頭に立った。1840年，煙突掃除に児童を雇用することが法律で禁じられ，1842年には鉱山の地下における女性と児童の雇用が禁じられた。しかし児童労働は，その後も長く続いた。

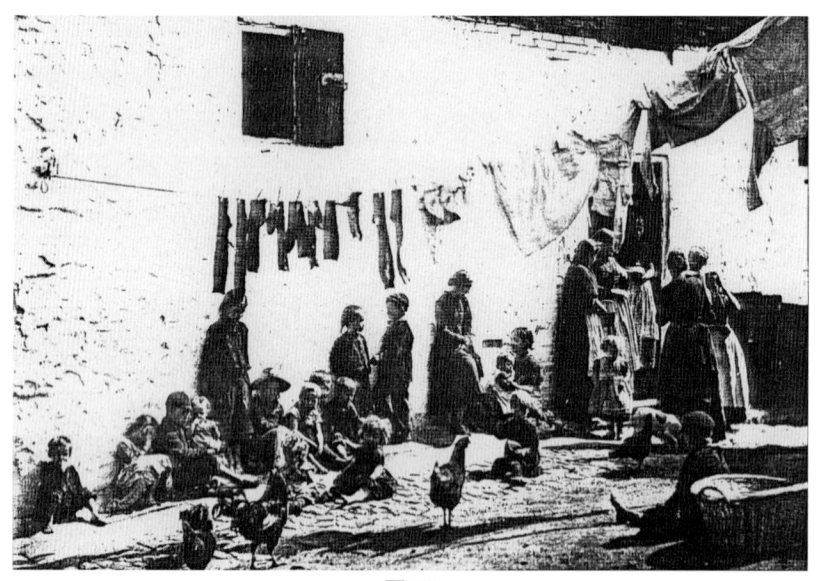

図 16

　1851年のロンドンには，下水道というものがほとんどない。屋外便所の排泄物は，汚物を収集する業者が汚物ためのなかに集め，掃除する。ただし，あまりにもひどいにおいなので，昼間の作業は禁じられている。
　汚物，病気，犯罪，人口過密は，1889年を迎えてもまだ解決されていない。例えば，ガス灯や下水道や給水管などの市議会による改善策は，まったく立ち遅れている。

　ジェンナーによる種痘，パスツールによる無菌法の開発は現代医学の基礎として保健に大きく貢献した。医学を教える大学ができ，産科学，小児科学，育児学が臨床または研究として盛んになった。また19世紀後半には衣においては，木綿の普及により生活が一部では豊かになった。
　産業革命と同様，自然発生的な生活養護のための労働運動が次第に燃え上がり，やがて

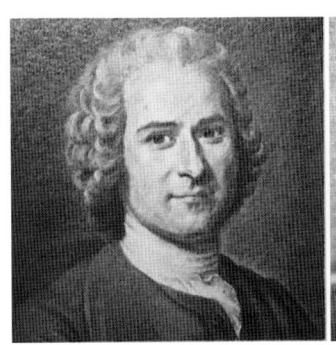

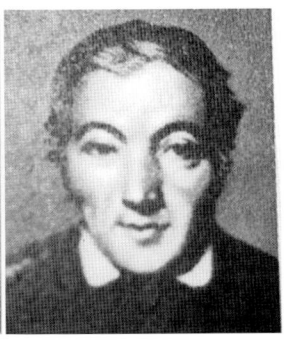

図 17
左：ルソー
右：オーエン

労働者の権利を求めた工場立法を制定させた。そこには，工場で労働に従事する児童に対し，教育が必要という教育条項も含まれている。しかしこの条項は子どもの労働力との摩擦を避けるための性格が強かった。その後，イギリスでは 1835 年プアロースクール（救貧法学園）が創立され，ワークハウスと分離した場所で教育することを目指した。児童に対する教育の重要性が叫ばれた。1862 年に認可学園法が作られ，民間での教育がなされた。1872 年幼児生命保護法，1874 年出産ならびに死亡届出法，1889 年に児童虐待防止ならびに保護法が制定された。これらは 1908 年に法律を統一する形で児童法となった。

このような子どもに関する法律の制定の裏には"児童期"の特徴の科学的研究，思想や子どもの権利への認識，教育観の形成がある。子どもを小型の大人とする考えから，子どもは子どもの感情や物の見方があり，子どもは発達するもので，その間は擁護者が必要であると考えられるようになってきた。近代デモクラシーのもとで，例えばフランス革命時のルソー（図 17）の「契約論」のなかには，「子どもたちは人間としてまた自由なものとして，生まれる。彼ら以外の何人もそれを勝手に処分する権利はもたない」と述べている。その思想により，フランス革命あるいはアメリカの独立戦争などにおいて，国民教育制度に関する案などが打ち出された。しかし，この時期には，資本主義下の児童の権利は実らないまま空文化していた。

一方，労働者の子どもは生来怠惰で無能力であるという当時の考え方に対し，オーエン（図 17）は，それは労働者の子どもが生まれ出た時からおかれてきた環境のゆえであるとした。彼は 1816 年性格形成学院を設立し，さらに児童保護立法推進運動を起こすなどの先駆的な働きをしている。その他，国民教育の必要を説いたコンドルセをはじめとして，フローベル，ペスタロッチなどの実践から生まれた教育思想の進展も大きな影響を与えた。

市民革命によって子どもとともに女性の地位の向上が叫ばれるようになった。20 世紀になると母親の権利が向上し，母性保護法が制度化された。哺乳瓶・粉ミルクの開発は育児をより容易とした。

F. 現代社会

　資本主義が高度化し，また矛盾の中から貧困が生み出した乳幼児死亡率の増大，栄養障害による児童の体格や能力の一般的低下などの諸現象が，生命科学，社会学に証明されるようになった。感染症などの予防・治療の発展が加わり，多産多死が多産少死と19世紀後半になっていたのが，さらに20世紀になると，より豊かな生活を求めた少産少死となって現れてくる。子どもの状況の改善や緩和を求める活動が，教育活動やセツルメント活動あるいは社会改良運動として生じてくる。さらに，子どもには子どもの時代があり，その子ども時代を十分に大人が認識・尊重し，子ども自らの自発性を刺激していくことによって，その発達をはかることが重要であるとの考え方が，より確立・拡大してくる。医学における小児科学あるいは児童心理学研究の進展などによっても，それらは裏付けられていく。先駆的には，前世紀のペスタロッチやフローベルの実践から生まれた教育論が，次第に認められ普及し，またエレン・ケイ（1849〜1926年）の「20世紀は児童の世紀である」という言葉が確認されていく。イギリスでの児童保護とならんでアメリカ合衆国では1909年のホワイトハウス会議，1911年のイリノイ州での母親扶助法，1935年の社会保障法などで母子および障害児の保健福祉が次第に認められた。他の先進国でも同様の動きがあった。

　しかし母子の保護法の制定とともに20世紀は2回の世界大戦を経験しており，子どものおかれていた立場は子どもの心身の健康に大きな影響を及ぼした。世界レベルでの保護のため第一次大戦後，1924年国際連盟によって「児童の権利憲章」，1959年の国連による「子どもの権利宣言」，1991年の「子ども権利条約」などが制定された。また執行機関として1946年，国際連合児童基金（ユニセフ）が，第二次世界大戦で荒廃した国々の健康を守るために作られた。

　第二次大戦後，世界的に子どもの数が増加した。いわゆるベビーブームである。また女性の社会進出が進むと次第に結婚・妊娠が高齢化し，少子化が先進国を中心に進んできた。

　現在の開発途上国を見てみると，近代社会では先進国の貧困者が植民地の労働者として働かされ，開発途上国から資源の持ち出しを手伝わせられた。またアフリカからは，奴隷としてより安い労働力で米国などに移された。また，アジアなどでは先進国の搾取のために，子どもも低賃金で労働させられ，教育も必要最低限に押さえられた。その影響は現代社会でもまだ残っており，開発途上国では依然として人口が多く，また富の分配は不平等であり，多くの国民は貧しい状況から抜け出せないでいる。

児童（子ども）の権利条約

子どものおかれた歴史的な状況に対して，先駆的な人々によって，次第に確認されてきた子どもの権利は，現代ことに1990年前後において，より高度に結晶化された。1989年11月，児童（子ども）の権利条約が国連で制定されたことは，それを意味する。この条約は多くの国々で批准された。児童（子ども）の権利条約は，子どもの歴史においてもさらに人類史上においても画期的な意義がある。今までの国際連盟，国際連合における子どもの権利に対する努力は，それぞれ"宣言"にとどまっていたのに対し，今回の"児童（子ども）の権利条約"はまさに条約である点で基本的に意義がある。条約は各国で批准をすると国内法に対しても，一定の拘束力をもっている。この点において，子どもの権利が，まさに歴史上，国際社会において本格的に確立したのである。それは，次のように指摘されている。「"条約"のもとでは，各国政府はその条項を尊重する責任から免れられない。"条約"ができた結果，子どもたちの苦境はますます国際的な関心を集めている。この関心はいまやごく普通の人々にまで広がっていくことになるだろう。子どもたちの問題にきちんと対処していくことは，もはや"できれば"の問題ではなく"義務"なのである」（レッダ・バルネン編「子どもの権利条約―その内容と，世界中の子どもたちへの影響」）　また，その内容を一読すると明快なように，従来の子どもの権利あるいは人権にかかわる宣言とは異なる積極的な特徴をもっている。第一には，児童（子ども）の権利自体の中身がきわめて豊かである。それは，現在の子どもの成長，発達をめぐるさまざまな研究や発言，世論などを，具体的に反映した結果であろう。例えば1959年の児童の権利宣言における"遊び"の問題をとらえた項目と今回を比較してみると次のようになる。

○児童の権利宣言　第7条
「児童は遊戯およびレクリエーションのための十分な機会を与えられる権利を有する。その遊戯およびレクリエーションは，教育と同じような目的に向けられなければならない。社会および公の機関は，この権利の享有を推進するために努力しなければならない」

○児童（子ども）の権利条約　第31条
1.「締約国は，子どもが，休息しかつ余暇をもつ権利，その年齢にふさわしい遊びおよびレクリエーション的活動を行う権利，ならびに文化的生活および芸術に自由に参加する権利を認める」
2.「締約国は，子どもが文化的および芸術的生活に十分に参加する権利を尊重かつ促進し，ならびに，文化的，芸術的，レクリエーション的および余暇的活動のための適当かつ平等な機会の提供を奨励する」

前者に対して後者は，より積極的に遊びの権利を認め，さらにレクリエーションのみならず文化的生活および芸術に参加する権利を，またその平等性を強調している。この事実は，子どもの遊びそのものが，時間的，空間的さらに人間関係のうえで失われ，しかもその内容が荒廃してきているわが国の実情に目を向ける時，改めて重みをもってくる。国際的運動体であり，わが国でも参加者が増えている子どもの遊ぶ権利のための国際協会（IPA）の動向などの成果が，反映したものといえる。

なお，子どもの人権の具体的宣言が，かつての国際連盟におけるジュネーブ宣言（1924年）では5項目，国際連合の児童の権利宣言では10条であった。それが，今回の"児童（子ども）の権利条約"では，54条に及んでいる。そのことからみても，いかに今回の条約の内容が，積極的であり，かつ具体的であるかがわかる。

第二に，まさに地球規模での子どもの権利をとらえたという意味において，外国人の子どもたちへの想いが具現化している点が，きわめて特徴的である。具体的には，第7条；名前・国籍を得る権利，親を知り養育される権利，第11条；国外不法移送・不返還の防止，第22条；難民の武力紛争における子どもの保護などにみることができる。そのなかでも，例えば第10条；家族再会のための出入国の次の2項などは，現状とマッチした規定であろう。「異なる国々に居住する親を持つ子どもは，例外的な状況を除き，定期的に親双方の個人的関係および直接の接触を保つ権利を有する。締約国は，この目的のため，第9条2に基づく締約国の義務に従い，子どもおよび親が自国を含むいずれの国からも離れ，自国へ戻る権利を尊重する。――」。ことにこの項は，第二次世界大戦や朝鮮戦争で犠牲になった子どもたちのみならず，今後のアジア・アフリカなど発展途上国からの出稼ぎ労働者の急増等々に生じる諸問題への対応として，わが国でも，早急に検討が迫られる事項である。

注目すべき"意見表明権"
第三に，今回の条約でもっとも注目すべきことは，子どもたちの意見表明権を明快に認めている点であろう。
「締約国は，自己の見解をまとめる力のある子どもに対して，その子どもに影響を与えるすべての事柄について自由に自己の見解を表明する権利を保障する。その際，子どもの見解が，その年齢および成熟に従い，正当に重視される」

この条項によって子どもたちは，単に客として保護される存在ではなく，まさに主体，主権者としての存在となった。この点の意義は，本質的にもまた具体的にもきわめて大きいと考えられる。特にこの意見表明自体の中身については，原文とてらしあわせ，さらに具体的に検討すべき点が大きいといえるが，いずれにしてもかつてなかった子どもの意見表明権が認められたことによって，その波及効果が期待される。ことに，校則制定手続きや，懲戒手続き等々，現在の管理化した子どもたちへの対応に，何らかの変化を与えるであろう。

この条項は，第42条の条約の広報義務に十分に裏付けられることが肝要である。第42条では，次のように述べられている。
「締約国は，この条約の原則および規定を，適当かつ積極的な手段による，大人のみならず子どもに対しても同様に，広く知らせることを約束する」

この条項に述べられているように，適当かつ積極的な手段への検討が，今や迫られているのである。ことに，「子どもに対して同様に」という点が重要である。

この子どもの意見表明権の意義は，その背後に潜む"子ども観"の進展としてとらえる時，より迫力をもってくる。つまりかつては"家の手段"としてとらえられ，救済・保護の対象であった子どもが，今回は"社会の構成員"として，大人とともに参加することが認められたということである。したがって，この条約は，子どもに十分知らせることを規定している。

文　献

1) 野本三吉：社会福祉事業の歴史．明石書店，1998
2) 野本三吉：近代日本児童生活史序説．社会評論社，1995
3) 上笙一郎：日本子育て物語．育児の世界史．筑摩書房，1991
4) 一番ヶ瀬康子：児童の福祉．放送大学教材，放送大学教育振興会，1993
5) 髙橋重宏：子ども家庭福祉論．子どもと親のウェルビーイングの促進．放送大学教材，放送大学教育振興会，1998
6) (財)母子衛生研究会：わが国の母子保健．母子保健事業団，1998
7) 井上　肇・野口勝巳，編：児童福祉．福村出版，1997
8) 郡司篤晃：国際保健．日本評論社，1995
9) 小早川隆敏：国際保健医療協力入門．国際協力出版会，1998

〔牛島　廣治〕

第2章

周産期の保健

■ I．出生前の母子の健康

A．妊　娠

　妊娠 pregnancy とは女子が体内に受精卵あるいはそれが発育した胎芽，胎児を包容している状態をいう。体外受精の場合もあるので現在は妊娠の始まりは着床からとしている。しかし通常，妊娠の時期の計算は最終月経の第1日目から満の週数で表す。満40週0日を分娩予定日とする。図18には受精齢と妊娠齢の関係を示す。受精齢は受精卵期から表している。

　月経 menstruation とは排卵に伴う卵巣ホルモンの変化に対応して子宮内膜が剝離するための性器出血をいう。

　受精 fertilization とは精子と卵の融合のことをいう（図19）。

　分娩とは子宮より胎児とその付属物（胎盤，臍帯，卵膜など）が母体から排出される過程をいう。妊娠満22週未満では流産という。出生前期（胎生期）すなわち分娩までの時期は受精齢と妊娠齢で示される（図18）。受精齢は数えの週数で示し，受精卵期（1週目），

受精齢 週数（数え）	受精卵期	初期胚子期	胎芽期（胚子）					胎　児　期																													
	1	2	3	4	5	6	7	8	9	10	11	12	13	14	15	16	17	18	19	20	21	22	23	24	25	26	27	28	29	30	31	32	33	34	35	36	37	38
妊娠週数（満）	0	1	2	3	4	5	6	7	8	9	10	11	12	13	14	15	16	17	18	19	20	21	22	23	24	25	26	27	28	29	30	31	32	33	34	35	36	37	38	39	40	41	42	43
妊娠月数	1ヵ月				2ヵ月				3ヵ月				4ヵ月				5ヵ月				6ヵ月				7ヵ月				8ヵ月				9ヵ月				10ヵ月			
妊娠の帰結	最終月経	着床受精		流　産																		早(期)産														正期産			過期産

図18　受精齢と妊娠齢の関係

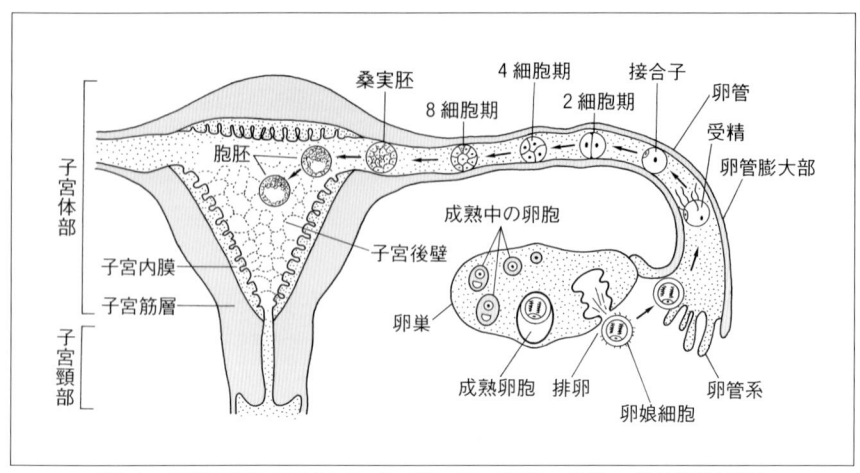

図19　卵巣周期，受精ならびに第1週における発生の総括的模型図

初期胚子期（2週目），胎芽期あるいは胚子期（3〜8週目），胎児期（9〜38週目）に分けられる。また妊娠齢は満の週数で示し，最終月経日が0週目に，受精と着床が2週目に相当する。一般に満40週に出産となる。

(1) 男性と女性の生殖細胞の発生

生殖細胞の発生は，増殖（有糸分裂），減数分裂，分化の3段階からなる。そのため生殖細胞は，男女が思春期になるまでの間，休止期の状態にある。男性の生殖細胞は，有糸分裂によって増える精祖細胞の状態で休止している。女性の生殖細胞は，第一減数分裂前期まで進んだ段階で休止している。

(2) 精子 sperm の形成

精子発生における幹細胞は精祖細胞で，思春期を過ぎると，精巣の精細管で精粗細胞が増殖する。最後の有糸分裂が第一次精母細胞である。1回目の減数分裂で第二次精母細胞が，2回目の減数分裂で精子細胞ができる。すなわち1個の第一次精母細胞から4個の精子細胞が作られる。最終的にはこの精子細胞が細長く変形して精子となる。精子の形成は男子の思春期に始まり，ほぼ死期まで続く（図20）。

(3) 卵（子）の発生

卵子の発生における幹細胞は，卵祖細胞と呼ばれる。一生の間の卵細胞の数が限られており，大多数の卵祖細胞は，発生する途中で消滅してしまう。有糸分裂で卵細胞が増殖した後，すべての卵祖細胞が胚子期の間に，すでに第一減数分裂を開始する。この減数分裂が網糸期で停止し，休止した状態である。この分裂で，卵母細胞の細胞質分裂は均等に起こらず，大部分の細胞質を受け継ぐ1個の細胞（卵母細胞）と，染色体は有するが細胞

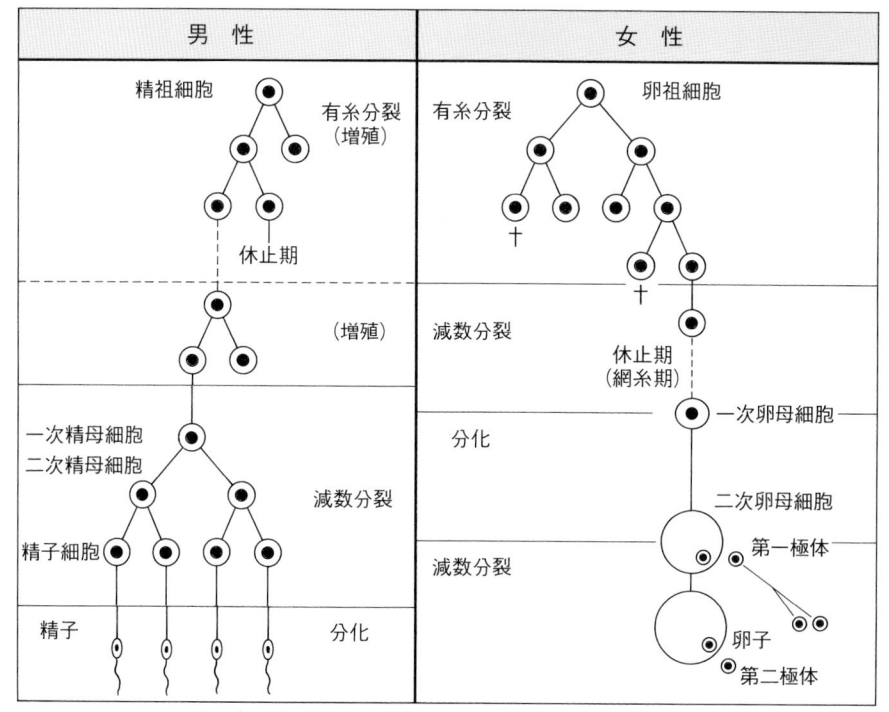

図20 祖細胞から減数分裂による精子・卵子の形成

質はほとんどない極体 polar body とに分かれる。さらに卵母細胞が分裂し第二極体と卵子細胞となる。第一極体は排卵直前に，第二極体は受精直後に放出される。精子形成の過程は，減数分裂が比較的短い期間に行われ，しかも繰り返し行われるのに対し，卵母細胞は，すでに胎生3ヵ月に第一次卵母細胞への分化を開始し，胎児が出生するまでには休止状態までになっている。この状態で性成熟期まで続き，その後ホルモンなどの影響で月1回の減数分裂の過程を経て，卵子が形成される（図20）。

(4) 排卵と月経

胎児期後期から生後にかけ，原始卵胞が成長を始めるが，卵胞刺激ホルモン（FSH）がないと途中で卵胞は死滅する。思春期以降は，各排卵周期ごとに1個ずつの卵胞が成熟卵胞までに発育する。初め，約700万個あった卵細胞は思春期には5万個であるが，そのうち実際に排卵されるのは400〜500個にすぎない。

さらに卵巣の機能は小児期までほとんど休止しているが，思春期になると活発になり，卵胞からエストラジオールが分泌され性機能が発達する。そのピークから14時間後に下垂体からの急激な性腺刺激ホルモン（FSHとLH），ゴナドトロピン放出ホルモン（Gn-RH；gonadotropin-releasing hormone）の分泌のピークを起こし，さらに10時間後に排卵を起こす。

成熟した卵胞は，思春期になると破れてその中の卵子が卵巣の表面から排出される。こ

れが排卵である。卵胞ホルモン（エストロゲン：エストラジオールの作用をもつ天然・合成物質の総称）によって，子宮内膜は増殖し厚くなるが，排卵した後の卵胞には黄体が形成される。黄体から黄体ホルモン（プロゲステロン）が分泌され，子宮内膜はさらに増殖を続けるが，卵子が受精しないと，黄体が退化して黄体ホルモンが分泌されなくなり，子宮内膜の増殖は終わり，子宮内膜が剥がれ落ち出血する。これが月経である。思春期に始まるものを初潮という。初潮後しばらくは月経周期は不順で，無排卵性の月経もある。性成熟期になると，月経周期すなわち卵巣の周期（卵胞期―排卵期―黄体期―月経期）は排卵を伴いほぼ28日（25日〜35日）となる。この周期的変化がエストラジオールとプロゲステロンの周期と子宮内膜の周期的変化を起こす（図21）。排卵，月経は，視床下部（間脳）―脳下垂体―卵巣の一連の内分泌系，自律神経系，副腎系，甲状腺系などの支配を受けている（図21）。

　　受精がない場合は卵胞は破裂し黄体（卵巣の表面から黄色く見える物）となる。次第に瘢痕化し白体と呼ばれる瘢痕組織となる。受精すると，胚子の栄養膜から出るヒト絨毛性性腺刺激ホルモン（ヒト絨毛性ゴナドトロピン human chorionic gonadotropin；hCG）によって黄体の退化が防止される。黄体は妊娠4ヵ月以降までプロゲステロンを分泌し続ける。

　　妊娠黄体は卵巣の1/3から1/2にもなる。その後は胎盤からの黄体ホルモンで妊娠を維持する。

B．胎芽（胚子）embryo の発育

　　胎芽期は器官形成期（受精齢で3〜8週）で着床した受精卵が，細胞分裂による増殖を重ね，内胚葉・中胚葉・外胚葉の3胚葉に分化し，将来の臓器になる時期である。各胚葉からできる器官系を**表3**に示す。

　　また週数と頭尾（殿）長と身体外形の変化を**表4**に示す。胎芽期は心臓・脳の形成に重要な時期で，感染症・放射線・薬物による影響を特に受ける臨界期である（後述）（図22）。

C．胎児 fetus の発育

　　胎児期（胎児齢9〜38週）は9週で頭殿長約5 cm，体重8 gが38週で頭殿長36 cm，身長50 cm，体重3000 gになる。胎児期前半は身体の急速な成長と器官の分化が見られる。胎児期後半は緩やかな伸びとなる。9週において頭の長さが頭殿長の半分であるが，出生時には1/4となる。主要外観の特徴は**表5**で示した。発育には母体の健康と胎盤の機能状態が重要である。

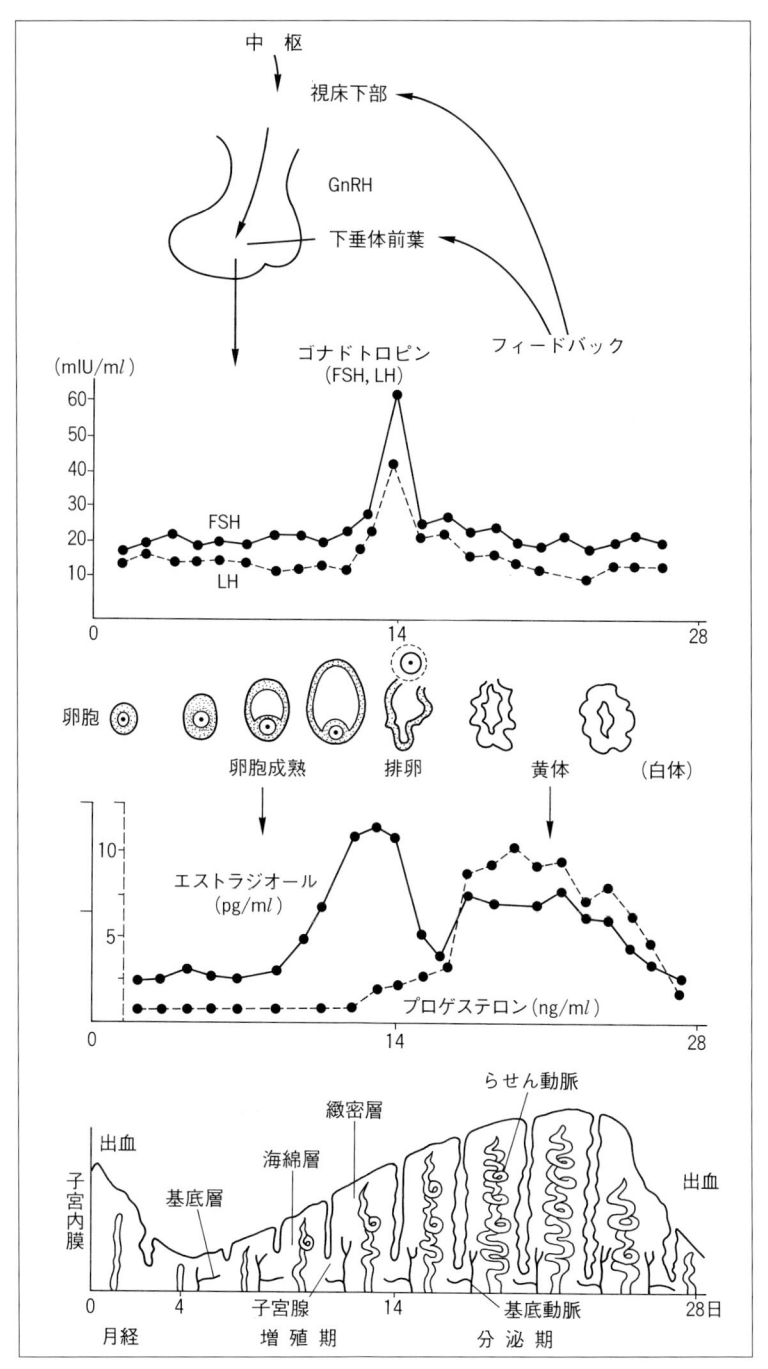

図21 月経周期におけるゴナドトロピン分泌，卵胞成熟，卵巣ステロイドホルモン分泌および子宮内膜の変化

(周産期医学編集会，編：周産期医学必修知識（第4版）．東京医学社，1996より)

表3 各胚葉から形成される器官系

胚葉	形成される器官系
外胚葉	中枢神経系 末梢神経系 感覚器の感覚上皮，副腎髄質 その他，毛，爪，皮下腺を含めての表皮，下垂体，歯のエナメル質，多くの器官の上皮
中胚葉	結合組織，軟骨，骨 横紋筋および平滑筋 血球とリンパ球および心臓，血管およびリンパ管 腎臓，性腺 副腎皮質 脾臓
内胚葉	気道の上皮 扁桃，甲状腺，上皮小体，胸腺，肝臓および脾臓 膀胱と尿道の一部の上皮 鼓室と耳管上皮

（古谷　博：母子健康科学I．放送大学教材．放送大学教育振興会，1991より）

D. 胎児の病気・異常

(1) 発育不全

　胎児の発育は種々の原因によって抑制されるが，その目安として体重がある。WHOの「疾病および関連保健問題の統計分類」によって分類され，また，わが国でもWHOの分類を参考にしながら分類している。すなわち，2500g未満を低出生体重児（low birth weight infant）と呼び，1500g未満を極低出生体重児，1000g未満を超低出生体重児あるいは超未熟児という。妊娠中，特に妊娠後期に，出産後の育児不安をもつ妊婦とその家族に対して，産婦人科医が小児科医を紹介し，育児に関する保健指導を受けさせ，育児不安の解消を図るとともに，生まれてくる子のかかりつけの医師を確保する制度として出生前小児保健指導（プレネイタルビジット）がある。また，母子保健法により低出生体重児が生まれた場合，母子健康手帳に閉じ込んである"はがき"あるいは添付の封書を利用して保健所長に届けることになっている。届けに基づき保健婦などの職員を派遣して家庭訪問させ適切な養育の指導をする。低出生体重の原因として，1）母体側要因（年齢，人種，体格，喫煙，薬物使用，妊娠中の異常，既往妊娠・分娩），2）胎児側要因（出産順位，性別，多胎，奇形の有無，感染症など），3）社会経済的要因（社会階層，分娩場所，学歴，収入，職業，住居環境など）が考えられる。したがって，低出生児の出生の予防のためにはこれらの要因を妊娠前から除くことが必要である。

　発育と週数との関連で，WHOのICD-10では身長，体重とも同じ在胎の基準値の10％未満のものをsmall for date（SFD），身長が10％以上で体重が10％未満のものを

表4 ヒト胎芽の発生段階を評価するための基準

胚子齢(日)	カーネギー式発生段階	体節数	体長*(mm)	主要な外形上の特徴†
20〜21	9	1〜3	1.5〜3.0	扁平な胚盤。深い神経溝と顕著な神経ひだ。1〜3対の体節がある。頭屈がはっきりと見える。
22〜23	10	4〜12	2.0〜3.5	胚子はまっすぐか，いくぶん曲がっている。神経管は体節に向かい合って形成されているが，頭側神経孔と尾側神経孔は広く開いている。第一と第二鰓弓がみられる。
24〜25	11	13〜20	2.5〜4.5	頭屈と尾屈のために胚子は屈曲している。頭側神経孔は閉鎖しつつある。耳板が存在する。眼胞が形成されている。
26〜27	12	21〜29	3.0〜5.0	上肢芽が現れる。頭側神経孔が閉鎖している。尾側神経孔は閉鎖しつつある。3対の鰓弓がみられる。心隆起が明瞭となり，耳窩が存在する。
28〜30	13	30〜35	4.0〜6.0	胚子はC字型の弯曲を呈する。尾側神経孔が閉鎖している。ひれ状の上肢芽。4対の鰓弓がみられる。下肢芽出現。耳胞がある。水晶体板がはっきりしている。貧弱な尾がある。
31〜32	14	‡	5.0〜7.0	上肢は杓子状を呈する。水晶体窩と鼻窩がみられる。眼杯が存在する。
33〜36	15		7.0〜9.0	手板形成。指放線存在。水晶体胞存在。明瞭な鼻窩。杓子状の下肢。頸洞がみられる。
37〜40	16		8.0〜11.0	足板形成。網膜に色素がみられる。耳介小丘出現。
41〜43	17		11.0〜14.0	手板に指放線がはっきり見える。耳介小丘が将来の外介の輪郭を示す。軀幹がまっすぐになり始める。大脳胞がはっきりする。
44〜46	18		13.0〜17.0	足板に指放線がはっきり見える。肘領域がみられる。眼瞼形成。手の指放線間に切痕。乳頭がみられる。
47〜48	19		16.0〜18.0	四肢が腹側に伸びる。軀幹が細長くなり，まっすぐになり始める。中腸ヘルニア顕著。
49〜51	20		18.0〜22.0	上肢は長めで肘が曲がっている。指がみられるが水かきがついている。足の指放線間に切痕がある。頭皮血管叢出現。
52〜53	21		22.0〜24.0	手と足が接近する。手指が離れ長くなる。足の指はみられるが水かきがついている。ずんぐりした尾がある。
54〜55	22		23.0〜28.0	足の指が離れ長くなる。眼瞼と耳介がより発達している。
56	23		27.0〜31.0	頭がより丸くなり，ヒトらしくなる。外生殖器はまだ性別不明。脱腸による臍帯膨張がまだはっきりしている。尾が消失。

* 胚子の体長は普通の範囲を示しているが，保存状態のよくない胚子標本を含むので各発生段階についての完全な体長範囲を示しているわけではない。発生段階10と11では，体長は最長値（greatest length；GL）であるが，その後の発生段階では，頭殿長値（crown-rump measurement；CR）を示してある。

† Streeter（1942, 1945, 1948, 1951），西村ら（1974），O'Rahilly と Müller（1987）および塩田（1991）に基づく。

‡ この発生段階およびその後では，体節数の判定は困難であるので，体節数は胚子の発生段階評価の基準としては役に立たない。

32　第2章　周産期の保健

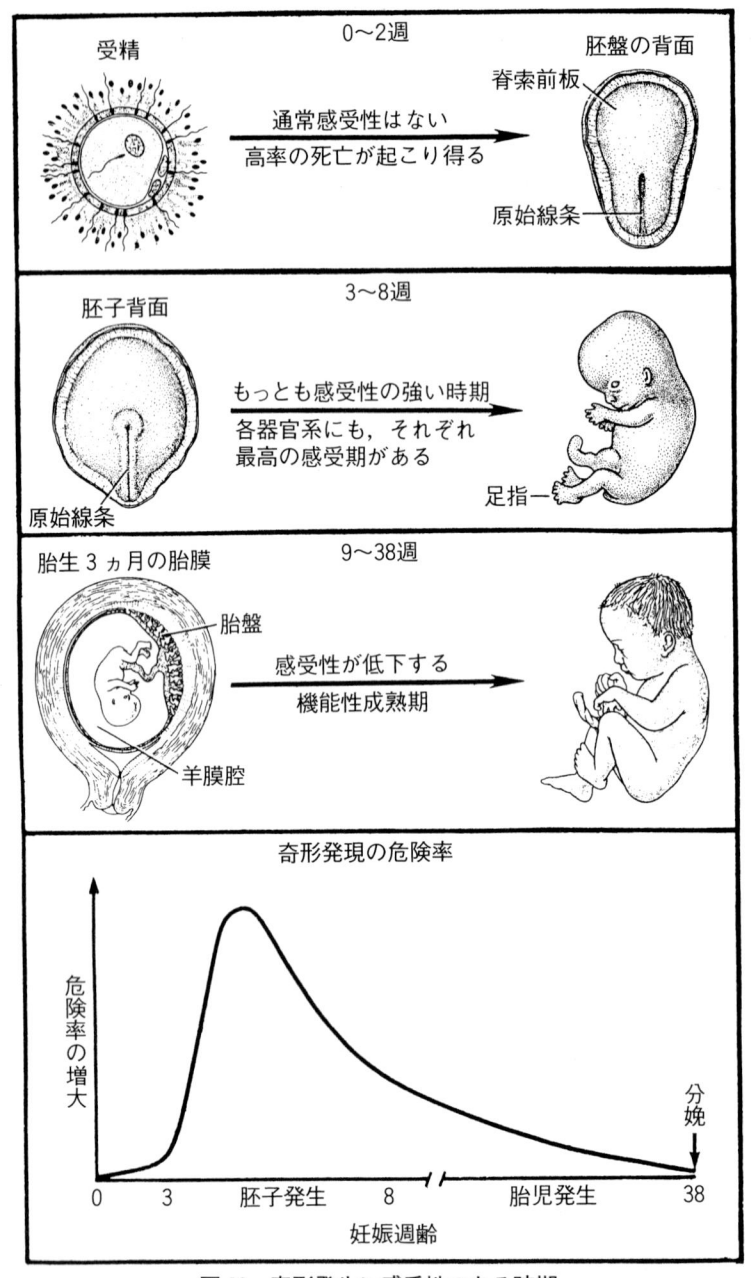

0〜2週
受精　　　　　　　　　　　　　　胚盤の背面
　　　　　　　　　　　　　　　脊索前板
　　　通常感受性はない
　　　高率の死亡が起こり得る
　　　　　　　　　　　　　　　原始線条

3〜8週
胚子背面
　　　もっとも感受性の強い時期
　　　各器官系にも，それぞれ
　　　最高の感受期がある
原始線条　　　　　　　　　　　　足指

9〜38週
胎生3ヵ月の胎膜
　　胎盤
　　　　　感受性が低下する
　　　　　機能性成熟期
羊膜腔

奇形発現の危険率

危険率の増大

0　3　胚子発生　8　胎児発生　38　分娩
妊娠週齢

図22　奇形発生に感受性のある時期

表5 胎児期における受精齢の推定の基準

胎児齢(週)	頭殿長(mm)*	足長(mm)*	胎児体重(g)**	主要外観特徴
子宮外での生存可能前の胎児				
9	50	7	8	眼を閉じている。頭部が大きく，一層丸みを帯びている。外生殖器ではまだ性別不明。腸の一部が臍帯近位部内に存在する。耳の位置は低位である。
10	61	9	14	腸が腹腔内に存在。手指の爪の初期発生。
12	87	14	45	外生殖器の性別可能。首らしくなる。
14	120	20	110	頭部が起きる。眼が前方を向いている。耳の位置が最終的なものに近い。下肢がよく発達している。足指の爪の初期発生。
16	140	27	200	頭部で耳が目立つ。
18	160	33	320	胎脂が皮膚を覆っている。母体が胎動（生きていることのあらわれ）を感じる。
20	190	39	460	頭毛とうぶ毛がみられる。
子宮外での生存可能胎児***				
22	210	45	630	皮膚は，皺がより，半透明で，ピンク色ないし赤みを帯びている。
24	230	50	820	手指の爪がある。身体には脂肪が少ない。
26	250	55	1000	眼裂が部分的に開いている。まつ毛がある。
28	270	59	1300	眼が広く開いている。髪の毛がよく生えていることがしばしばある。皮膚はいくぶん皺がよっている。
30	280	63	1700	足指の爪がある。身体に丸みがついている。精巣が下降しつつある。
32	300	68	2100	手指の爪が手指の端まで伸びている。皮膚はピンク色ですべすべしている。
36	340	79	2900	体がまるまるしているのが普通。胎児うぶ毛がほとんど消失。足指の爪が足指の端まで伸びている。体肢は屈曲し，しっかりと手を握っている。
38	360	83	3400	目立つ胸部。乳房部ふくらむ。精巣が陰嚢内にあるか鼠径管内で触知できる。手指の爪が手指端より長く伸びている。

* これらの測定値は平均値であり，個々の例についてあてはまるわけではない。寸法の変異は胚子齢が進むにつれて増大する。

** これらの体重は，10％ホルマリン液中に約2週間固定された胎児についてのものであり，新鮮な材料（固定しない胎児）の体重は普通5％ほど少ないものである。

*** 胎児が出生後生存可能になる，あるいは生存が保証される，という明瞭な発生上の限界や，胎児齢あるいは体重による基準はないが，体重が500g以下あるいは受精後22週以下の児が生存するのは稀であることが経験上示されている。26週から28週の間に出生した胎児ですら生存は難しく，それは呼吸器系および中枢神経系が十分に分化していないからである。生存可能となる前の妊娠の中絶は流産と呼ばれる。それ以降の中絶は早産 premature birth と呼ばれる。

表6 子宮内発育遅延の原因

1. 母体要因
    - 栄養摂取不良
    - 血管性病変（妊娠中毒症, 高血圧症, 糖尿病, 膠原病など）
    - 腎疾患（糸状体腎炎など）
    - 嗜好品, 薬物（喫煙, アルコール, コカイン, 抗けいれん剤など）
    - 低酸素状態（貧血, 高地環境）
2. 胎児要因
    - 染色体異常
    - 先天性形態異常
    - TORCH症候群
    - 薬剤
3. 胎盤要因
    - 胎盤梗塞
    - 血管腫
    - 多胎妊娠

（周産期医学編集委員会，編：周産期医学必修知識（第4版），東京医学社，1996より）

light for date（LFD）としている。わが国では身長のいかんを問わず，体重が出生時体格基準曲線の10％未満のものを light for date と呼び，そのなかで身長が10％未満のものを small for date（SFD）と呼んでいる。また，子宮内発育遅延（intrauterine growth retardation；IUGR），という概念があるがこれは，母体要因，胎児要因，胎盤要因がある。その要因について表6に示す。新井らは，symmetrical IUGR（fetal hypoplasia）と asymmetrical IUGR（fetal malnutrition）に分けている。前者は，発育不全あるいは胎児障害型で，軀幹と頭部の発育が均等に障害され，染色体異常・奇形症候群・TORCH症候群などの胎内感染・薬剤などで，妊娠20週以前で予後不良である。後者は，栄養障害型で，軀幹の発育障害に比して頭部の発育は比較的保たれており，胎盤・臍帯の異常・母体合併疾患・薬物・喫煙・飲酒などで，妊娠24週以降で一般に良好だが，程度による。胎児の発育を妊娠中あるいは出生後に評価することは，児の予後を考えるうえで大切で，在胎週数と体重・身長を図23に示した。

一方，出生時体重が4000g以上を巨大児といい，そのなかで4500g以上を超巨大児としている。また，出生時体重曲線の90％以上を heavy for date 児と呼んでいる。糖尿病母体の児，過期産などで見られ，母親の高年齢，肥満，多経産などが関係する。

E. 流産・死産・子宮内胎児死亡

流産は胎児が母体外で生育可能な時期以前に中断し，胎児またはその付属物の全部または一部が，子宮より排出される状態をいう。国により事情が異なるが，わが国では妊娠22週までの妊娠の中断を流産と定義している。流産を妊娠12週未満の早期流産と妊娠12週から22週未満の後期流産に分けている。妊娠が自然に中絶することを自然流産，人工的に中絶することを人工流産という。母体保護法による人工妊娠中絶の限界は妊娠22週未満である。自然流産は全妊娠の10〜15％前後である。22週以後から37週未満の分娩を早産としており全妊娠の5〜10％である。流産の危険がある状態を切迫流産，早産の

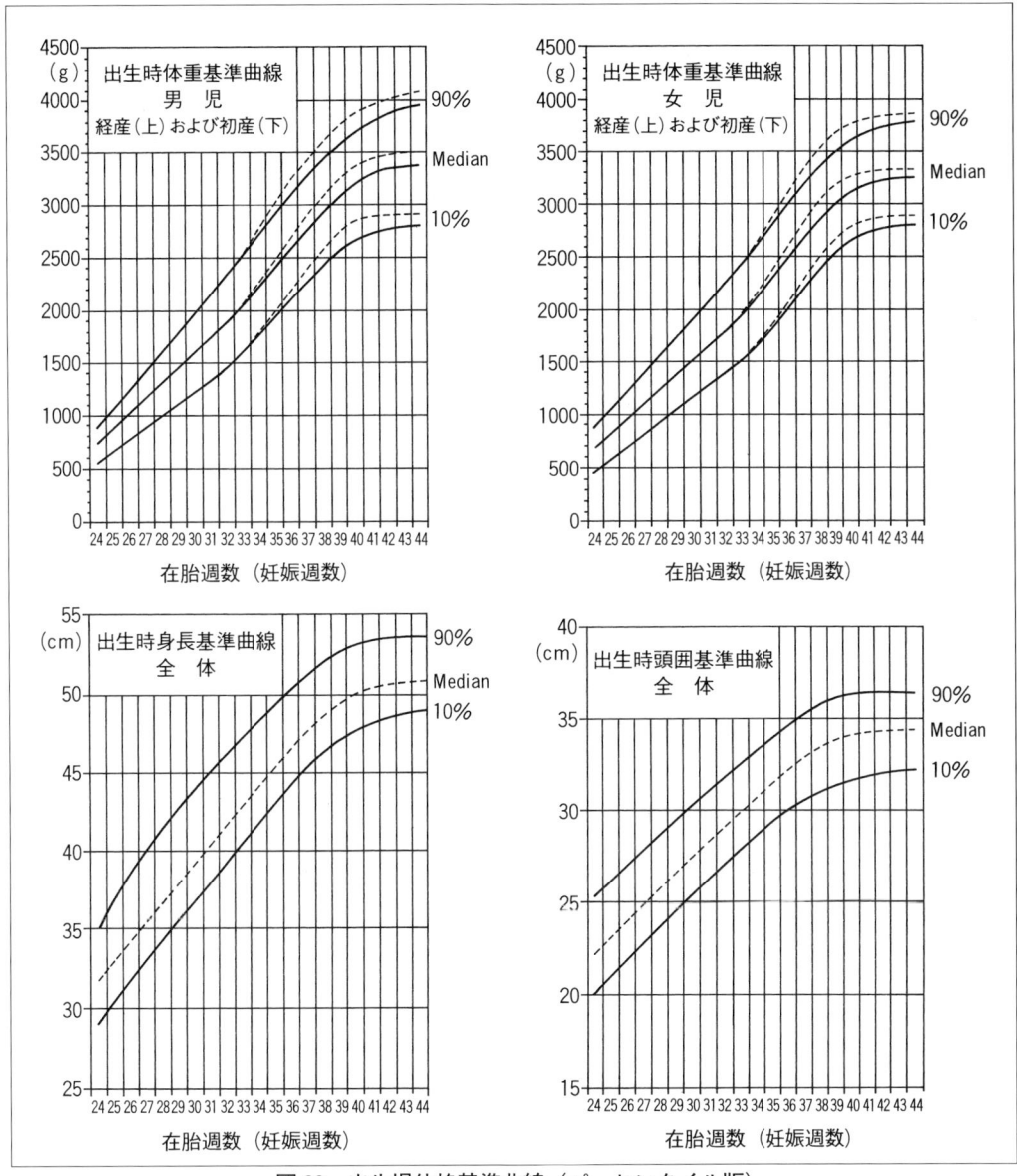

図23 出生児体格基準曲線（パーセンタイル版）
（1994年度厚生省研究班，1994年改定より）

危険性のある状態を切迫早産と称している。この時期に診断し治療を行う。破水（rupture of membrane；ROM）とは卵膜が破裂し，前羊水が腟内から体外へ流出することをいう。通常，子宮口が全開大したときに破水するのがもっとも適している。前期破水（premature rupture of membrane；PROM）とは，分娩と関係のない時期に，何らかの原因で卵膜が破綻し，破水した状態である。最近，流産と免疫との関連が深いことがわかってきており，免疫学的治療が考えられている。

表7 流産・早産の原因

胎児側：	染色体異常，胎児奇形，感染症，薬剤
母体側：	・全身性疾患 　感染症，心疾患，肝疾患，腎疾患，大出血，妊娠中毒症，内分泌異常 ・性器疾患 　子宮位置異常，子宮奇形，双角子宮，子宮筋腫，子宮頸管不全症，子宮発育不全，子宮内膜炎，子宮腔癒着など ・その他 　嗜好品，薬物，低酸素状態（貧血，高地環境）
胎　盤：	前置胎盤，低位胎児などの胎盤早期剝離，糖尿病・妊娠中毒症・梅毒などの胎盤異常，胎盤血管腫，胎盤硬塞，脱落膜炎，巻絡などの血行障害，羊水過多症，羊水過少症など

　死産は，妊娠満12週以後の死児の出産〈死産の届け出規定あり〉で，自然死産と人工死産に分けられる。人工死産とは，人工的処置により胎児の死産となったもので，それ以外はすべて自然死産である。本人の自覚がないものもあり，正確な数字はもっと高いと思われる。経産婦，多数回妊娠，35歳以上の妊娠に頻度が高い。免疫的排除機構が認められる。

　流産の原因（表7）は，①胎芽，胎児にある：染色体異常，胎児奇形，②胎児の付属物にある：主として胎盤の異常，③母体側の全身にある：感染症，糖尿病，妊娠中毒症など，④母体性器にある：子宮筋腫，双角子宮，子宮頸管不全症，子宮内膜の炎症，子宮腔の癒着などである。

　子宮内胎児死亡（intrauterine fetal death；IUFD）は原因不明なことが多いが，①母体側の原因として，重篤な全身性疾患（感染症，心疾患，肝疾患，腎疾患，大出血，内分泌異常など），性器疾患（子宮位置異常，子宮奇形，子宮発育不全など），その他（強い外的刺激または外傷，手術，麻酔，放射線などの侵襲，②胎児および胎児付属物の原因で（胎芽または胎児の奇形，胎盤早期剝離，胎盤異常，羊水過多症，羊水減少症など），③血液型不適合などがある。子宮内胎児死亡の頻度は1～2％である。

II．妊娠中の児に環境が及ぼす影響

　ここでは，妊娠中の感染症・物理的刺激・化学的刺激が及ぼす影響について述べる（表8）。
　胎児の障害部位は臨界期とも関係する（図24）。

表8 妊娠中の児に環境が及ぼす影響

1. 感染症
    風疹ウイルス，サイトメガロウイルス，単純ヘルペスウイルス1型，2型，水痘ウイルス，B型肝炎ウイルス，C型肝炎ウイルス，ヒト免疫不全ウイルス，クラミジア・トラコマチス，ヒトT細胞白血病ウイルス，トキソプラスマ，ヒトパルボウイルス，梅毒，B群溶連菌，結核菌
2. 物理的因子
    放射性物質
3. 化学的因子
    サリドマイド，重金属（カドミウム，インジウム，水銀，クロム）ポリ塩化ビニールを含む内分泌撹乱物質
    アルコール，男性ホルモン，アミノプテリン，ブスルファン，コカイン，メトトレキセート，フェニトイン，テトラサイクリン，トリメタジオン，バルプロ酸，ワルファリン

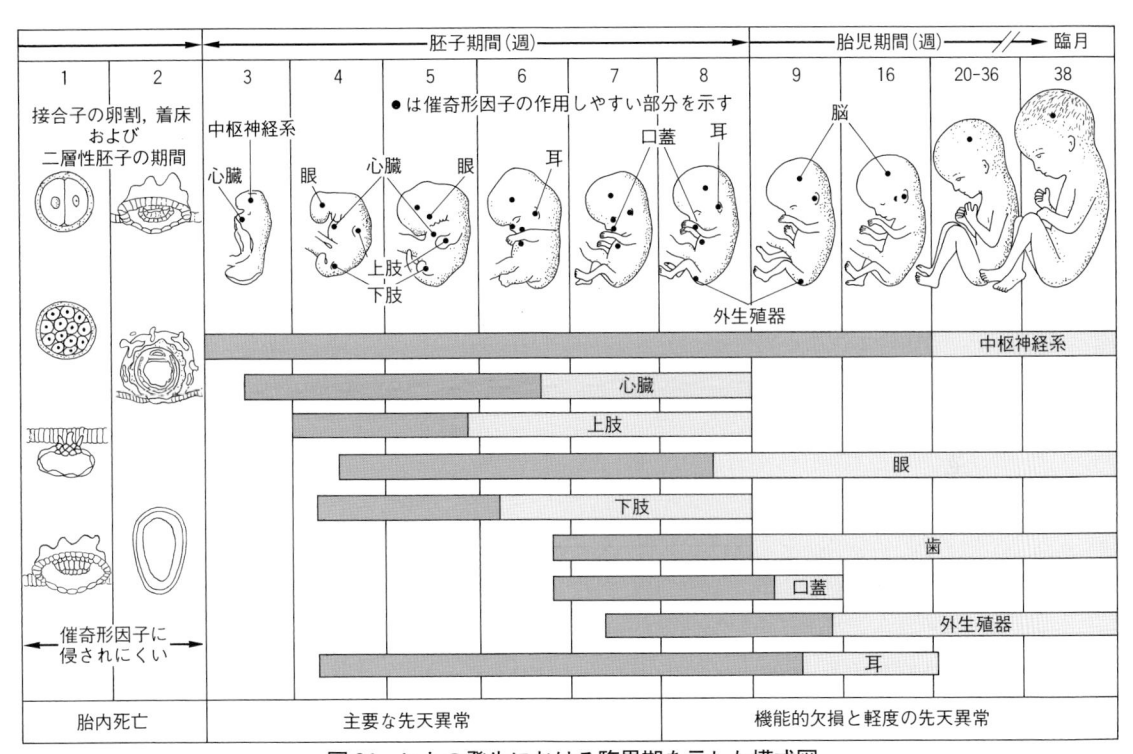

図24 ヒトの発生における臨界期を示した模式図

発生の最初の2週間においては，胚子は一般に催奇形因子に悪影響を及ぼされない。この前胚子期 pre-embryonic stage においては，催奇形因子はすべてないしは大部分の細胞を侵して死に至らしめるか，あるいはほんのわずかの細胞を損傷するだけで，受胎産物を回復させて先天異常を起こすことなく胚子を発生させる。■は，主要な先天異常（例えば，無肢症すなわち体肢の欠如）が生じることがある，催奇形因子に非常に敏感な時期を示している。□は，軽度な先天異常（例えば，母指低形成）が誘発されることがある，あまり敏感ではない時期を示している。

A. 妊娠中の感染症

(1) 風疹ウイルス

　トガウイルスに属する風疹ウイルスに妊娠初期3ヵ月に母親が罹患し，すでに免疫をもってない場合は経胎盤的に児に先天性風疹症候群（congenital rubella syndrome；CRS）をきたす可能性が高い。白内障，心臓奇形，難聴を主症状とするが，低体重および新生児紫斑病を伴って出生することがある。わが国では1964〜1965年に沖縄を中心としてCRSの多発が見られた。妊娠の可能性のある年齢の女性はワクチンを接種しておく。わが国では幼児期に風疹のワクチンが勧奨されている。現在の小中学・高校生は制度の移行期で幼児期に行っていないため，小中学・高校生期での接種が必要である。

　診断は風疹抗体を調べる。特異IgA，IgM抗体があれば初感染が考えられる。最近は羊水中のウイルスゲノムの検査により胎児のウイルス感染症の診断を行う。一般に妊娠中はワクチンの接種は好ましくないが，ワクチン接種により児のCRSは報告されていない。

(2) サイトメガロウイルス

　成人の95％は抗体を有するが初感染あるいは再活性化より経胎盤的に巨大細胞性封入体症すなわち出血斑，黄疸，肝脾腫大，脳炎，水頭症，小頭症，精神発達遅滞，難聴，視力障害などがみられる。症状はさまざまで，1/2000の出産に見られるというが，遺伝子診断などで増えそうである。ワクチンがなく，風疹以上に問題である。

(3) 単純ヘルペスウイルス1型，2型

　胎盤感染および産道感染によって生じる。単純ヘルペス2型とともに1型でも生じる。初感染が多いが再感染でもあり，出生1/5000〜1/10000に認められる。全身感染の場合は致命率80％で，生存しても神経に後遺症を示す。脳炎型の場合も致命率が高い。軽症の場合は皮膚，粘膜表面に水疱を生じる。アシクロビルなどの抗ヘルペス薬を用いる。

(4) 水痘ウイルス

　妊娠の初期の4ヵ月までに妊婦が水痘に感染すると先天性水痘症候群（皮膚瘢痕形成，筋萎縮，体肢の低形成，痕跡指や精神発育遅滞，球麻痺，嚥下障害，低出生体重，眼のブドウ膜炎・小眼球症，白内障，視神経萎縮）が生じることがある。帯状疱疹からは異常児は見られない。また分娩期に妊婦が水痘に感染すると，児に時には重症の水痘症（全身の水痘，脳炎）を示す。高特異抗体のγグロブリンおよびアシクロビルなどの抗ヘルペス薬を用いる。

(5) B型肝炎ウイルス，C型肝炎ウイルス

新生児期にはほとんど症状を示さないが，将来，慢性肝炎，肝硬変，肝癌の原因となる。胎盤と母乳を介しての感染がある。B型肝炎に対しては新生児にワクチンおよび特異γグロブリンの注射を行う。C型肝炎に対しては予防的方法はない。

(6) Human Immunodeficiency Virus（HIV）

HIV陽性の母親から，経胎盤あるいは産道感染として発症する。経胎盤感染はHIV陽性母親の約30％である。産道感染を防ぐため帝王切開を行う。母乳からの感染があるので母乳哺育は勧められない。妊娠中，逆転写酵素阻害剤およびプロテアーゼ阻害剤の使用によって母子感染を少なくできる。

(7) クラミジア感染

妊娠前のクラミジア・トラコマチス感染は不妊症や骨盤腹膜炎の原因となる。妊娠中のクラミジア・トラコマチス感染症は流産，封入体結膜炎，胎児の発育不全，肺炎の場合によっては全身性の感染症をきたすことがある。経胎盤感染および産道感染によって起きる。血清特異IgA抗体は感染を示すが，IgG抗体は過去の感染を示す。膣の細胞からの抗原検出，遺伝子検出でも診断される。

(8) HTLV-1

HTLV-1は成人T細胞性白血病その他の関連疾患の原因となる。その発症率は約1/1000人である。母乳を介しての感染が認められ人工乳，冷凍保存母乳が利用される。母親のHTLV-1感染の有無をあらかじめ調べておく。

(9) トキソプラズマ症

わが国のトキソプラズマ抗体保有率は16％と報告され，初感染妊婦の比率は0.2％である。ネコなどの動物の腸管で増殖した細胞内寄生性のオーシストが妊婦に主に経口にて初感染した場合，その児の1/3が頭蓋内感染を示す。児への経胎盤感染はクラミジア感染と比較すると少ない。

(10) ヒトパルボウイルス感染

パルボウイルスB19は小児のリンゴ病として知られている。ウイルス粒子は小さく経胎盤性に感染する。流産，胎児水腫の原因となる。赤芽球系細胞に感染することによる。

(11) 梅 毒

妊娠時に検査により陽性の場合，抗生薬の治療を行う。妊娠中に感染した場合，先天性の梅毒を示し，全身の症状，流産，早産がある。

⑿ GBS（group B streptococcus）

新生児の感染（敗血症，髄膜炎）の原因となる。母親の尿道口および子宮頸管の自然感染で保菌者となっている。妊婦の約20％との報告もある。

⒀ その他

結核に関する免疫が最近の妊婦に少ないために母親とともに児に感染を起こすことがある。*Mycobacterium tuberculosis* による。

B．妊娠中の物理的影響

⑴ 放射性物質

妊娠中の放射性物質による胎芽，胎児への影響は直接作用で母胎からの移行により，被曝した時期，種類，線量などにより影響が異なる。着床前期では早期死亡が，器官形成期には奇形および新生児死亡が生じやすい。胎芽・胎児への影響は5〜10 rad（cGy，センチグレイ）と考えられているが，それ以下でも出生後の影響は否定できない。例えば，腫瘍の誘発，中枢神経系障害，生殖器の機能低下，発育障害，免疫機能の異常，老化の促進などの影響がある。

⑵ 医療用放射線

妊娠中に放射線の治療を受けた場合に小頭症，流産などの奇形発生がある。その閾値は10 rem程度といわれている。妊娠可能な婦人の下腹部や骨盤の放射線照射はできるだけ行わない。行う場合は「月経開始後10日以内」に行うように勧告している。そうでない場合は妊娠第24週以降まで待つべきであるとされている。

⑶ 放射線作業

妊娠可能な女性が放射線作業に従事する場合は，1）被曝線量は年間を通じてほぼ均等とすること，2）妊娠の診断を受けた後は被曝線量の少ない区域で作業させるように勧告している。

C．妊娠中の化学物質

化学物質の場合は，母体に吸収され，代謝されて胎盤を通して児に影響を及ぼす。したがって，化学物質によって異なるが，作用までの時間が異なる。催奇形性，胎児毒性が動物実験で見い出されても，ヒトに同様な作用があるかの証明は難しい。また化学物質は沢山の種類があり，代謝もさまざまなので，蓄積性を含めて慎重に検討する必要がある。

(1) サリドマイド

1957〜1962年に販売された鎮静睡眠作用のサリドマイドが妊娠中の服薬によって奇形を生じた。無肢症，短肢症，アザラシ肢症などがある。その他に無耳症，小眼球症，虹彩欠損などがある。妊娠3ヵ月までの服薬で障害が生じる。

(2) 重金属

カドミウム，インジウム，水銀，クロムなどに動物実験では催奇形性，胎児毒性があることが示されている。ヒトでは有機水銀による胎児水俣病，鉛による不妊，流産・死産，神経障害などが見られる。

(3) ポリ塩化ビニール（PCB）および類似物質

有機塩素系農薬など死産，低出生体重児などがある。奇形についてははっきりしない。妊婦の喫煙，飲酒により発育不全がみられる。近年，内分泌撹乱化学物質（生殖ホルモン類似物質）すなわち"環境ホルモン"の人体への影響が注目されている。

(4) その他

アルコールによる胎児性アルコール症候群（子宮内発育遅延，精神発育遅滞，小頭，眼球の異常など），男性ホルモンおよびプロゲストゲン（女性胎児の男性化），抗腫瘍薬で葉酸拮抗薬のアミノプテリン（発育不全，骨格異常，中枢神経系の奇形），抗腫瘍薬のブスルファン（小人，骨格異常，角膜混濁，口蓋裂などの器官の低形成），麻薬のコカイン（発育不全，小頭，脳梗塞，尿生殖器系の異常，神経行動障害），抗腫瘍薬のメトトレキセート（多発奇形），てんかん治療薬のフェニトイン（胎児性ヒダントイン症候群発育不全，小頭，精神発育遅滞，特有な風貌），抗生薬のテトラサイクリン（変色した歯，エナメル質低形成），てんかん治療薬のトリメタジオン（発育遅滞，V型をした眉毛，耳介低位など），てんかん治療薬のバルプロ酸（頭蓋顔面異常，神経管奇形，心臓および骨格の奇形），抗凝固薬のワルファリン（精神発育遅滞，鼻・骨・目の異常），ビタミンA類似物のイソトレチノイン（耳，鼻，口蓋の奇形，水頭症）などがある。

III. 妊娠中の母体の児への影響

ここでは環境とは直接関係のない，母体の児への影響を示す（表9）。

表9 妊娠中の母体の児への影響

1) 母体の高年齢
2) 母体の栄養
3) 母体の疾患
糖尿病，多胎，妊娠中毒症，膠原病，甲状腺疾患，遺伝子疾患，感染症

A．母体の年齢

　　母体の年齢が高くなると，流産や死産が増加するとともに低体重児，先天異常も増加する。例えばダウン症候群，奇形児は35歳以上は加齢とともに増加する。死産，流産は19歳以下では20〜35歳と比べると少し高い。

B．母体の栄養

　　妊娠中の栄養は児の発育に大切で，妊娠前半期にはおおむね10％の増，妊娠後半期にはおおむね20％の増が必要である。また鉄，カルシウム，ビタミンの付加が必要である。低栄養では流早産，死産，子宮内胎児死亡，低出生体重児，新生児死亡，胎盤機能不全をきたす。
　　しかし最近では過剰栄養摂取と運動不足による肥満妊婦が増加し，過度の肥満は妊娠中毒症，羊水過多症，早産，巨大児，胎児奇形，微弱陣痛などの原因となる。

C．母体の疾患

(1) 糖尿病
　児に巨大児・呼吸障害・低血糖などの障害を起こす。また先天性異常児も生まれやすい。

(2) 多　　胎
　低出生体重児のみならずさまざまな異常児が生まれることがある。自然排卵では約0.7％で双胎があるが，不妊治療薬（排卵誘発）使用の場合は20〜30％に増加し三胎以上のことがある。

(3) 妊娠中毒症
　正常妊娠児と比べると低出生体重，子宮内発育遅延，胎盤早期剝離，死産などになりやすい。

(4) 膠原病
　児に自己免疫抗体が移行し，一過性の膠原病の症状を示すことがある。例えばSLEでは新生児ループス症候群，房室ブロックなどをきたす。

(5) 甲状腺疾患
　児に先天性甲状腺腫，甲状腺機能亢進症，甲状腺機能低下症などがある。

(6) 遺伝子疾患

　ヒト遺伝子の解析が進み，種々の疾患と遺伝子の関係が明らかにされてきた。遺伝子異常が児に障害をきたすか，胎児診断を含め遺伝子相談をする。

■IV．妊娠中の診査

　胎児発育の評価の方法として，1) 体重，腹囲，子宮底長，2) 妊娠週数，3) 血液・尿の検査（貧血，低蛋白，糖尿病などの母体の疾患，感染症など），4) 胎児の心音・心拍・心電図，5) 超音波検査がある。より詳細に調べる場合は，6) 羊水穿刺法，7) CT, MRI, 8) 絨毛膜絨毛採取などがある。

まとめ

　少子化が進んでいるわが国の現状で，妊娠中の胎児の発育は重要である。より健康な児の出産が望まれる。また，人工授精，体外受精など技術の進歩，胎児診断法の進歩，不妊・子宮内発育不全に対する研究・診断・治療が進んでいる。ここではこれらをすべて網羅することはできないのでより専門の書籍を参考にしてほしい。

■文　献

1) Moore KL and Persaud TVN : The developing human（ムーア人体発生学（第5版）．（山村英樹，瀬口春道，訳），医歯薬出版，1997)
2) Sadler TW : Langman's medical embryology（ラングマン人体発生学（第7版）．（安田峯生，訳），メディカル・サイエンス・インターナショナル，1996)
3) 古谷　博：母子健康科学1．放送大学教材，放送大学教育振興会，1991
4) 平山宗宏，編：小児保健（改訂第5版）．日本小児医事出版社，1997
5) 周産期医学編集委員会，編：周産期医学必修知識．周産期医学（第4版）．東京医学社，1996
6) 周産期医学編集委員会，編：周産期診療指針'97 周産期医学．東京医学社，1997

（牛島　廣治）

第3章

分　娩

■I．正常分娩

A．分娩とは

　　胎児とその付属物（胎盤，臍帯，卵膜など）が，子宮より腟を通じて母体から排出されることである。このことが，妊娠22週未満で起こると流産といわれる。22週から37週未満を早（期）産という。37週から42週未満を正期産あるいは満期産，42週以上を過期産という。出産とは分娩と同義語であるが主として児からの表現である。経産回数とは，過去に経験した分娩の回数をいうが，流産の回数はこれに含めない。経腟分娩とは，胎児とその付属物が母親の腟を通って娩出される分娩のことをいう。帝王切開とは，子宮を切開して胎児とその付属物を取り出す手術をいう。この名前は，ローマ皇帝ジュリアス・シーザーがこの手術によって生まれたことに由来するといわれるが，これは史実に乏しい。厳密な定義では帝王切開は腟を通らないために分娩にはならないが，日常の臨床では分娩に入れている。分娩の種類は**表10**のように分けられる。娩出力とは，経腟分娩において，胎児を娩出させるための子宮の収縮（陣痛）と，いきみによる腹筋の収縮（腹圧）のことをいう。分娩の3要素とは，胎児，産道，娩出力をいい，分娩の経過は胎児の大きさと形，産道の広さと形，娩出力による（**図25**）。

　　新生児とは分娩直後から母体外に生活適応する能力を得るまでの時期の小児のことをいい，この期間を新生児期といい出生後28日未満（27日まで）である。

(1) 胎　児

　　胎児の発育は満37週から緩やかになり，満40週を過ぎると体重の増加はほとんどない。正期産の新生児の出産時体重は，経産で男子が平均約3100g，女子の平均が約3000gで，初産ではこれよりわずかに軽い（第2章「周産期の保健」　図23参照）。

(2) 胎位・胎勢・胎向

　　妊娠中あるいは分娩中，子宮内あるいは産道内の胎児の母体に対する位置をこの三つで表現する。胎位とは胎児の縦軸と子宮の縦軸との相互関係をいう。縦位と横位と斜位があ

表10　分娩の種類

1．時期による分類
　　　流産（妊娠22週未満）
　　　早(期)産（妊娠22週から37週未満）
　　　正期産あるいは満期産（妊娠37週から42週未満）
　　　過期産（妊娠42週以上）
2．胎児数による分類
　　　単胎分娩（一胎）
　　　多胎分娩：双胎分娩（二胎），品胎分娩（三胎），
　　　　　　　要胎分娩（四胎），五胎分娩（五胎）
3．娩出力による分類
　　　自然分娩（自然の陣痛）
　　　促進分娩（自然の陣痛が微弱なため子宮収縮薬の投与を行う）
　　　誘発分娩（自然の陣痛発来の前に子宮収縮薬を投与し陣痛誘発をする）
4．分娩形態による分類
　　　正常分娩（正常胎位での分娩）
　　　骨盤位分娩（骨盤位での分娩）
　　　人工分娩
　　　・器械的分娩
　　　　　鉗子分娩
　　　　　吸引分娩
　　　・外科的分娩
　　　　　帝王切開

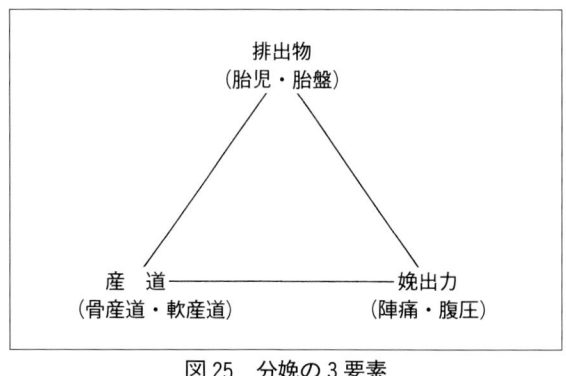

図25　分娩の3要素

る。縦位はさらに頭位と骨盤位に分かれる。頭位とは，妊娠末期に胎児の児頭が母体の下方に向いていることをいう。また逆の場合，骨盤位と呼ばれる。99％が縦位で多くが頭位である。横位とは，胎児のからだの長軸が母体に対して水平方向にある時のことをいう。横位では経腟分娩は困難で通常帝王切開が行われる。胎児の子宮内での姿勢（胎勢）は，手足を曲げ，背中を丸くし，狭い子宮腔に体の形を合わせている（屈曲胎勢）。時に伸展胎勢，反屈曲胎勢がある。頭位，骨盤位，横位それぞれで胎児の背部または頭部の向き（胎向）から第1胎向，第2胎向としている。胎児の体の部分で，頭部の断面積がもっと

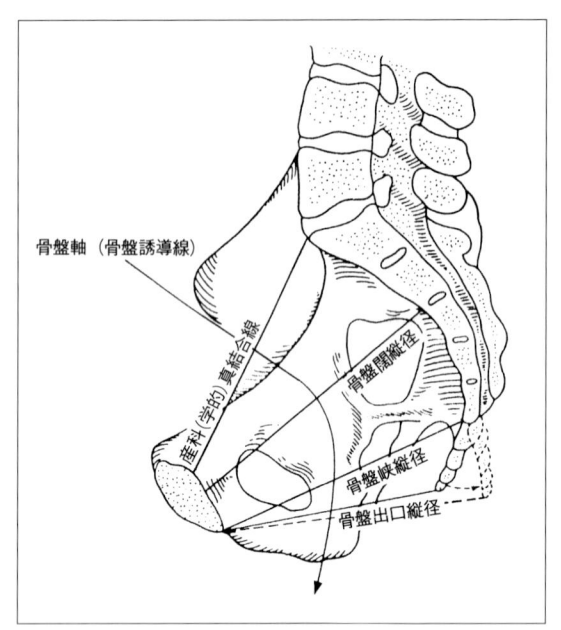

図 26 骨盤断面図
(平山宗宏，編：小児保健（改訂第 5 版），日本小児医事出版社，1997 より引用一部改変)

も大きくかつ硬く，胎位・胎勢・胎向とともに，分娩経過に影響を及ぼす。

(3) 産　道

　産道とは胎児が生まれる時に通る道で，産道の広さを決めるもっとも大きな因子は骨盤の大きさと形である。産道は骨盤の部分の骨産道と，その下部の軟部組織の部分の軟産道に分かれる。骨産道は上方の仙骨と恥骨結合上縁を含む面の骨盤入口面と，下方の尾骨先端，坐骨結節，恥骨弓を含む面の骨盤出口面が計測される。通常は入口面がもっとも狭いが，骨盤の形は個人差が大きいため中間部や出口面が狭くなっていることもある。したがって児頭が入口面を含めたもっとも狭い部分をスムーズに通過できるか否かが，分娩の経過を左右する。骨盤入口面は，仙骨岬と恥骨結合後面の最短距離と結ぶ線である産科学的真結合線をもって示し，もっとも重要な経線である。正常骨盤での産科（学的）真結合線の長さは，平均約 11 cm である（図 26）。

　入口部の形は円形（女性型）が多いが，ハート形（男性型），横に広い形（扁平型），前後に長い形（類人猿型）などがある。子宮にいた胎児は，軟産道の子宮下部，子宮頸部，子宮頸管，腟を通る。分娩時には，陣痛によってこれらは周囲の結合組織や筋肉とともに徐々に広げられる。35 歳以上の初産の高年初産婦では軟産道の柔軟性が不十分なこともあって分娩の進行が長引くこともある。産婦の疲労，全身麻酔による意識低下などでは腹圧が弱く分娩が長引く。時には吸引分娩や鉗子分娩を行うことがある。

(4) 娩出力

　子宮筋の収縮によって胎児を押し出す。分娩の最終段階はいきみによって腹圧がさらに加わる。子宮筋の収縮は妊娠中から始まるが，最初は弱く，持続も短く，繰り返しの周期も間隔が長くて，不規則である。妊娠末期になると，だんだんと収縮が強くなり，持続時間も長く，頻度も多くなる。子宮収縮が10分間隔でくるようになると，分娩開始とする。子宮収縮を陣痛という。妊娠中の弱く感じる子宮収縮を妊娠陣痛，さらに前（駆）陣痛，分娩中の分娩陣痛がある。前者二つは子宮口の開大を伴わない。分娩陣痛は，分娩の進行とともに強くなり，持続時間も頻度も次第に増加する。児頭娩出の瞬間が頂点で，持続時間と間隔がともに1分程度になる。その後，胎盤を娩出させ，子宮を長い時間かけて徐々に妊娠していない時期の大きさに戻すのも陣痛の作用で，前者が後産期陣痛，後者が後陣痛である。

B. 正常分娩の経過

　分娩予定日が近くなると，それまで不規則で持続が短かった陣痛が，だんだん規則的に強く感じられるようになる。持続時間も長くなる。10分間隔，30秒位の持続時間でくるようになると分娩の始まりである。子宮口は陣痛によって徐々に開いてくる。卵膜が子宮内膜からはがされ，少量の出血と頸管粘液がともに排出される。これを産徴あるいは「しるし」という。陣痛によって児頭が押し下げられ，骨盤腔に入り込む。羊水も子宮口に向かって押し出される。児頭の前に卵膜が風船状に突出する胎胞ができる。子宮口は胎胞と児頭によって押し下げられる。最大限開いた状態を全開大といい10 cm位である。陣痛がますます強くなり，羊水の圧が高まり卵膜が破れて羊水が腟の外に流れ出すことを破水（rupture of membrane；ROM）という。児頭が骨盤腔に進み，さらに腟口に近づくといきみも増してくる。いきみによる強力な腹圧も加わり児は腟口から娩出される。児が娩出される時，会陰裂傷を予防するため会陰を圧迫し児頭をゆっくり娩出させることを会陰保護という。児頭に続いて，胎児の肩，軀体，下肢が順次娩出される。胎児の娩出後，臍帯を結紮し，胎盤側を鉗子で止めてその間を切断する。その後また陣痛が起こり，胎盤がはがれて卵膜とともに娩出される（図27）。産道は立体的で複雑な形態をしており，また児頭も球形ではない。産道をもっとも少ない抵抗で通過するために，胎児は回旋を伴って排出される。第1回旋（屈曲），第2回旋（内回旋），第3回旋（伸展），第4回旋（外回旋）がある。陣痛の開始から子宮口の全開大までが分娩第1期（開口期），子宮口の全開大から胎児の娩出までが分娩第2期（娩出期），胎児の娩出直後から胎盤娩出までを分娩第3期（後産期）という。第3期に出血が生じるがこれを第3期出血という。通常500 ml以内である。

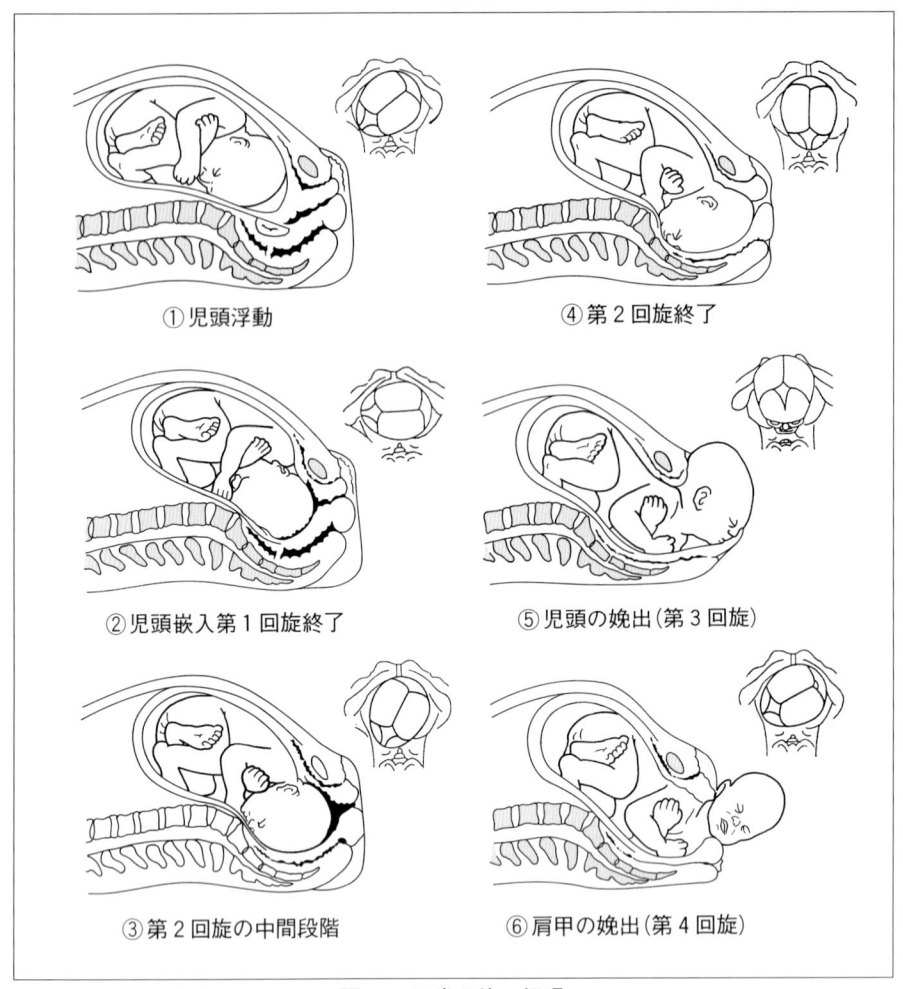

図27 正常分娩の経過
① 児頭浮動
② 児頭嵌入第1回旋終了
③ 第2回旋の中間段階
④ 第2回旋終了
⑤ 児頭の娩出（第3回旋）
⑥ 肩甲の娩出（第4回旋）
（穂垣正暢：分娩の生理．New 産婦人科学（矢嶋　聰，他編集）．南江堂，東京，p256, 1997）

II．異常分娩

　分娩開始後，初産婦においては30時間，経産婦においては15時間を過ぎても児の娩出に至らないものを分娩遷延という．分娩の3要素に異常が生じて正常な分娩経過を通ることができなくなった場合を難産という．すべての難産の原因が分娩遷延となり得る（表11）．

表11 難産 (dystocia) の原因

1. 娩出力の異常
   子宮収縮機能不全，不適切な怒責など
2. 胎位・胎勢・胎向，児頭の回旋異常，胎児発育の異常
   骨盤位，顔位，肩甲位，複合位，後方後頭位，低在横定位，巨大児，肩甲難産，水頭症などの胎児奇形，多胎など
3. 産道の異常
   骨盤入口部・濶部・出口部それぞれの狭窄，全体的な狭骨盤，骨盤骨折，軟産道強靱など
4. ほかの生殖器異常
   外陰部・腟・頸管の異常，子宮の位置異常，骨盤内腫瘍など

瓦林達比古：陣痛の異常．New 産婦人科学（矢嶋　聰，他編集）．南江堂，東京，p263，1997 より）

A. 胎児・産道の異常

　正常大の胎児が通過障害を起こすには骨盤の大きさと形が問題になることがある。産科学的真結合線が 9.5 cm 未満や入口横径 10.5 cm 未満のとき狭骨盤と呼び，産科真結合線が 9.5 cm から 10.5 cm 未満，入口横径が 10.5 cm～11.5 cm 未満を比較的狭骨盤と呼んでいる。

(1) 児頭骨盤不適合 (cephalopelvic disproportion ; CPD)

　児頭の大きさに比べ骨盤の大きさが相対的に狭く，胎児の娩出が不可能なことをいう。分娩現象はダイナミックで時間経過に伴い分娩状況は変化する。児頭は分娩進行に伴い形を変え，回旋しながら下降してくる。経腟分娩がうまくできない CPD の場合，帝王切開をする。また腟の弾力がなくて伸びない場合，あるいは子宮筋腫，卵巣囊腫，骨盤の形の不正などでは難産になることがある。

(2) 巨大児または過熟児，胎位・胎勢の異常

　胎児の特に児頭が大きい場合，骨盤位などの場合に難産となることがある（図28）。横位の場合，帝王切開をする。また臍帯が胎児と骨盤に挟まれて血行が途絶えること（臍帯下垂や臍帯脱出など）があり，その場合，娩出を早くしなければならない。

(3) 回旋異常

　時に回旋が起こらなかったり，または異常の回旋が起こってその結果難産になることがある。児頭の第2回旋が行われず胎児顔面が横を向いたままで骨盤腔を出口近くまで下降し，そのまま分娩が停止することを低在横定位という。

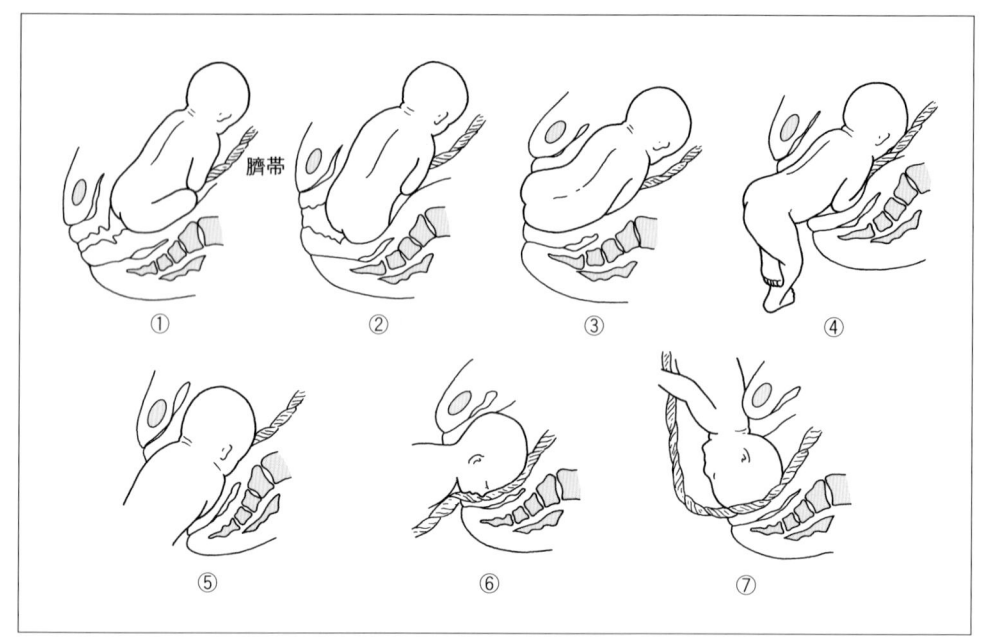

図28 骨盤位の分娩経過
（坂元正一，水野正彦，監修：プリンシプル産科婦人科学 産科編．メジカルビュー社，p.590,1991 より）

B．娩出力の異常

(1) 陣痛の異常

　陣痛が強い場合を過強陣痛といい，CPDなど産道の抵抗が強い場合，あるいは子宮収縮剤の誤用などで起きる。胎児仮死や子宮破裂の危険がある。逆に陣痛が弱すぎる場合は微弱陣痛で，経腟胎児の分娩が可能であれば，子宮収縮剤を用いて陣痛を強めることがある。

(2) 腹圧の異常

　児頭が娩出される時もっとも強い娩出力が必要とされ，そのためには陣痛と腹圧が協調されるとより効果がある。産婦の疲労などで，腹圧が弱いと分娩が長引く。全身麻酔で産婦の意識がない時も腹圧がうまく加わらない。これらの場合に吸引分娩，鉗子分娩などで娩出させる。

■III. 分娩が子どもに与える影響

A. 正常分娩の場合

(1) 児頭の変形

頭位では，産道を通る時に周囲から強い圧迫を受ける。胎児の頭蓋骨は縫合部が癒着しておらず，一部重なり合う（重積）。前頭骨，後頭骨は頭頂骨の内側に重なる。また母体の後方にある頭頂骨が前方にある頭頂骨の内側に重なる。児頭の変形は生後3～4日で消失する。

(2) 産　瘤

分娩中の産道の圧迫のため，先進部の皮下組織に浮腫が生じる。通常は後頭が先進するからその部分にできる。骨盤位で殿部が先進すれば，殿部に産瘤ができる。産瘤は骨の縫合と関係なく存在する。産瘤をみると先進部位が決定され，その児の分娩時の胎位，胎勢，胎向が判断できる。ほぼ24時間位で消失する（図29）。

B. 分娩外傷

頭血腫は，頭蓋骨とその骨膜の間の出血で（骨膜下血腫）で，正常分娩でも起こることがある（図29）。帽状腱膜下出血，頭蓋内出血，骨折，顔面神経・腕神経などの麻痺は難産，産科手術で起こる。

C. 新生児仮死

胎児仮死は胎盤機能不全，臍帯の圧迫，難産などで起こる呼吸・循環不全のことをいう。また，特別の負荷（例えばオキシトシンで子宮収縮負荷を加える）あるいは non-stress test によって明らかになる場合を潜在胎児仮死と呼ぶ。この状態は引き続き新生児仮死を起こすことが多い。新生児の状態をあらわす指数としてアプガー指数がある（表12）。生後1分で五つの項目の和が8点以上が正常，5～7点が軽症仮死，4点以下は重症の仮死を示す。新生児仮死は低酸素症とほぼ同義語である。仮死に関しては，酸素の補給（マスクなど），気道粘液の除去，保育器の使用などを行う。重症の時は挿管することもある。

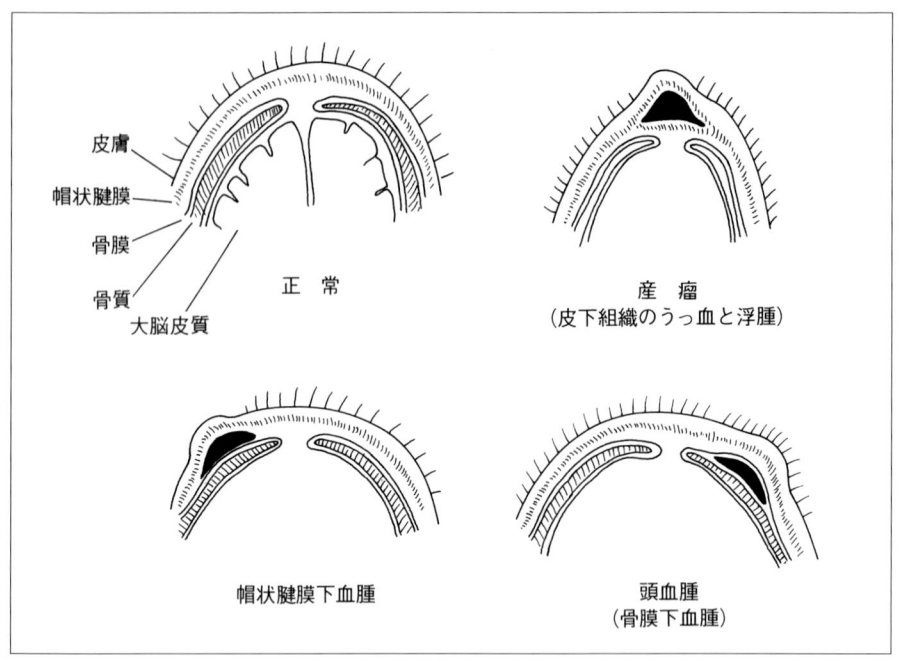

図29 （皮膚／帽状腱膜／骨膜／骨質／大脳皮質　正常／産瘤（皮下組織のうっ血と浮腫）／帽状腱膜下血腫／頭血腫（骨膜下血腫））

表12　Apgar score

点数	0	1	2
心拍数	なし	100以下	100以上
呼吸	なし	弱く泣く	力強く泣く
筋緊張	だらんとしている	四肢やや屈曲	四肢活発に動かす
反射	反応なし	顔をしかめる	泣く
皮膚の色	全身蒼白または暗紫色	軀幹ピンク，四肢チアノーゼ	全身ピンク

■IV．分娩が母親に及ぼす影響

　妊娠子宮，頸管，会陰に裂傷が生じた子宮破裂，頸管裂傷，会陰裂傷や，胎児・胎盤の娩出のあとに子宮の収縮による止血機構が働かない場合の弛緩出血，分娩時の大量の出血による産科ショックなどがある。胎盤早期剝離，羊水塞栓症，妊娠中毒症，出血性ショック，胎児死亡に引き続いて播種性血管内血液凝固症候群（DIC）がみられる。また分娩後すなわち産褥期に子宮・頸管・腟の復古に障害が生じる。また分娩時の裂傷部位から細菌感染が生じ産褥熱となる。かつて産婦の死亡原因として重要であったが，近年は抗生剤の使用により産褥熱による死亡率はきわめて低くなっている。

V．母子の健康のための妊娠・分娩

A．妊娠前の健康

　　妊娠する女性が身体的・精神的に成熟し健全であること。未熟な女性の妊娠は妊娠中毒症，難産の原因となり得る。また子どもが生まれてからの養育が十分にできないことがある。高年出産でも妊娠中毒症の発症が多くなり，異常分娩が増える。35歳以上ではダウン症などの先天異常児を出産しやすい。心臓疾患，腎疾患，糖尿病などの女性では，妊娠に負荷がかかりやすい。性感染症に罹らないようにする。また風疹は妊娠前に免疫を確保しておく。望まれて生まれるために，家族計画も必要で，同時に避妊法を知っておく。

B．妊娠中の健康

　　妊娠の早期診断を行い，妊娠がわかった時は，役所に届け出，母子健康手帳の交付を受ける。また定期的な健康診査を受ける。初診時には，梅毒血清検査，血圧，血液型，貧血の有無，風疹抗体，B型肝炎の抗原・抗体，尿蛋白，尿糖などの検査をする。分娩予定日は最終月経の第1日から数えて第280日である。その後の健康診査では毎回，血圧，体重，尿蛋白，尿糖の検査と子宮の大きさ，胎児の心拍の確認を行う。定期健康診査とともに妊娠中の生活，食事などの指導および相談を受けることができる。妊娠中に異常が認められた場合は慎重な管理が必要である。

　　妊娠中の栄養は母体の健康の維持とともに児の発育のために栄養に注意する必要がある。エネルギー，蛋白質，カルシウム，鉄，ビタミンを付加量として妊娠前半期にはおおむね10％，妊娠後半期にはおおむね20％必要である（表13）。

　　妊娠中は生殖器のみならず全身の臓器に変化を与える。また肉体的にも精神的にも異なった環境をつくりあげている。妊娠による体型の変化により，特に後半期には筋肉，関節，脊柱などに大きく負担がかかる。無理な姿勢，運動，労働には気をつける。休養，睡眠は十分にとる。

C．母子統計

　　母子の健康管理は医療医学のみならず，社会学的にも重要である。さらに行政的側面も加わっている。評価する場合の母子の統計を示す。

表13 生活活動強度Ⅰ（軽い）における栄養所要量

	エネルギー (kcal)		蛋白質 (g)		脂肪エネルギー比率 (%)	カルシウム (g)		鉄 (mg)		ビタミンA (IU)		ビタミンB$_1$ (mg)		ビタミンB$_2$ (mg)		ナイアシン (mg)		ビタミンC (mg)	ビタミンD (IU)
	男	女	男	女		男	女	男	女	男	女	男	女	男	女	男	女		
15歳	2400	2000	90	70		0.8		12	12	2000	1800	1.0	0.8	1.3	1.1	16	13		
16	2400	1950	80	65	25〜30	0.8	0.7	12	12	2000	1800	1.0	0.8	1.3	1.1	16	13		
17	2400	1900	75	65		0.7		12	12	2000	1800	1.0	0.8	1.3	1.0	16	13		
18	2400	1850	75	60		0.7		12	12	2000	1800	1.0	0.7	1.3	1.0	16	12		
19	2350	1850	70	60				12	12	2000	1800	0.9	0.7	1.3	1.0	16	12		
20〜29	2250	1800	70	60				10	12（閉経後10）	2000	1800	0.9	0.7	1.2	1.0	15	12	50	100
30〜39	2200	1750	70	60				10	12	2000	1800	0.9	0.7	1.2	1.0	15	12		
40〜49	2150	1700	70	60				10	12	2000	1800	0.9	0.7	1.2	0.9	14	11		
50〜59	2050	1650	70	60	20〜25	0.6	0.6	10	12	2000	1800	0.8	0.7	1.1	0.9	14	11		
60〜64	1900	1550	70	60				10	10	2000	1800	0.8	0.6	1.0	0.9	13	10		
65〜69	1800	1500	70	60				10	10	2000	1800	0.7	0.6	1.0	0.9	12	10		
70〜74	1700	1400	70	60				10	10	2000	1800	0.7	0.6	0.9	0.9	12	10		
75〜79	1600	1350	65	55				10	10	2000	1800	0.6	0.6	0.9	0.9	12	10		
80歳以上	1500	1250	65	55				10	10	2000	1800	0.7	0.6	0.9	0.9	12	10		
付加量 妊娠前半期		+150		+10			+0.3		+3		+ 0		+0.1		+0.1		+1	+10	+300
妊娠後半期		+350		+20	25〜30		+0.3		+8		+ 200		+0.2		+0.2		+2	+10	+300
授乳		+700		+20			+0.5		+8		+1400		+0.3		+0.4		+5	+40	+300

注）妊婦，授乳婦への付加量は便宜上ここに示したが，妊婦，授乳婦の生活活動強度はすべてⅠ（軽い）ということではなく，おのおのの生活活動強度に応じたものとすること．

（厚生省：国民栄養調査，1996より）

1) 出生率：総人口1000人に対する出生数 ………………………〔（出生数/人口）×1000〕
2) 合計特殊出生率：女子の年齢別出生率の合計．1人の女子がその年次の年齢別出生率で一生の間に生む平均子ども数
   ………………〔母の年齢別出生数/年齢別女子人口：15歳から49歳までの合計〕
3) 周産期死亡率：出生1000人に対する妊娠22週以後の死産数と出生7日未満の早期新生児死亡数（最近の医療技術の進歩により，より低体重での生存が可能となり平成7年7月より28週から22週に改められた）
4) 妊産婦死亡率：10万出生数あたりの妊娠中および分娩後42日以内における女性の死亡数で，不慮の事故または予期せぬ偶然の原因による死数は含まない．
5) 死産率：出産（出生＋死産）1000に対する妊娠満12週以後の死児の出産数（自然死産＋人工死産）

母子統計からも明らかなように出生率は昭和25年の28.1から急激に下降し昭和41年には西欧なみの13.7となった．その後，次第に上昇し，第2次ベビーブームの昭和48年には19.4となるもその後は低下を続け，平成7年では9.6を示した（**表14**）．合計特殊出生率は，昭和25年に3.65であったのが，平成8年には1.43となりこの数値からする

表 14　出生数・出生率・再生産率の年次推移

	出生数	出生率（人口千対）	合計特殊出生率		出生数	出生率（人口千対）	合計特殊出生率
昭 25 年(1950)	2337507	28.1	3.65	昭 55 年(1980)	1576889	13.6	1.75
30 ('55)	1730692	19.4	2.37	56 ('81)	1529455	13.0	1.74
35 ('60)	1606041	17.2	2.00	57 ('82)	1515392	12.8	1.77
40 ('65)	1823697	18.6	2.14	58 ('83)	1508687	12.7	1.80
41 ('66)	1360974	13.7	1.58	59 ('84)	1489780	12.5	1.81
42 ('67)	1935647	19.4	2.23	60 ('85)	1431577	11.9	1.76
43 ('68)	1871839	18.6	2.13	61 ('86)	1382946	11.4	1.72
44 ('69)	1889815	18.5	2.13	62 ('87)	1346658	11.1	1.69
45 ('70)	1934239	18.8	2.13	63 ('88)	1314006	10.8	1.66
46 ('71)	2000973	19.2	2.16	平元 ('89)	1246802	10.2	1.57
47 ('72)	2038682	19.3	2.14	2 ('90)	1221585	10.0	1.54
48 ('73)	2091983	19.4	2.14	3 ('91)	1223245	9.9	1.53
49 ('74)	2029989	18.6	2.05	4 ('92)	1208989	9.8	1.50
50 ('75)	1901440	17.1	1.91	5 ('93)	1188282	9.6	1.46
51 ('76)	1832617	16.3	1.85	6 ('94)	1238328	10.0	1.50
52 ('77)	1755100	15.5	1.80	7 ('95)	1187064	9.6	1.42
53 ('78)	1708643	14.9	1.79	8 ('96)	1206555	9.7	1.43
54 ('79)	1642580	14.2	1.77				

（厚生省：人口動態統計．1997 より）

と今後はさらに減少することが推定される（表14）。国家的な対策で合計特殊出生率を増加させる必要がある。妊産婦死亡率は，昭和30年の161.7から昭和40年には80.4と減少し，さらに平成8年には5.8になった（表15）。その原因をみると妊娠中毒症，敗血症は最近は少なくなり，高血圧，分娩後異常出血，肺梗塞などが原因となっている（表16）。死産率は昭和25年に84.9であったのが平成8年には31.7となった。昭和60年頃より自然死産と人工死産の率が逆転し，現在，人工死産の方が多い（図30）。死産の原因は母児両方にある。児の要因として周産期の疾患と先天異常であり，母体の原因としては高血圧性障害，感染などがある。周産期死亡率も減少するが特に妊娠中の死亡が減っている（図31）。

D．母子保健関連法規

　母子保健は医学のみならず社会学的にも関連が深い。また行政的にも厚生省・都道府県・市町村・保健所との連携が大切である。

1) 妊娠届（母子保健法）：妊娠した者は，速やかに保健所長を経て市町村長に届ける。
2) 出生届（戸籍法）：出生後14日以内に，本籍地，居住地または出生地の市町村に，提出し，出生届とともに住民登録がなされる。出生届とともに医師・助産婦などの出生証明書を添付する。

表15 妊産婦死亡率（出生10万対）の年次推移

	妊産婦死亡率		妊産婦死亡率
昭和25年(1950)	161.2	昭和60年(1985)	15.1
30 ('55)	161.7	61 ('86)	12.9
35 ('60)	117.5	62 ('87)	11.5
39 ('64)	90.1	63 ('88)	9.2
40 ('65)	80.4	平成元年('89)	10.4
45 ('70)	48.7	2 ('90)	8.2
46 ('71)	42.5	3 ('91)	8.6
47 ('72)	38.2	4 ('93)	8.8
48 ('73)	36.3	5 ('93)	7.4
49 ('74)	32.7	6 ('94)	5.9
50 ('75)	27.3	7 ('95)	6.9
51 ('76)	24.5	8 ('96)	5.8
52 ('77)	21.9		
53 ('78)	21.0		
54 ('79)	21.8		
55 ('80)	19.5		
56 ('81)	18.3		
57 ('82)	17.5		
58 ('83)	14.8		
59 ('84)	14.6		

（厚生省：人口動態統計．1997より）

表16 原因別にみた妊産婦死亡数の年次推移

	昭25年(1950)	30 ('55)	40 ('65)	50 ('75)		昭54年(1979)	60 ('85)	平元 ('89)
総　　　　　数	4117	3095	1597	546	総　　　　　数	376	226	135
					直接産科的死亡	339	196	117
妊娠中毒症	1396	1124	628	196	子宮外妊娠	33	12	5
出　　　　血	1147	831	387	110	分娩前出血	39	26	14
					高血圧	74	32	20
敗血症（産褥熱を含む）	351	141	52	34	妊娠のその他の合併症	18	12	7
子宮外妊娠	374	373	145	39	分娩後異常出血	68	55	17
					分娩のその他の合併症	50	15	18
敗血症，妊娠中毒症の記載のない流産	261	121	64	19	産科的肺塞栓	26	21	18
					産褥のその他の合併症	31	23	18
そ　の　他	588	505	321	148	間接産科的死亡	37	30	18

（厚生省：人口動態統計．1990より）

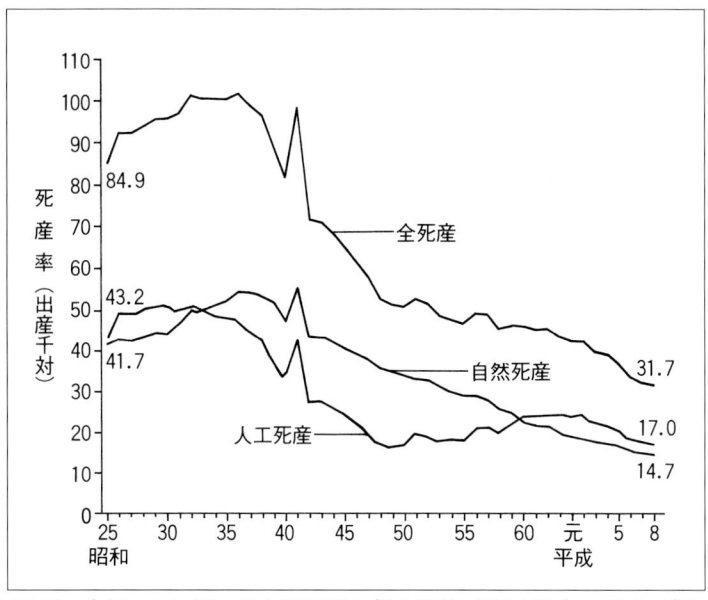

図30 自然-人工別にみた死産率の年次推移（昭和25年～平成8年）
（厚生省：人口動態統計．1997より）

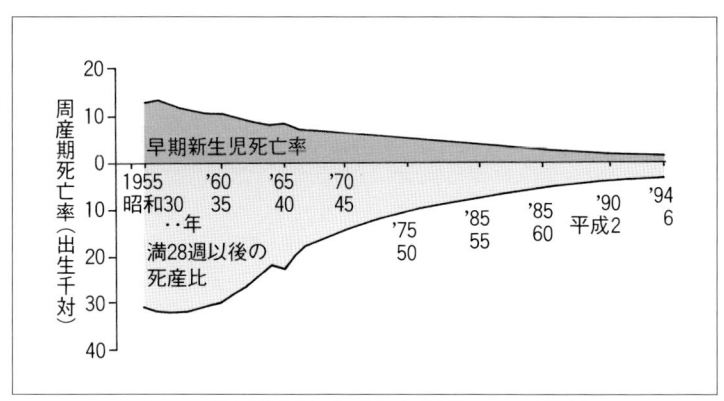

図31 周産期死亡率（出生千対）の年次推移
（厚生省：人口動態統計．1995より）

3）死産届（厚生省令死産届）：妊娠第4ヵ月以後の死産は，死産後7日以内に届出人の所在地または死産があった場所の市町村長に届ける．この際に，医師あるいは助産婦による死産証明書または死胎検案書を添付する．
4）低体重児の届出（母子保健法）：体重が2500g以下の乳児が出生した時に，速やかに医療機関がその旨を乳児の所在地の都道府県知事に届け出る．これにより未熟児に対する訪問指導，養育医療の補助を得る．

5) **母子健康手帳（母子保健法）**：妊娠の届出をした者に対して，都道府県知事は母子手帳を交付する．これには妊娠中の母子の健康・出産後の児の健康記録と指導が記載される．
6) **母体保護法**：母性の生命維持を保護するために不妊手術，人工妊娠中絶が認められている．
7) 勤労婦人に対して労働基準法では：
   ①妊産婦に健康上で有害な業務に従事することが制限，
   ②産前産後の休暇，
   ③育児時間，
   ④育児休業制度
   が認められている．

文 献

1) 友田　豊，他：新産科学．南山堂，1999
2) 矢嶋　聰，他編集：New 産婦人科学．南江堂，1997
3) 平山宗宏，編：小児保健．日本小児医事出版社（第5版），1997
4) 古谷　博：母子健康科学 1．放送大学教材，放送大学教育振興会，1991

〔牛島　廣治〕

第4章

新生児期

　乳児期は1歳未満のことをいうが,「新生児期」とは出生後28日未満（27日まで）のことをいう。生後7日未満（6日まで）を「早期新生児期」と,また生後7日から28日未満を「晩期新生児期」と呼ぶ。なお「周産期」とは妊娠22週以後から生後7日未満のことをいう。新生児死亡率は乳児死亡率の半数ほどを示しており,この時期は子宮内で生活していた胎児が,出生後母体外で独立して生活できるようになる「適応」の時期で,特に呼吸器・循環器などに大きな生理的変化が起きる。早期新生児期は出産時の外傷,低酸素症などにより生死が左右されやすい。なかでも低出生体重児は新生児死亡に至りやすく,集中的な医療管理が必要とされる。近年,低出生体重児が漸増傾向にある。わが国の周産期死亡率の年次推移をみると平成10年の報告では早期新生児死亡率は1.4‰,満28週以後（国際比較のために28週とした）の死産率は2.8‰となっている。また周産期死亡の原因は,母側病態からみると,「胎盤,臍帯および卵膜の異常による胎児または新生児の障害」,「現在の妊娠とは無関係の場合もあり得る母体の病態による胎児または新生児の障害」,「その他の分娩の異常による胎児または新生児の障害」が関係する（**表17**）。周産期死亡の国際比較を見ると,わが国は戦後一貫して改善され,諸外国と比較しても低率である（**図32**）。わが国の周産期死亡における特徴は,早期新生児死亡に比べて,満22週以後の死産が多いことである（平成10年は6.2‰）。

■ I. 新生児の特徴

A. 身体的特徴

(1) 身長と体重

　出生時は約50 cm,体重は経産の男児で平均3100 g,女児は3000 gである。出生身長・体重は男児・女児のみならず在胎週数,初産・経産により異なる。在胎週数が少なければ一般に低身長・低体重であり,初産は経産より低体重である。

(2) 皮　　膚

　出生1日は赤くてみずみずしいが,生後2〜3日のうち細かく皮膚がむける。出生時に

表17　児側病態別にみた母側病態別周産期死亡数と周産期死亡割合

平成8（1996）年

三桁基本分類番号	死因（児側病態　細分　母側病態）	周産期死亡数				構成割合（％）			
		総数	妊娠満22週以後の死産		早期新生児死亡	総数	妊娠満22週以後の死産		早期新生児死亡
			自然死産	人工死産			自然死産	人工死産	
	総数	8080	6291	42	1747	100.0	100.0	100.0	100.0
	P00　現在の妊娠とは無関係の場合もあり得る母体の病態	2277	2048	37	192	28.2	32.6	88.1	11.0
	P01　母体の妊娠合併症	1211	706	2	503	15.0	11.2	4.8	28.8
	P02　胎盤，臍帯および卵膜の合併症	2157	1980	3	174	26.7	31.5	7.1	10.0
	P03　その他の分娩合併症	155	100	—	55	1.9	1.6	—	3.1
	P04　胎盤または母乳を介して有害な影響	5	1	—	4	0.1	0.0	—	0.2
	P99　母側病態の記載のないもの	2275	1456	—	819	28.2	23.1	—	46.9
XVI	周産期に発生した主要病態	6733	5642	42	1049	83.3	89.7	100.0	60.0
	P00　現在の妊娠とは無関係の場合もあり得る母体の病態	2116	1944	37	135	26.2	30.9	88.1	7.7
	P01　母体の妊娠合併症	957	661	2	294	11.8	10.5	4.8	16.8
	P02　胎盤，臍帯および卵膜の合併症	2092	1945	3	144	25.9	30.9	7.1	8.2
	P03　その他の分娩合併症	127	89	—	38	1.6	1.4	—	2.2
	P04　胎盤または母乳を介して有害な影響	3	1	—	2	0.0	0.0	—	0.1
	P99　母側病態の記載のないもの	1438	1002	—	436	17.8	15.9	—	25.0
XVII	先天異常	1247	622	—	625	15.4	9.9	—	35.8
	P00　現在の妊娠とは無関係の場合もあり得る母体の病態	149	99	—	50	1.8	1.6	—	2.9
	P01　母体の妊娠合併症	239	45	—	194	3.0	0.7	—	11.1
	P02　胎盤，臍帯および卵膜の合併症	61	34	—	27	0.8	0.5	—	1.5
	P03　その他の分娩合併症	27	11	—	16	0.3	0.2	—	0.9
	P04　胎盤または母乳を介して有害な影響	2	—	—	2	0.0	—	—	0.1
	P99　母側病態の記載のないもの	769	433	—	336	9.5	6.9	—	19.2
XX	傷病および死亡の外因	12	—	—	12	0.1	—	—	0.7
I〜XIV．XVIII	その他	88	27	—	61	1.1	0.4	—	3.5

（厚生省：人口動態統計，1997より）

は胎脂が付着している。成熟した新生児は，皮下脂肪が厚く，うぶ毛は少なく，爪は指先まで達している。未熟児では，うぶ毛が多く見られる。通常生後1ヵ月以内に消失する。蒙古斑は新生児期，乳児期にみられる腰・背部・殿部の色素斑で青斑を示す。

(3) 体温

新生児の体温は出生後数時間は不安定で低体温（36℃以下）を示す。36.5℃付近に腹壁皮膚温を保つのが良い。保育の環境，例えば，児が置かれている場所，衣類，室内の温度・湿度などに注意する。

B．生理・機能的特徴

分娩時の児の状態はその後の成長・発達に大きく影響する。出生時の新生児の仮死や呼

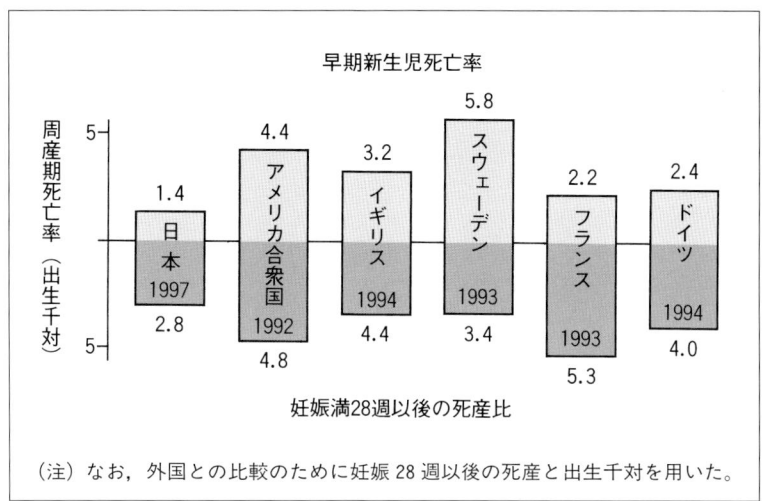

```
                        早期新生児死亡率
                                5.8
周  5-   4.4                  ス
産      ア    3.2           ウ
期       メ   イ              ェ
死  1.4  リ   ギ              ー   2.2    2.4
亡   日   カ   リ              デ   フ     ド
率   本   合   ス              ン   ラ     イ
（   1997 衆    1994          1993 ン     ツ
出        国                        ス     1994
生   2.8  1992  4.4           3.4  1993
千  5-         4.4                         4.0
対        4.8                      5.3
）
              妊娠満28週以後の死産比
```

（注）なお，外国との比較のために妊娠28週以後の死産と出生千対を用いた。

図32　周産期死亡率の欧米諸国との比較
（厚生統計協会：国民衛生の動向，厚生省：人口動態統計，WHO：World Health Statistics Annual, UN：Demographic Yearbook, 1997より）

吸循環の評価法としてアプガー・スコア（Apgar score）がある（第3章「分娩」**表12**参照）。これは出生1分時の新生児の呼吸・循環神経状態を5項目：各0〜2点，合計10点満点で評価する。生後5分後に再評価をするが，この時間では，より神経状態を反映する。

(1) 呼　　吸

　いわゆる「産（うぶ）声」は第一呼吸であり，児が自分の肺を使って酸素を空気中から血液に運搬する重要な機能である。妊娠中，肺は羊水に満たされているが，産道を通過する時，一部は肺から押し出される。生後呼吸をしながら，2日目に羊水は肺から吸収されてなくなる。新生児仮死の約90％は分娩前および分娩中の胎児仮死に起因する。

(2) 循　　環

　胎児が胎盤を介して母体から酸素・栄養をとり入れ二酸化炭素・代謝物を排泄していた胎児循環から，出生後，児は自分の肺から酸素を得て二酸化炭素を排泄し，自分の消化器から栄養を得て代謝物を排泄する新生児循環に大きく変わる。右心房―（卵円孔）―左心房―左心室―体循環の胎児循環から，右心房―右心室―肺循環―左心房―左心室―体循環の新生児循環に変わる。胎児期に呼吸器・循環器系の形成異常による奇形，感染などが起きると新生児循環はうまくいかない。循環が変わって圧の関係から卵円孔は生後閉鎖する。また肝臓を経由しない胎盤―心臓のバイパスのアランティウス静脈管および肺動脈―大動脈のバイパスのボタロー管も出生後閉鎖する。

(3) その他の臓器

　肝臓・脾臓・腎臓などの臓器は胎児期から働いてはいたが，消化器を通じて栄養を摂る

ことにより，より活発に動く必要がある。しかしながら機能としてはまだ未熟である。生後2〜3日から1〜2週間見られる新生児黄疸はビリルビンの代謝がうまく行われないために生じる。

II. 異常新生児の特徴

出生時体重2500g未満を低出生体重児と呼び，1500g未満を極低出生体重児，1000g未満を超低出生体重児あるいは超未熟児と呼んでいる。なお発育と週数との関連は第2章の「周産期の保健」を参考としていただきたい。近年，各地にNICU（newborn intensive care unit），母子医療センターが設置され，さらに医療技術の進歩により1000g以下の出生が可能となっている。低出生体重児は呼吸窮迫症候群，頭蓋内出血，奇形，肺炎などの感染症で死亡しやすい。新生児期に多い疾患を表18に示す。

A. 新生児仮死

出生直後の第一呼吸が時間的に遅れたもの，および出生直後の呼吸や啼泣が弱いもので，新生児の約5％を占める。また新生児仮死の約90％は分娩前・分娩中の胎児仮死によるものである。仮死の評価は，アプガー・スコアを一般に用いており，出生1分後のスコアが0〜4点：重症仮死，5〜7点：軽症仮死，8点以上：正常としている（第3章「分娩」表12参照）。原因は，母体の基礎疾患，胎盤機能不全，臍帯の循環不全，胎児奇形など多枝にわたる。仮死は児の中枢神経系のみならず，全臓器に強い影響を与える。

B. 呼吸窮迫症候群（RDS；respiratory distress syndrome）

呼吸障害のうち，肺拡張不全，肺硝子膜症，未熟肺などによるもので，肺炎，肺出血，気胸などは含まない。肺硝子膜症は，肺の拡張に必要なサーファクタントの不足によるもので，治療としてサーファクタントの補充を行う。

C. 新生児一過性多呼吸（TTN；transient tachypnea of the newborn）と胎便吸引症候群（MAS；meconium aspiration syndrome）

TTNは帝王切開，母体の麻酔や周産期の低酸素血症に続発し，比較的大きな未熟児や成熟児で見られる，一般に軽い一過性の多呼吸を示すものである。MASは成熟新生児の呼吸障害で頻度の多い疾患である。子宮内あるいは産道通過時に胎便で汚染された羊水を吸引することにより引き起こされ，合併症には気胸，肺炎などを合併することがある。

表18 新生児期に注意する疾患（主なもの）

1. 新生児仮死
2. 呼吸障害
    呼吸窮迫症候群，新生児一過性多呼吸，胎便吸引症候群
3. 肝機能障害（黄疸の原因については本文および表19参照）
    肝炎，先天性胆道閉鎖，先天性代謝異常症
4. 血液疾患
    新生児溶血性疾患，貧血，ビタミンK欠乏症
5. 循環器疾患
    肺動脈狭窄症，大動脈狭窄症，心室中隔欠損症，動脈管開存症，ファロー四徴症
6. 消化器疾患
    先天性食道閉鎖，肥厚性幽門狭窄症，下部消化管閉鎖，壊死性腸炎
7. 内分泌・代謝疾患
    低血糖症，低カルシウム血症，先天性代謝疾患
8. 感染症
    肺炎，髄膜炎・脳炎，敗血症
9. 神経疾患
    奇形，1～8の疾患による

D. 黄　疸

　赤血球の崩壊により，その代謝物であるビリルビンが体内に増加することによる。新生児は十分にビリルビンをウロビリノーゲンとして尿から排泄できないために黄疸が現れやすい。その理由は，胎児の赤血球は数が多いこと，肝臓の酵素活性が生後数日は低いこと，胎児型ヘモグロビンから成人型ヘモグロビンへの転換が行われるため赤血球の崩壊が多いことによる。ビリルビンは細胞毒性があるので生理的黄疸でも一定以上あると，神経細胞などに障害が生じる。生理的黄疸は生後2日前後で出現し，3～5日位がもっとも強く2週までに多くは消退する。皮膚の染とともに眼球結膜の黄染，哺乳力減退，不活発となる。生理的黄疸でも重症の場合は，病的黄疸とともに光線療法をする。光線療法を行いながらビリルビンの値を調べる。黄疸の原因を調べるとともに光線療法でも危険度の基準値を上回るようなら交換輸血を行う（表19）。

E. 血液疾患

　血液型不適合などによる新生児溶血性疾患，鉄欠乏性貧血，感染症のための貧血，分娩時の出血など母体と児の両方の原因がある。また新生児では生後数日間は腸内細菌叢の発育が十分でないため，腸で生成されるべきビタミンKが不足する。そのために出血傾向となり，吐血・下血を伴う新生児メレナ，貧血，頭蓋内出血などの原因となる。ヘパプラスチン・テストなどのビタミンK依存性凝固因子のテストや，ビタミンKの投与が行われる。

表 19　新生児期の黄疸

1. 間接ビリルビンの上昇
　A. ビリルビンの産生過剰
　　a. 溶血性疾患：血液型不適合，遺伝性溶血性疾患
　　b. 閉鎖性疾患：頭蓋内出血，帽状腱膜下出血，肺出血，副腎出血
　　c. 多血症
　　d. 腸管循環の亢進
　B. ビリルビンの排泄低下
　　a. ビリルビン抱合の低下：Crigler-Najjar 症候群，Gilbert 症候群
2. 直接ビリルビンの上昇（排泄低下）
　　・抱合ビリルビンの肝細胞からの排泄障害：Dubin-Johnson 症候群，Rotor 症候群
　　・胆道系の閉鎖：胆道閉鎖，総胆管嚢腫　外因性閉塞
3. 直接・間接ビリルビンの上昇
　　a. 胎内感染症，敗血症

F. 循環器疾患

　心臓などの奇形は新生児疾患の死因の上位を占める。検査・治療法の進歩により今まで死亡していた疾患も治療が可能となってきた。多呼吸・チアノーゼ・哺乳困難などが見られることもあるが，症状がはっきりしないこともある。妊娠初期の風疹などの感染，ダウン症候群などの染色体異常，母親の疾患や薬物服用などが関係する。チアノーゼのないものに肺動脈狭窄症・大動脈狭窄症，新生児期にはチアノーゼはないが遅れて出現するものに心室中隔欠損症・心房中隔欠損症・動脈管開存症・肺動脈還流異常症など，新生児期にチアノーゼを呈するものにファロー四徴症などがある。

G. 消化器疾患

(1) 先天性食道閉鎖
　食道が胃とつながっていないだけではなく，多くは食道が気管と交流して重篤な肺炎の原因となる。早期発見と治療が必要である。

(2) 肥厚性幽門狭窄症
　出生時には目立たないが，幽門部の肥厚により通過障害が進み，次第に噴水状の嘔吐が起こる。体重増加不良となる。鎮吐薬を与え，自然治癒もあるが難治の場合は手術を行う。

(3) 下部消化管閉鎖

　腹部膨満・嘔吐・排便障害などの症状が見られる。鎖肛，ヒルシュスプルング病などがある。

(4) 壊死性腸炎

　早産児，呼吸障害児，仮死児，交換輸血児などハイリスクの新生児で，人工乳の場合に未熟の腸管が虚血状態になり，細菌感染も生じて腸管が壊死となる。

H. 内分泌・代謝疾患

　この時期に見られる低カルシウム血症ではテタニー症状を起こし，低血糖では不安・興奮・過敏・嗜眠・哺乳不良・発汗・無呼吸・チアノーゼ・けいれんなどの不定症状が見られる。低出生体重児，母体の妊娠中毒症や糖尿病で起こりやすい。代謝疾患は新生児期には症状がはっきりしないことがある。マス・スクリーニングテストがわが国では1977年より導入され，現在はフェニールケトン尿症，楓糖尿症，ホモシスチン尿症，ガラクトース血症，先天性副腎過形成症，クレチン症を対象に行われている。

I. 新生児感染症

　重症なものに肺炎，敗血症，髄膜炎・脳炎がある。重症の場合，かえって症状がはっきりしないことがある。胎児期の感染・分娩時の感染がある。鵞口瘡（口内カンジダ症），ブドウ球菌などによる膿皮症・新生児剝脱性皮膚炎，皮膚カンジダ症，種々の経路からの感染が血液を介して全身に広がり症状を示す敗血症，感染した羊水・腟分泌物・便などの肺への吸引あるいは出生後の誤飲などによる肺炎，発熱や低体温・易刺激性，髄膜炎・脳炎がある。分娩時および新生児期にはB型肝炎ウイルス，単純ヘルペスウイルス，HIV，B群溶連菌，グラム陰性桿菌（大腸菌など）の感染が重要である。

J. その他

　新生児低体温は体温調整がうまくできないためや，長期間低温に曝された場合であり，皮膚は冷たく，顔面と四肢が赤い。低出生体重児に多い。治療として急に加温すると無呼吸発作を誘発しやすいために，徐々に暖めたほうがよい。カンガルーケアは母親の前胸部に児を対面する形で密着させ看護することで低体温には，理想的な方法である。

III. 新生児の管理

　胎児期に子宮内で保護され，栄養・代謝など母体に依存していたものが新生児は自分で多くを行わなければならない。しかし，まだ十分ではないために衣食住を含めた環境因子は擁護者が行ってやらなければならない。現在，ほとんどの出産は病院・産院で行われる。しかし自宅分娩も注目されている。また出産後できるだけ早い時期に母子同室も行われている。さらに母乳哺育が種々の長所から推薦されている。衣類は清潔で，保温の良いものが望まれる。理想的な環境は，気温25℃前後，湿度50～70％である。これは着物1枚に，カバーで包んだ毛布1枚程度である。わが国では冷暖房が進んでいるにせよ，四季の変化がある。室温を一定に保つことは難しいことがあり，大人の感覚と児の触った状態，動き，ときには体温を測って衣服，環境の温度を調節する。しかしあまり神経質になってはいけない。

　母乳の利点を表20に示す。新生児期に母乳が十分でなくても，児が吸啜を続けることで母乳の分泌が盛んになる。母乳栄養の確立のためには，1) 分娩前から母乳栄養の利点の理解，2) 妊娠中からの栄養と乳頭の管理の指導を受ける，3) 児に母乳をよく吸わせ，不必要な人工乳を与えないこと，4) 母乳哺育を行うという意識と努力をすることである。母乳を中止するのは，母親が薬物を服用し児に悪い影響を及ぼす時，重症の乳腺炎，重篤な心臓・肝臓・腎臓疾患や母親がHIV・HTLV-1・サイトメガロウイルスに感染している時などであり，専門家に相談して行うのがよい。

　新生児は母体からIgGを，また母乳から分泌型IgAを受けている。児自体の細胞性および液性免疫は未熟である。母親からの抗体に特異免疫が含まれていないと児が重篤な感染症になることがあり，感染を受けると重症になることがある。風疹，麻疹，結核，百日咳，ジフテリア，破傷風，B型肝炎，C型肝炎，TTV (transfusion transmitted virus) 肝炎などの感染に注意する必要がある。新生児・乳児期のワクチン接種に関しては別項を参照されたい。

表20　母乳栄養の利点

- 栄養が新生児に最適である
- 感染防御物質が含まれ感染症にかかりにくい
- 母子の愛着がはぐくまれる
- 吸啜刺激による，子宮の回復と乳汁分泌亢進
- 避妊効果がある
- 中枢神経の発達を促進する
- 母親の乳癌の発生が少ない
- 乳幼児突然死症候群が少ない
- 経済的に有利である

IV. 褥婦の特徴

　褥婦とは産褥期間（分娩終了直後から産道の復旧完成までの期間で一般には分娩後約6〜8週間）にある女性をいう。この間，褥婦の内分泌，免疫，止血機能が大きく変動する。また，子宮では胎盤遺残による性器出血・子宮内感染を発症する危険性がある。産褥期には体内環境が大きく変化するとともに，育児という外部環境も変わる。産褥期には十分な休息，栄養とともに家族，医療関係者の援助が必要な時期である。

　褥婦の心理は一般に複雑で不安定である。出産の興奮緊張状態が過ぎると，心身の虚脱・疲労と安心感・満足感が混ざり合う。育児を中心とした新しい生活への不安感もある。産褥期の内分泌環境の変化とこれらが重なり合って褥婦の心理的動揺をきたす。このため素因や環境によっては産褥期に精神障害が発症しやすい。分娩後3〜10日に発症する一過性の軽度のうつ状態を分娩後うつ状態あるいはマタニティーブルーと呼び，全褥婦の10〜30％に及ぶ。大部分は周囲の助力，励ましなどで回復し，日常生活に復帰できるが，重症のものは産褥期精神障害の初期症状との鑑別が必要である。精神病は0.1〜2.5％といわれている。分裂病（約50％），うつ病（4％），精神症などが含まれる。

　産褥期甲状腺機能異常は，自己免疫異常によるものである。出産による免疫抑制が消失し，はね返りとして出産後，免疫応答の亢進によって発症するものと考えられている。潜在性自己免疫性甲状腺炎が出産後増悪し，甲状腺機能異常を発症したものである。膠原病なども産後に発症する。

　産褥熱は，分娩後10日以内のうち分娩直後の24時間を除く2日以上にわたって38℃以上の発熱をきたすものを呼んでいる。原因として，子宮内感染がもっとも多くみられる。分娩遷延，早期破水，大量出血，胎盤・卵膜遺残，性器内面の創傷が感染をきたしやすくする。抗生薬の使用によって減少してきているが，耐性菌については注意が必要である。

まとめ

　新生児期は，母体内に保護されていた児が独立して外界のなかで生きていく最初の時期である。周産期の医療の進歩と社会的支援からかつては死亡していた新生児が生育可能となった。世界でも合計特殊出生率が非常に低く，少子化が続いているわが国で新生児の健康管理は重要である。

文　献

1) 多田　裕，編：新生児ケアの実際．診断と治療社，2000

（牛島　廣治）

第5章

乳児保健の概要

　小児保健とは，小児の健康を維持・増進する活動のことである。小児の特徴は成長と発達である。乳児ではその変化が速いので，保護者が子どもの変化を見過ごしてしまうこともあり得る。育児を通して小児保健がかかわってくるわけであるが，関係者は乳児の特性を理解したうえで押しつけにならぬよう，子どもと保護者に接していきたいものである。

I．発育，形態的成長

　古くから，「子どもは大人を小さくしたものではない。The child is not a little man」という言葉がある。すなわち，子どもは各月齢，年齢において特性を有しているということである。

A．用　語

　一般に形態学的にみた変化を成長（growth）と呼び，機能的にみた変化を発達（development）と呼ぶ。両者を合わせて発育という。ただし，発育という言葉を狭義に用いた時には成長と同義語として扱われる。小児保健の分野では，狭義に用いられることが多い。
　乳児という用語は，母子保健法第六条に「乳児は1歳に満たないものをいう」とある。英語の infancy は2歳未満を指している。

B．身長と体重

　乳児期，特に前半の発育は著しい。出生時，約50 cm であった身長は1年で約1.5倍の75 cm に達する。図33は横軸に年齢，縦軸に身長の年間増加量をとった発育速度曲線を表したものである。身長の年間増加量がもっとも大きいのは胎生期後半から乳児期にかけてであり，第一発育促進（急進）期と呼ばれる。
　出生時の体重は男児3100 g，女児3000 g であったのが，生後3ヵ月で約2倍，1歳で約3倍となる。乳児期は一生のうちで体重増加の割合がもっとも大である。

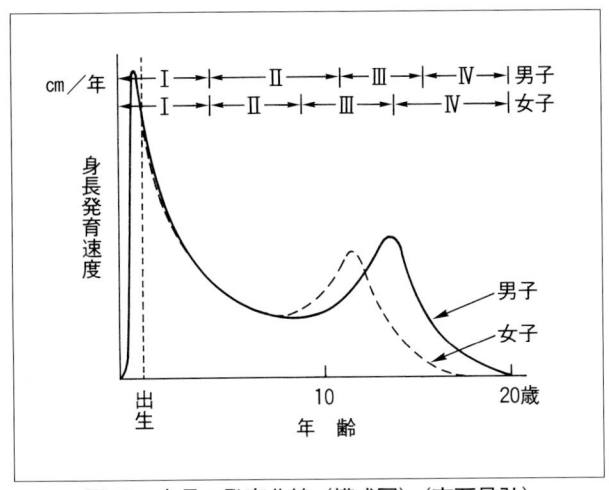

図33 身長の発育曲線（模式図）（高石昌弘）
(高石昌弘，高野　陽，神岡英樹：乳幼児身体発育値（林　路彰，監修），南山堂，1981より)

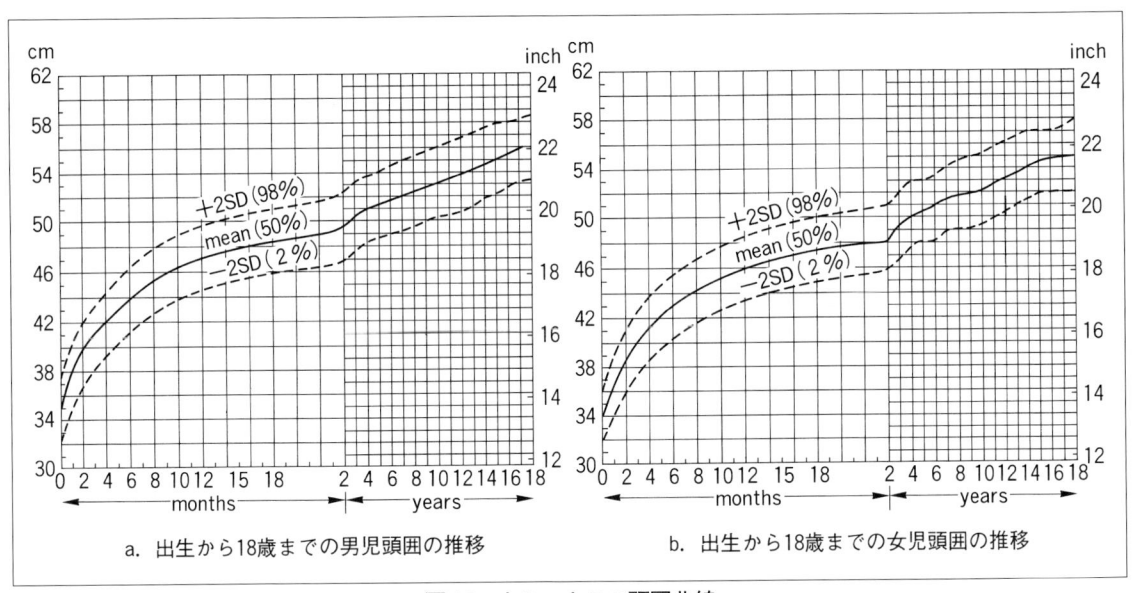

a. 出生から18歳までの男児頭囲の推移　　b. 出生から18歳までの女児頭囲の推移

図34　ネルハウスの頭囲曲線

C．頭囲と胸囲

　　出生時の頭囲は33 cm～34 cmであり，乳児期の増加は著しく，1歳では45 cm～46 cmと成人の約80％に達する．頭囲は民族差が少ないといわれ，時にネルハウスの頭囲曲線が用いられる（図34）．出生時では胸囲より大きいが，3ヵ月頃になると胸囲が頭囲

を上回るようになる。頭囲測定は脳の発育に関係しているので重要であるが，頭の形状，胸囲との差，身長を考慮に入れた計測値から総合的に判断しなければいけない。

D．身体各部の割合

　　出生時から成人に至るまでに体型や顔つきは変化する。新生児では四頭身であったのが成人になると七頭身，八頭身となる。頭部は早く発育する。身長が伸びることは長管骨が伸びるものと考えると理解しやすい。すなわち，新生児の顔貌は円形で，脳頭蓋が顔面頭蓋より大きいが，思春期になり顔面頭蓋が発育し，顔貌が成熟する。特に下顎骨は成長につれて大きくなる。

E．外性器・乳房

　　新生児では，色素沈着が外性器に認められ，乳児期に入ると軽減していく。精巣は乳児期に約1％の子どもにおいて陰嚢内に触知されない。自然降下は3ヵ月までに発生し，1歳以降では精巣が陰嚢内に下降する可能性が少なくなることや生殖能力を考慮し治療の対象となる。包皮はこの時期，内側が亀頭と生理的に癒着しており，反転することが困難である。乳児期では，包皮反転を試みて，亀頭の先端が少しでも確認できれば包茎ではないといってよい。

　　男児，女児とも新生児期に一過性の乳房腫大や乳汁分泌を認めることがある。乳汁分泌は生後2ヵ月頃までにほぼ消失するが，乳房腫大は6ヵ月頃までみられることがある。

F．歯の発育

　　乳歯は生後6～7ヵ月頃から生え始める。多くは下顎の中切歯→上顎の中切歯→上顎の側切歯→下顎の側切歯の順に生える。1歳で上下各4本の合計8本程度生える。出生時にすでに生歯がみられることがあったり，1歳でようやく1本生えることもあり，個人差がある。

G．骨の発育

　　身体発育の成熟度をみる指標の一つである。通常，手関節部のレントゲンを撮り手根骨と橈骨・尺骨骨端部の化骨の程度を調べる。化骨とは，軟骨部分が硬組織に変化していく現象である。実際の年齢（暦年齢）と骨の年齢（骨年齢）はほぼ一致するはずであるが，低身長の子どもでは骨年齢が遅れることがある。しかし，乳児では化骨が不明瞭であり，手関節部のレントゲンで骨年齢を評価することは困難である。

H. 発育の評価

　発育を評価するには，基準値と比較したり，いくつかの計測値を組み合わせたりしながら検討する。

　各月齢ないし年齢別の発育値は1950年以降，10年ごとに厚生省から乳幼児身体発育値として発表されている（表21）。これは，全国から抽出された乳幼児の計測値をもとにしたものである。1980年以降，相対的順位を表すパーセンタイル値をもって示されている。なお，母子健康手帳には50パーセンタイル値（中央値），10パーセンタイル値，90パーセンタイル値が図示されている。10パーセンタイル値から90パーセンタイル値に含まれる中間の子どもは80％であるので，5人に1人はこの幅からはずれてしまうことを頭に入れる。3パーセンタイル値未満および97パーセンタイル値を超えるものは「発育の偏り」ととらえる。

　計測値は身長，体重，頭囲，胸囲の4変数からなるので，全体が大または小であるのか，1変数のみがはずれているのかみなければならない。身長については，乳児期は一時点の身長の測定値のみで判断するよりも身長の伸びのパターンを検討した方が異常を発見しやすいが，体重測定に比べると誤差を生じやすい。体重は身長とは異なり，一時点の計測値のもつ意義はより少ない。身長が大であれば，当然体重も大になるからである。そこで，身長別の標準体重値を求めねばならない場合も出てくる。すなわち，大柄か小柄か，太っているのかやせているのかということである。なかには生まれながらの体質として小柄な体格で推移していく子どもがいる。小柄な子どもは，小柄な肉体を少しずつ大きくしていくのに必要な栄養しか要求しないので無理して早く大きくする必要がない。

　栄養状態の評価にカウプ指数がよく用いられる。カウプ指数＝体重/身長/身長×10が慣用され，15以下はやせ，20以上は肥りすぎとされる。生後3ヵ月までは数値が低く出るので，判定基準には不向きである。カウプ指数はやせているか，太っているかの判断になる。男児では生後3〜10ヵ月，女児では5〜8ヵ月に最大となる。皮下脂肪の厚さも6ヵ月頃が最大である。

　低出生体重児の場合，厚生省の身体発育値をあてはめることはできない。1500g未満の極低出生体重児に関しては厚生省班会議による数値が出されている。1500g以上の低出生体重児は在胎週数を修正して予定日から起算すれば，一般の発育とさほど変わりない。しかし，子宮内発育遅延児（不当軽量児）では，いろいろな問題を抱えていることが多いので発育の横断的比較は困難である。

　頭囲は中枢神経の発達と関係があるので，運動発達や精神発達に問題があると思われる場合には，必ず計測する。標準値に比べて−3SD以下，あるいは3SD以上の場合，胸囲に比較して4〜5cm以上の差がある場合などは要注意である。

表 21 乳幼児身体発育値（1990 年調査）

(1) 乳幼児身長発育パーセンタイル値 年・月・日齢別、性別 (cm)

年・月・日齢	男子 パーセンタイル値							女子 パーセンタイル値						
	3	10	25	50 中央値	75	90	97	3	10	25	50 中央値	75	90	97
出 生 時	46.0	47.3	48.6	49.9	50.8	51.8	52.8	45.4	46.6	47.8	49.0	50.0	51.0	52.0
30 日	50.4	51.7	52.9	54.3	55.5	56.7	57.9	49.4	50.8	52.0	53.2	54.6	55.8	57.0
0年1～2月未満	52.4	53.6	55.1	56.6	58.0	59.1	60.6	51.3	52.8	54.1	55.3	56.9	58.3	59.5
2～3	55.5	57.2	58.7	60.1	61.7	63.0	64.4	54.4	55.9	57.3	58.6	60.2	61.7	63.1
3～4	58.2	60.0	61.6	63.0	64.6	65.8	67.4	57.0	58.5	60.0	61.4	62.9	64.5	65.9
4～5	60.5	62.3	63.8	65.3	66.9	68.2	69.6	59.2	60.7	62.1	63.6	65.0	66.6	68.0
5～6	62.4	64.1	65.6	67.1	68.7	69.8	71.2	60.9	62.4	63.9	65.3	66.7	68.2	69.6
6～7	64.0	65.6	67.1	68.6	70.2	71.2	72.6	62.5	63.9	65.4	66.8	68.1	69.6	71.0
7～8	65.4	66.9	68.3	69.9	71.4	72.5	74.0	63.8	65.2	66.7	68.2	69.5	71.0	72.3
8～9	66.6	68.1	69.5	71.1	72.6	73.7	75.4	65.0	66.5	68.0	69.4	70.9	72.3	73.6
9～10	67.8	69.3	70.2	72.2	73.7	75.0	76.6	66.2	67.6	69.2	70.7	72.2	73.6	74.9
10～11	68.9	70.4	71.7	73.3	74.9	76.3	77.9	67.4	68.8	70.3	71.9	73.5	74.9	76.2
11～12	70.0	71.4	72.7	74.4	76.0	77.5	79.3	68.5	69.9	71.4	73.1	74.7	76.2	77.4
1年0～1月未満	71.0	72.4	73.8	75.4	77.1	78.7	80.3	69.5	70.9	72.5	74.3	75.9	77.4	78.6
1～2	72.0	73.4	74.8	76.5	78.2	79.9	81.5	70.5	72.0	73.6	75.5	77.2	78.6	79.9
2～3	72.9	74.3	75.8	77.5	79.2	81.1	82.7	71.4	72.9	74.6	76.5	78.2	79.7	81.0
3～4	73.8	75.3	76.7	78.5	80.3	82.1	84.0	72.3	73.9	75.5	77.6	79.3	80.8	82.1
4～5	74.7	76.2	77.7	79.4	81.3	83.2	85.1	73.2	74.8	76.5	78.6	80.3	81.8	83.2
5～6	75.5	77.0	78.7	80.4	82.3	84.2	86.2	74.1	75.8	77.5	79.5	81.3	82.8	84.3
6～7	76.4	77.9	79.6	81.4	83.3	85.2	87.1	74.9	76.6	78.4	80.5	82.2	83.8	85.3
7～8	77.1	78.7	80.5	82.3	84.3	86.1	88.0	75.6	77.5	79.2	81.3	83.1	84.8	86.2
8～9	77.9	79.5	81.3	83.2	85.2	86.9	88.9	76.4	78.3	80.0	82.1	83.9	85.5	87.3
9～10	78.6	80.2	82.1	84.0	86.0	87.7	89.8	77.0	79.0	80.8	82.8	84.6	86.4	88.3
10～11	79.3	80.9	82.9	84.8	86.8	88.6	90.6	77.7	79.7	81.5	83.5	85.2	87.3	89.3
11～12	79.9	81.5	83.6	85.5	87.5	89.8	91.5	78.3	80.3	82.1	84.1	85.9	88.2	90.2
2年0～6月未満	81.4	82.8	84.8	87.1	89.2	91.2	93.3	80.0	82.0	83.6	85.5	87.8	89.9	92.0
6～12	84.8	86.4	88.6	91.2	93.5	95.7	97.8	83.8	85.8	87.7	89.7	92.2	94.2	96.3
3年0～6	88.2	89.9	92.1	95.0	97.4	99.7	102.2	87.3	89.2	91.2	93.6	96.0	98.1	100.5
6～12	91.5	93.3	95.7	98.8	101.2	103.6	106.1	90.7	92.6	95.0	97.4	99.8	102.1	104.5
4年0～6	94.7	96.6	99.1	102.2	104.8	107.3	109.8	93.9	95.9	98.5	101.2	103.8	106.0	108.4
6～12	97.8	99.9	102.4	105.6	108.3	111.0	113.4	96.9	99.1	101.9	104.8	107.5	109.7	112.1
5年0～6	100.8	103.1	105.6	108.7	111.7	114.3	116.8	99.8	102.2	105.0	107.8	110.5	113.0	115.7
6～12	103.7	106.2	108.7	111.8	115.0	117.7	120.1	102.5	105.1	107.8	110.8	113.9	116.4	119.1
6年0～6	106.5	109.2	111.7	114.5	118.0	120.8	123.2	105.0	107.7	110.6	113.8	117.1	119.6	122.3

I. 発育，形態的成長

(2) 乳幼児体重発育パーセンタイル値　年・月・日齢別，性別 (kg)

年・月・日齢	男子 パーセンタイル値							女子 パーセンタイル値						
	3	10	25	50 中央値	75	90	97	3	10	25	50 中央値	75	90	97
出生時	2.38	2.64	2.90	3.16	3.42	3.65	3.91	2.36	2.59	2.82	3.05	3.31	3.54	3.81
1日	2.34	2.56	2.81	3.05	3.29	3.54	3.78	2.28	2.51	2.72	2.94	3.18	3.43	3.72
2日	2.30	2.54	2.76	3.02	3.26	3.50	3.74	2.26	2.49	2.69	2.90	3.16	3.38	3.68
3日	2.32	2.55	2.78	3.03	3.29	3.52	3.75	2.25	2.48	2.69	2.91	3.16	3.40	3.65
4日	2.33	2.56	2.79	3.04	3.30	3.54	3.76	2.26	2.50	2.71	2.93	3.17	3.40	3.67
5日	2.34	2.58	2.82	3.07	3.32	3.56	3.78	2.27	2.52	2.73	2.95	3.20	3.43	3.68
6日	2.35	2.60	2.85	3.10	3.37	3.60	3.83	2.29	2.53	2.75	2.97	3.23	3.46	3.72
7日	2.36	2.61	2.87	3.12	3.40	3.65	3.85	2.30	2.54	2.77	2.99	3.25	3.49	3.75
30日	3.43	3.73	4.03	4.39	4.72	4.98	5.25	3.25	3.55	3.81	4.09	4.42	4.66	5.02
0年1～2月未満	3.96	4.30	4.77	5.11	5.44	5.82	6.24	3.67	4.03	4.38	4.72	5.05	5.37	5.76
2～3	4.77	5.25	5.73	6.10	6.54	7.06	7.55	4.38	4.76	5.19	5.62	5.96	6.40	6.94
3～4	5.37	5.86	6.38	6.83	7.33	7.80	8.32	4.95	5.40	5.85	6.30	6.72	7.21	7.80
4～5	5.82	6.30	6.81	7.34	7.88	8.37	8.85	5.40	5.87	6.34	6.80	7.24	7.81	8.40
5～6	6.19	6.68	7.15	7.72	8.28	8.77	9.27	5.77	6.25	6.71	7.17	7.70	8.26	8.87
6～7	6.54	7.06	7.53	8.04	8.61	9.09	9.63	6.07	6.53	7.00	7.47	8.04	8.61	9.23
7～8	6.86	7.38	7.87	8.33	8.93	9.42	10.05	6.31	6.80	7.23	7.75	8.35	8.92	9.52
8～9	7.14	7.66	8.13	8.61	9.23	9.80	10.44	6.53	7.04	7.46	8.02	8.61	9.23	9.80
9～10	7.38	7.87	8.34	8.86	9.50	10.13	10.83	6.74	7.25	7.70	8.27	8.87	9.51	10.07
10～11	7.62	8.07	8.53	9.09	9.74	10.42	11.17	6.95	7.45	7.94	8.52	9.13	9.78	10.35
11～12	7.81	8.23	8.70	9.30	9.94	10.66	11.47	7.14	7.62	8.16	8.76	9.38	10.01	10.60
1年0～1月未満	7.93	8.39	8.86	9.49	10.12	10.83	11.70	7.30	7.80	8.30	8.92	9.60	10.22	10.81
1～2	8.05	8.54	9.05	9.66	10.30	11.06	11.92	7.52	7.98	8.49	9.12	9.80	10.41	11.04
2～3	8.17	8.69	9.24	9.84	10.51	11.29	12.13	7.67	8.16	8.68	9.31	9.98	10.60	11.30
3～4	8.32	8.86	9.43	10.05	10.73	11.50	12.35	7.82	8.33	8.86	9.50	10.17	10.87	11.55
4～5	8.48	9.02	9.62	10.25	10.95	11.72	12.55	7.97	8.50	9.05	9.70	10.37	11.06	11.82
5～6	8.64	9.18	9.80	10.45	11.17	11.95	12.83	8.13	8.67	9.23	9.90	10.57	11.29	12.05
6～7	8.80	9.36	9.98	10.65	11.37	12.18	13.10	8.29	8.83	9.41	10.10	10.79	11.53	12.32
7～8	8.95	9.54	10.15	10.84	11.60	12.42	13.37	8.44	9.00	9.58	10.29	11.01	11.78	12.58
8～9	9.11	9.72	10.32	11.03	11.83	12.67	13.61	8.59	9.16	9.74	10.48	11.23	12.02	12.84
9～10	9.26	9.89	10.48	11.22	12.05	12.92	13.85	8.74	9.32	9.91	10.66	11.45	12.25	13.09
10～11	9.41	10.04	10.64	11.40	12.26	13.15	14.08	8.89	9.48	10.07	10.83	11.66	12.45	13.35
11～12	9.55	10.18	10.79	11.59	12.47	13.38	14.31	9.03	9.63	10.22	11.00	11.87	12.64	13.61
2年0～6月未満	9.99	10.67	11.29	12.23	13.12	14.04	15.18	9.50	10.16	10.82	11.61	12.51	13.40	14.40
6～12	10.79	11.47	12.13	13.25	14.24	15.24	16.61	10.29	11.06	11.80	12.61	13.61	14.46	15.65
3年0～6	11.57	12.29	13.04	14.20	15.29	16.39	17.95	11.11	11.93	12.75	13.62	14.76	15.68	16.98
6～12	12.32	13.11	14.01	15.11	16.32	17.55	19.27	11.90	12.79	13.69	14.63	15.86	16.95	18.45
4年0～6	13.09	13.95	14.99	16.01	17.34	18.72	20.58	12.67	13.63	14.61	15.65	17.01	18.28	19.96
6～12	13.90	14.81	15.94	16.94	18.40	19.95	21.92	13.46	14.45	15.50	16.67	18.11	19.66	21.53
5年0～6	14.67	15.67	16.83	17.91	19.51	21.26	23.35	14.28	15.25	16.38	17.70	19.26	21.04	23.15
6～12	15.42	16.55	17.70	18.97	20.70	22.69	24.89	15.07	16.03	17.24	18.73	20.36	22.42	24.70
6年0～6	16.20	17.44	18.60	20.15	22.02	24.20	26.49	15.84	16.79	18.08	19.76	21.51	23.80	26.28

(3) 乳幼児頭囲発育パーセンタイル値 年・月・日齢別, 性別

(cm)

年・月・日齢	男子 パーセンタイル値							女子 パーセンタイル値						
	3	10	25	50 中央値	75	90	97	3	10	25	50 中央値	75	90	97
出生時	31.0	31.8	32.5	33.5	34.5	35.3	36.0	30.7	31.5	32.3	33.0	34.0	34.8	35.5
30日	34.0	35.0	36.0	36.8	37.7	38.4	39.0	33.5	34.5	35.2	35.9	36.7	37.4	38.2
0年1～2月未満	35.2	36.3	37.2	38.1	39.0	39.6	40.4	34.6	35.6	36.3	37.1	37.9	38.7	39.6
2～3	37.1	38.3	39.0	40.0	40.9	41.5	42.3	36.4	37.3	38.1	38.8	39.6	40.6	41.5
3～4	38.6	39.5	40.3	41.3	42.1	42.7	43.6	37.7	38.6	39.3	40.0	40.9	41.8	42.7
4～5	39.7	40.5	41.3	42.2	43.0	43.7	44.5	38.6	39.5	40.2	40.9	41.8	42.6	43.6
5～6	40.5	41.2	42.1	43.0	43.8	44.5	45.3	39.4	40.2	40.9	41.7	42.6	43.3	44.3
6～7	41.1	41.9	42.9	43.7	44.5	45.2	46.0	40.1	40.9	41.6	42.4	43.3	44.0	44.9
7～8	41.8	42.5	43.5	44.3	45.1	45.8	46.6	40.6	41.4	42.2	43.0	43.9	44.6	45.5
8～9	42.3	43.0	44.0	44.9	45.7	46.4	47.1	41.1	41.9	42.7	43.6	44.5	45.1	46.0
9～10	42.7	43.5	44.4	45.3	46.2	46.8	47.5	41.4	42.3	43.1	44.0	44.9	45.6	46.5
10～11	43.1	43.9	44.8	45.7	46.6	47.3	48.0	41.8	42.7	43.5	44.5	45.3	46.1	46.9
11～12	43.3	44.2	45.1	46.1	47.0	47.6	48.4	42.1	43.0	43.9	44.8	45.7	46.5	47.3
1年0～1月未満	43.6	44.5	45.4	46.4	47.3	48.0	48.8	42.3	43.3	44.2	45.2	46.0	46.8	47.6
1～2	43.8	44.8	45.7	46.6	47.6	48.4	49.2	42.6	43.5	44.5	45.5	46.3	47.1	48.0
2～3	44.0	45.0	45.9	46.9	47.9	48.6	49.5	42.8	43.8	44.7	45.7	46.6	47.4	48.2
3～4	44.3	45.2	46.1	47.1	48.1	48.9	49.9	43.1	44.0	44.9	45.9	46.8	47.6	48.5
4～5	44.4	45.4	46.3	47.3	48.3	49.2	50.2	43.3	44.2	45.1	46.1	47.0	47.8	48.7
5～6	44.6	45.6	46.4	47.4	48.5	49.4	50.4	43.5	44.4	45.3	46.3	47.2	48.0	48.9
6～7	44.8	45.7	46.6	47.6	48.7	49.6	50.6	43.7	44.6	45.4	46.5	47.4	48.2	49.1
7～8	44.9	45.8	46.7	47.7	48.8	49.8	50.8	43.8	44.8	45.6	46.6	47.5	48.4	49.3
8～9	45.1	45.8	46.9	47.9	49.0	50.0	51.0	44.0	44.9	45.7	46.8	47.7	48.5	49.5
9～10	45.2	46.1	47.0	48.0	49.1	50.2	51.1	44.1	45.1	45.9	46.9	47.8	48.7	49.6
10～11	45.3	46.2	47.1	48.1	49.3	50.3	51.3	44.3	45.2	46.0	47.0	48.0	48.8	49.8
11～12	45.4	46.3	47.2	48.3	49.4	50.5	51.4	44.4	45.3	46.1	47.2	48.1	48.9	49.9
2年0～6月未満	45.8	46.7	47.6	48.7	49.7	50.8	51.7	44.7	45.7	46.5	47.6	48.5	49.3	50.3
6～12	46.2	47.2	48.2	49.2	50.2	51.2	52.1	45.2	46.2	47.0	48.2	49.1	49.9	50.9
3年0～6	46.7	47.7	48.7	49.7	50.7	51.6	52.4	45.7	46.7	47.5	48.7	49.7	50.4	51.4
6～12	47.1	48.1	49.1	50.1	51.1	51.9	52.8	46.2	47.1	48.1	49.2	50.2	51.0	52.0
4年0～6	47.5	48.5	49.4	50.4	51.4	52.2	53.2	46.7	47.6	48.6	49.6	50.6	51.5	52.5
6～12	47.9	48.8	49.7	50.7	51.7	52.5	53.5	47.1	48.1	49.0	50.0	51.0	51.9	53.0
5年0～6	48.2	49.0	49.9	50.9	51.9	52.8	53.9	47.5	48.5	49.4	50.3	51.3	52.3	53.4
6～12	48.4	49.3	50.1	51.1	52.1	53.1	54.2	47.9	48.8	49.7	50.6	51.6	52.6	53.6
6年0～6	48.6	49.4	50.3	51.3	52.2	53.3	54.4	48.1	49.0	49.9	50.9	51.8	52.8	53.8

I. 発育，形態的成長　75

(4) 乳幼児胸囲発育パーセンタイル値　年・月・日齢別，性別

(cm)

年・月・日齢	男子 パーセンタイル値							女子 パーセンタイル値						
	3	10	25	50 中央値	75	90	97	3	10	25	50 中央値	75	90	97
出 生 時	29.0	30.0	31.0	32.2	33.3	34.3	35.3	28.9	29.9	30.9	32.0	33.0	34.0	35.0
30 日	32.9	34.0	35.2	36.3	37.6	38.6	39.6	32.5	33.6	34.8	36.0	37.0	37.9	39.1
0年1〜2月未満	34.9	36.1	37.2	38.3	39.7	40.7	41.7	33.9	35.0	36.1	37.5	38.6	39.8	41.2
2〜3	37.4	38.5	39.7	40.9	42.3	43.5	44.5	36.0	37.1	38.4	39.7	41.1	42.4	43.7
3〜4	38.6	39.8	41.1	42.3	43.8	44.9	46.1	37.4	38.4	39.7	41.0	42.5	43.6	45.1
4〜5	39.5	40.6	41.8	43.0	44.5	45.6	47.0	38.3	39.3	40.5	41.9	43.3	44.5	46.1
5〜6	40.1	41.2	42.5	43.6	45.0	46.2	47.7	39.0	40.0	41.2	42.5	43.9	45.2	46.8
6〜7	40.6	41.7	43.0	44.1	45.5	46.7	48.2	39.6	40.6	41.7	43.0	44.4	45.8	47.3
7〜8	41.1	42.2	43.5	44.6	46.0	47.2	48.7	40.1	41.1	42.2	43.5	44.9	46.3	47.8
8〜9	41.5	42.6	43.8	45.0	46.4	47.6	49.1	40.5	41.5	42.6	43.9	45.3	46.7	48.2
9〜10	41.9	42.9	44.2	45.4	46.7	48.0	49.5	40.8	41.8	43.0	44.3	45.6	47.1	48.6
10〜11	42.2	43.3	44.5	45.8	47.0	48.3	49.8	41.1	42.2	43.4	44.6	45.9	47.5	48.9
11〜12	42.5	43.6	44.8	46.1	47.3	48.7	50.1	41.4	42.5	43.7	44.9	46.2	47.8	49.2
1年0〜1月未満	42.8	43.9	45.2	46.4	47.6	49.0	50.4	41.7	42.8	44.0	45.2	46.5	48.1	49.5
1〜2	43.1	44.2	45.4	46.7	47.9	49.3	50.7	42.0	43.1	44.3	45.5	46.8	48.4	49.8
2〜3	43.4	44.5	45.7	47.0	48.2	49.6	51.0	42.2	43.4	44.5	45.7	47.1	48.6	50.1
3〜4	43.7	44.8	45.9	47.2	48.5	49.8	51.3	42.5	43.6	44.8	46.0	47.4	48.9	50.4
4〜5	44.0	45.0	46.2	47.5	48.7	50.1	51.6	42.8	43.9	45.0	46.2	47.6	49.1	50.6
5〜6	44.2	45.3	46.4	47.7	49.0	50.4	51.9	43.0	44.2	45.2	46.4	47.9	49.3	50.8
6〜7	44.5	45.5	46.6	47.9	49.2	50.6	52.2	43.2	44.4	45.4	46.6	48.1	49.5	51.1
7〜8	44.7	45.7	46.8	48.1	49.5	50.8	52.5	43.4	44.6	45.6	46.8	48.3	49.7	51.3
8〜9	44.9	45.9	47.0	48.3	49.7	51.1	52.8	43.6	44.8	45.8	47.0	48.6	49.9	51.4
9〜10	45.1	46.1	47.2	48.5	49.9	51.3	53.0	43.8	45.0	46.0	47.2	48.7	50.0	51.7
10〜11	45.3	46.3	47.4	48.6	50.1	51.5	53.2	44.0	45.2	46.1	47.4	48.9	50.2	51.9
11〜12	45.5	46.5	47.6	48.8	50.3	51.7	53.5	44.1	45.3	46.3	47.5	49.1	50.4	52.1
2年0〜6月未満	46.0	47.0	48.1	49.4	50.9	52.4	54.3	44.6	45.8	46.7	48.1	49.7	50.9	52.7
6〜12	46.8	47.8	49.0	50.4	51.9	53.5	55.5	45.2	46.6	47.7	49.1	50.6	51.9	53.8
3年0〜6	47.6	48.7	50.0	51.5	53.0	54.7	56.8	46.0	47.4	48.6	50.2	51.6	53.0	55.1
6〜12	48.5	49.6	51.0	52.5	54.1	55.9	58.2	46.9	48.4	49.6	51.2	52.7	54.3	56.5
4年0〜6	49.3	50.5	51.9	53.5	55.2	57.1	59.5	47.8	49.3	50.6	52.3	53.9	55.5	57.9
6〜12	50.2	51.4	52.9	54.4	56.3	58.2	60.9	48.7	50.2	51.6	53.3	55.1	56.8	59.4
5年0〜6	50.9	52.2	53.7	55.3	57.3	59.2	62.2	49.5	51.1	52.5	54.2	56.2	58.1	60.7
6〜12	51.5	52.9	54.4	56.0	58.1	60.1	63.3	50.2	51.8	53.2	54.9	57.1	59.2	62.1
6年0〜6	52.0	53.5	55.0	56.6	58.8	60.9	64.4	50.7	52.4	53.7	55.5	57.8	60.3	63.3

(厚生省児童家庭局母子保健課，監修：母子保健の主なる統計．母子保健事業団，1991)

II. 機能的発達

A. 呼 吸

　乳児の呼吸の特徴は，1）腹式呼吸，2）呼吸数が速い，3）気道が狭い，で表される。
　1）の理由は，乳児の胸郭は円柱形であることと肋骨が水平に走っていて胸式呼吸がしにくく，横隔膜の上下運動で腹式呼吸になるものとされる。一般に胸式呼吸と腹式呼吸を比較すると，腹式呼吸の方が強い力で呼吸することができる。横隔膜の形態と位置は年齢による差が認められ，乳児では横隔膜の状態は扁平で位置は高位にある。乳児が胸式呼吸をしている場合は，肺炎などの呼吸器疾患や腹部膨満などの徴候を伴っている可能性がある。
　2）の理由は，成人に比較して呼吸機能が未熟なため1回換気量が少なく，換気回数を増すことによって補っているからである。こうした理由から，乳児は容易に呼吸困難に陥りやすくなったり，陥没呼吸を起こしやすくなる。また，鼻呼吸が主体であるので鼻閉があると呼吸困難をきたしやすい。乳児が口を開けて呼吸している場合，上気道が狭窄していることがある。発熱時には呼吸数はより速くなり，酸素を取り込むように代償している。
　肺機能をみると，体重あたりの肺表面積は成人と変わりないが，安静時の体重あたりの酸素消費量と炭酸ガス排出量は成人の約2倍である。これは代謝量の増加，罹病時の予備能力が少ないことにつながる。

B. 循 環

　出生すると，胎児循環から新生児の循環に変わる。この変化は生後の数分間に起こり，次第に成人循環に移行する。肺循環の変化は特に大きい。出生後，肺動脈圧，肺血管抵抗は急激に低下するが，成人の値に近くなるのは数週間たってからである。乳児期では1回の拍出量が少ないため，心拍数は多い。発熱や啼泣で頻拍になる。幼若であるほど，心臓の形は横径が大きく，球形に近い形をしている。

C. 血 液

　乳児の血液中の変化で重要なのは貧血である。新生児期には赤血球数や血色素（胎児ヘモグロビン；HbFが優位）は多いが，その後減少し，生後3〜4ヵ月には低値を示す。これは生理的貧血であり，ほとんどの子どもは再び上昇していく。血色素に含まれている鉄

は肝臓に貯蔵されるが，やがて減少していくので離乳が適切に進まないと2度目の貧血（鉄欠乏性貧血）に曝されることになる。

D. 体　温

　体温は，食物の消化吸収や代謝で産生された熱と放散される熱との差であり，間脳の働きによりほぼ一定に保たれている。産生される主な部位は肝臓や筋肉である。体温測定は簡単であり，家庭でよく行われるが，個人差が多いこと，測定部位の問題や予測式電子体温計の特性を知っていないと種々の問題を生じる。また，食事や運動は熱の産生を促すので，体温測定の際の条件にも注意を払う。

　乳児では体温調節が未熟である。体重に対する体表面積の割合が大きく，環境温度に左右されやすい。一般に新陳代謝が盛んで，産生熱が多く，成人に比較すると体温は高い。乳児期前半では，昼間の体温が起床前より高く，日差は0.1～0.2℃程度である。健康な時に同じ時間帯，同じ部位で数回測定しておき，それを平熱と判断するとよい。平熱と1℃以上の差がみられる時には病的な状態の可能性が考えられる。

　乳幼児は発熱しやすい。幼若なほど体温中枢が未熟なことと，感染症に罹患しやすいからである。感染症では，病原体がインターロイキンなどの発熱産生物質を生じ，その結果，視床下部の体温中枢を刺激してセッティングが変わり，肝臓や筋肉での熱産生が増加するためと説明されている。感染症が治癒に向かうと，体温中枢のセットは平常時に戻るので熱は下がり，発汗はそれを手助けする。

E. 消　化

(1) 口　腔

　乳児の口腔は哺乳運動，嚥下運動に対応するようにできている。特に門歯，犬歯にあたる歯肉はやや隆起している。歯肉膜といって門歯にあたる部位に襞があり，乳首を吸う時の気密性を保つようにできている。哺乳時に，舌，口蓋，歯肉，下顎の動きで乳首をくわえ，口腔内を陰圧にして乳汁を吸う。そして，乳汁を嚥下する。乳児は嚥下運動をしながら鼻呼吸を行っている。乳汁が食道へ流れていく途中で，その流れに立体交差するように空気が流入・流出していく。呼吸を止めずに，乳汁を飲めるのは成人と異なる点である。

　生後3ヵ月頃になると固形物を認識できるようになる。それまでは固形物を口腔内に入れても舌突出反射によって押し出してしまう。歯の萌芽がない間は舌で押しつぶせる程度の物を与える。嚙むことができるようになるのは6ヵ月頃からである。

(2) 食道，胃

　食道は空洞の管ではなく，蠕動運動によって食物を口腔内から胃へ送り込む役目がある。この時，食道括約筋は逆流防止の働きをしているが，新生児～乳児ではまだ働きが未熟で

あるので，溢乳の原因となり得る。

乳児の胃は成人の形のような水平位をとらず，立位に近い。胃底が形成されていないので，拡張した状態では球状をとる。このことも乳児期に嘔吐や溢乳が多い原因の一つとなる。胃の働きには食べ物を混ぜ合わせる作用がある，と同時に種々の物質を分泌して消化機能を有しているが，乳児期では分泌能が弱い。

(3) 小　　腸

小腸には消化吸収の重要な役割がある。蛋白質は膵液，腸液中の酵素の働きでアミノ酸に分解され，腸で吸収される。しかし，乳児では腸の働きが未発達であるので腸管壁の透過性が高く，分解されていない蛋白質までも吸収されやすい状態となっている。こうして吸収された蛋白質が全身に運ばれ，アレルギー反応を起こしていわゆる食物アレルギーをきたすことがある。

小腸に存在する酵素では乳糖分解酵素であるラクターゼが重要である。この酵素は出生時に多く，次第に減少していく。乳児期に多くみられる吸収不全では乳糖不耐症，特に二次性乳糖不耐症がもっとも多い。ラクターゼが下痢症に伴い減少するからである。乳糖不耐症では，小腸で吸収されなかった糖分が大腸で腸内細菌によって分解され，有機酸とガスを生じて酸性便や下痢便となる。乳児下痢症の場合，乳糖除去ミルクを使用したり，乳製品を制限するのは乳糖不耐症に対応するためである。

食物中の脂肪はほとんどが中性脂肪で，膵臓のリパーゼにより分解され吸収されていく。新生児期〜乳児早期は脂肪の消化吸収能はよくない。

(4) 大　　腸

大腸は消化，水分吸収および便を排泄する機能がある。便の性状，回数は年齢や個人差がある。乳児期には排便は反射によって起こるので，通常は排便回数が多い。回数が少ないからといっても問題にならない。

F．体液および腎機能

体重に占める水分量は月齢が低いほど大きい。新生児では体重の約80％，1歳では約70％，成人では約60％である。体液は細胞内液と細胞外液（組織間液と血漿に分けられる）に分類され，乳児と成人の差は主に細胞外液中の組織間液によって生ずる。そのため，不感蒸泄として水分が失われやすい。乳児は体重に比較して体表面積が大きく，不感蒸泄および腎機能の点でも，成人に比して体重あたりの必要水分量は約3倍になる。

生後1年間はネフロンは成熟段階にあり，腎機能は未熟である。腎機能が成人と同じになるのは3歳近くで，形態的な成熟度と一致している。なお，糸球体濾過値は2歳頃，近位尿細管機能は1歳半，遠位尿細管機能は3歳頃に成人値に達する。

排尿は仙髄に中枢をもつ反射弓によって起こる。この反射に上位中枢である大脳からの

指令が伝わり調節が可能になる。この指令がみられるのは1歳以降であり，乳児では大脳からの指令に基づいていないので尿失禁の状態といえる。乳児は成人に比較すると，体重あたりにして大量の水分の出し入れを行っているので，腎機能の未熟性と相まって少しの原因で脱水を起こしやすい。

G. 皮　膚

　乳児の皮膚は薄く，特に表皮の角質層は成人の1/3程度で，しかも体の水分量が多いことから刺激に対して弱い。そのため，皮脂腺や表皮細胞から脂質が分泌されてしっとりしているのが通常である。しかし，気温や湿度が低下してくる冬の季節にはエアコンの普及もあって乾燥肌をきたしやすくなる。乳児でもスキンケアが言われ始めている。

H. 免　疫

　免疫とは本来，伝染病から免れることを意味している。しかし，現在では広義に用いられている。すなわち，免疫とはある物質に対してヒトが自己物質であるか非自己物質であるかを識別し，非自己物質と認識した場合に抗体産生，免疫細胞の確立，記憶などを行う現象をいう。その物質が病原体の場合，体が病原体に反応する点では有利であるが，アレルギー疾患や臓器移植時の拒絶反応も免疫現象であり，生体にとっては不利になる。

　免疫には液性免疫と細胞免疫がある。液性免疫とは，血清や分泌液に存在する抗体を介した免疫である。抗原によって免疫を受けると（一次免疫），抗体産生細胞（Bリンパ球またはB細胞）によって抗体が作られる。同じ抗原で再び免疫されると（二次免疫），抗原と抗体は結合し抗体は抗原の機能を低下させる。乳幼児ではほとんどが一次免疫になるので，抗体産生までに時間がかかるなど抗体産生機能に関しては年長児に比較すると不利な状態といえる。抗体は生化学的にはグロブリン分画に属し，IgG，IgA，IgM，IgD，IgEがある。通常，病原体が体内に侵入すると最初にIgMが産生され，その後IgGが増加していく。IgAは血液だけでなく呼吸器や消化器の分泌液に含まれ，病原体の侵入を防ぐ。IgEはアレルギー疾患で増加し，IgDは抗原認識と関係している。IgGは胎盤を通して母親から子どもに移行するが（受動免疫という），生後4ヵ月頃には低値となる。この間，母親由来の抗体によっていくつかの感染症から守られる。一方，乳児自身も種々の感染により抗体を産生し始める（能動免疫という）。母親由来の抗体と乳児自身が産生した抗体を合計しても血液中のIgGが低く，生理的低ガンマグロブリン血症と称されているのは生後2〜6ヵ月頃である。IgAやIgMには胎盤通過性がほとんどない。

　一方，リンパ球には別の働きをするTリンパ球（またはT細胞）がある。病原体をはじめとして抗原が侵入してくると，Tリンパ球がいろいろな方法で処理し，病原体を破壊しようとする。これを細胞免疫と呼んでいる。細胞免疫に関与する細胞も乳児期は未熟で，感染症に罹患すると重症化しやすい。

III. 精神・運動発達

A. 視　覚

　眼球は生後1年間で急激に発育していく。眼球容積，眼軸長の変化は1歳までが大きく，乳児期を過ぎるとなだらかになる。視力と関係ある網膜黄斑部中心窩は生後4ヵ月頃まで発達していく。年齢別の視力の発達に関しては多くの研究があり，生後1ヵ月では眼前手動，3ヵ月では〜0.02，6ヵ月では〜0.08，1歳で〜0.25という大山の報告（1950）があるが，最近ではこの報告より良い視力が得られている。すなわち，新生児で0.01，3ヵ月で0.1，5ヵ月で0.3と，Catfordらは報告している（1973）。視運動性眼振，縞模様を見る視力，視覚誘発電位などの測定方法によっても異なる。固視が十分にできるようになるのは生後1ヵ月頃，追視が始まるのは6週頃から，どの方向へも眼を向けられるようになるのは生後3〜4ヵ月頃である。

　眼位に関する研究は報告者によって異なる。小児眼科医による健診では外斜視が多く，典型的な乳児内斜視はみられないという。一方，視能訓練士の観察では正位が多く，間歇性内斜視の方が多い。眼位が不安定なのは生後2ヵ月までで，その後は正常な両眼視機能が得られるのがほとんどである。先天性内斜視の頻度は0.1％程度である。斜視のように見えるが実際には斜視でないものを偽斜視という。斜視は一眼の視線がずれているのに対し，偽内斜視は両眼がともに鼻側に寄っているように見えるものであり自然に治癒する。乳児では鼻根部の発育が不良で，鼻側の強膜が外部から見えないので一見，斜視に見えてしまうからである。

　屈折要素は眼軸長，角膜屈折力および水晶体屈折力で決定される。成長に伴い眼軸長は伸び，角膜の屈折力は当初大きいが1歳には成人なみに安定し，水晶体は眼軸長の伸びの補正をして屈折力を強める。こうしたことから，乳児では遠視がむしろ通常である。

B. 聴　覚

　突然の音に眼瞼が閉じる閉眼反射，あるいは逆の開眼反射は新生児期からみられる。この反射は60 dB以上の大きな音を聞かせないと出現しない。乳児期の聴力判定はなかなか難しい。原始反射が消失し，学習を基にする聴性反応が発達し始め，乳児前半はこの移行期にあたる。生後4ヵ月頃からは音の聴覚的相違を区別できるという。6ヵ月頃になると意図的に音のする方へ向くようになる。聴力閾値の発達は，生後1〜2ヵ月の80 dBから，5〜6ヵ月で40〜50 dB，4〜5歳で5 dB以下になる。

C. 運動発達の一般的な原則

(1) 発　　達

　大部分が，一定の方向性，一定の順序でしかも連続性をもって進む。
　一定の方向性とは頭部から下方へ，身体の中心から末梢へと進むことを意味している。頸がすわり，寝返り，ハイハイやおすわりができ，ひとり立ち，伝い歩き，歩行へと進んでいく。何らかの事故がない限り発達は途切れることなく連続している。身体の中心から末梢へと発達していくことは，粗大運動から微細運動へ進むことでもある。しかも，新生児期から乳児早期の反射的運動を主とした動きから，意志による動きへと変化していく。生後3ヵ月頃に頸がすわり，7ヵ月頃になると坐位がとれるといったような発達の結果だけではなく，乳児の発達の連続性を理解する必要がある。

(2) 発達は相互作用によって進む

　例えば，歩行に用いられる運動器官は上肢と下肢，背筋と胸筋，眼球運動筋，さらには感覚器官も関与している。足をひきずって歩くと，しばしば背筋が痛くなることがある。すなわち，器官のすべてが機能的には一つの単位として働いている。

D. 運動発達の段階

　運動発達には通過するポイント（mile stone）がある。新生児期の運動の多くは原始反射が主体である。3～4ヵ月になると，反射運動は減っていき，頸がすわり，周囲を見つめるようになる。乳児期のポイントを大きく分けると，頸のすわり，四つ這い，歩行の順であろう。

(1) 頸のすわり

　「頸のすわり」とは，発達の連続性を考えるとどの段階で判定するかは難しい問題である。頸が完全にすわっている状態とは，乳児の胸部を支えて前後左右に傾けたとき，頭部がガクンと倒れることなく垂直位に保持できる状態といってよいであろう。保持できる際の方向は，前方，後方，側方の順である。側方に傾斜させても頭部が安定できるようになるのは生後4～5ヵ月頃である。
　微細運動面では，3～4ヵ月で自分の手を目の前にかざして眺め，5～6ヵ月になると手で持ったものを口に持っていくようになる。
　頸がすわることは，視覚系と前庭系の情報をもとに，迷路性立ち直り反射が出てくるわけで，その後の運動発達に大きな影響を与える。
　前後左右に傾ける速度を次第に速めていっても月齢とともに垂直位の保持は可能になる。

さらに，乳児の胸部でなく腰部を支えて前後左右に傾斜させても頭部を垂直位に保持できるようになってくる。この状態が完成するようになると，坐位を保つことが可能になる（補助または介助坐位；生後6〜7ヵ月頃）。

(2) 四つ這い

四つ這いとは，両手掌と両膝で体重を支え，腹を床につけずに交互運動（例えば，右上肢→左下肢→左上肢→右下肢の順）して前進することである。しかし，腹を床につけて，水泳のクロール様の運動で移動していくことを四つ這いと呼ぶこともある。

四つ這いの動作に入るには，腕立て位により上半身の挙上→寝返り→腹臥位における方向転換（ピボッティング）→肘這い→四つ這い位という過程を経て可能になる。

a．腕立て位

生後5ヵ月頃になると，頸がすわった子どもをうつ伏せにすると持続的に腕立て位を保つことができる。手掌で上半身を支え，頭部はほぼ垂直位になり前方に顔を向けることができる。

b．寝返り

寝返りができるには，いくつかの要素から成り立っている。通常，仰向けからうつ伏せに寝返る。子どもを仰向けにしておくと，手で下肢をつかむといった屈曲位の姿勢がとれるようになる動作がスタートである。次に下半身より回旋し始め側臥位になる。最後に側臥位の下になっている上肢で上半身を持ち上げるとともに，下半身は上半身の捻れについていくべく回旋し，肘立て位となり着地が決まる。5〜6ヵ月では90％近くの子どもが寝返り可能である。しかし，季節的に衣服を着込んでいる状態や肥満などによって遅れることがある。

c．腹臥位における方向転換（ピボッティング）

腕立て位ができてしばらくすると（生後6〜7ヵ月），臍を中心にして方向転換するようになる。まだ腹部を床につけたままである。

d．肘這い

生後7ヵ月頃になると，うつ伏せにしておくと腹を床に付けたまま前進する。上肢，下肢に推進力がついていることを意味しており，方向転換している間は上肢に推進力がまだついていない。たまに肘這いを省略してすぐに四つ這い位をとる子どももいる。

e．四つ這い

四つ這い運動は生後7〜9ヵ月頃から始まる。生後10ヵ月を遅めの限界ととらえるとよい。しかし時に，四つ這いをしないで，つかまり立ちをして歩行してしまう子どもがいる。保育環境の問題や発達のバリエーションによるものと思われる。腕立て位が十分可能で腰を浮かせる状態，または四つ這い位が可能になると，片側の下肢を前に出したり腰を引いて坐ることができるようになる（自力坐位）。

坐位がとれるようになると，視野が広がり，手の運動が進み，日常生活では椅子が利用でき，おんぶも容易になる。

また，四つ這いをしないで，「おすわり」の姿勢のままでいざりの形で前進することがある（シャフリング）。発達のバリエーションで，歩行開始は遅れるが，それ以降の発達は支障ない。

四つ這い運動で，下肢が交互に運ばれていれば大きな問題はない。通常，四つ這いが可能になってから4ヵ月程度で歩行できるようになる。なお，手と膝を使った四つ這いを「高這い」と呼び，手と足底を使った四つ這いを「熊這い」と呼ぶことがあり，使い分けはあまり明確でない。

四つ這いが可能な時期になると，指先の使い方も上手になり，微細運動が発達していく。

f. 伝い歩き

四つ這い運動の延長上に伝い歩きがあると思ってよい。転ばないような動作をとるには上肢の屈筋を用いることになり，主に三点支持によるつかまり立ちである。乳児前半から大部分の子どもは少し補助してやると下肢を伸展して体重を支えることができるが，それは腕立て位とともに出現する陽性支持反応によるものである。ここでいうつかまり立ちとは自力で物につかまって立ち上がることである。

四つ這い運動の多くは三点支持（四つ這い位は四点支持）で，伝い歩きのほとんども三点支持である。

立位において倒れるのを防ごうとするバランスが獲得できるようになると，数秒間，1人立ちが可能になる。子どもを立たせたまま大腿部を持って軽く前後左右に揺らすと，子どもは倒れまいとしてつま先立ちや踵立ちの姿勢をとるようになる。これは平衡反応の出現である。四つ這いや高這い（手掌と足底で体重を支持）の四点支持から片手を離した三点支持，さらに二点支持（しゃがんだ姿勢，蹲踞）になることがポイントである。

(3) 歩　行

歩行が可能になるには，抗重力機能（立位の姿勢がとれる），立位における前後左右のバランス運動（平衡反応の出現），交互運動（ステップ運動と前進運動）が必要である。

およそ1歳2ヵ月前後で歩行できるようになる（始歩）。

E. 精神発達

(1) 言　語

乳児期は言語以前の音声の段階である。生後1ヵ月頃までは，空腹や苦痛に対して区別のつかない泣き声を出す。2ヵ月頃から，機嫌が良いと言葉に近いさまざまな音声を発するようになる。「アー」，「ウン，ウン」などである。これを喃語という。6ヵ月頃になると，喃語の数は多くなる。発声するとともに聴覚的に認知できるようになり，より多く発声するようになる。7〜9ヵ月頃になると，大人の声を聞いて真似するようになる。耳で聞くことができるようになるが，まだ頭で理解するまでには至っていない。しかし，母国

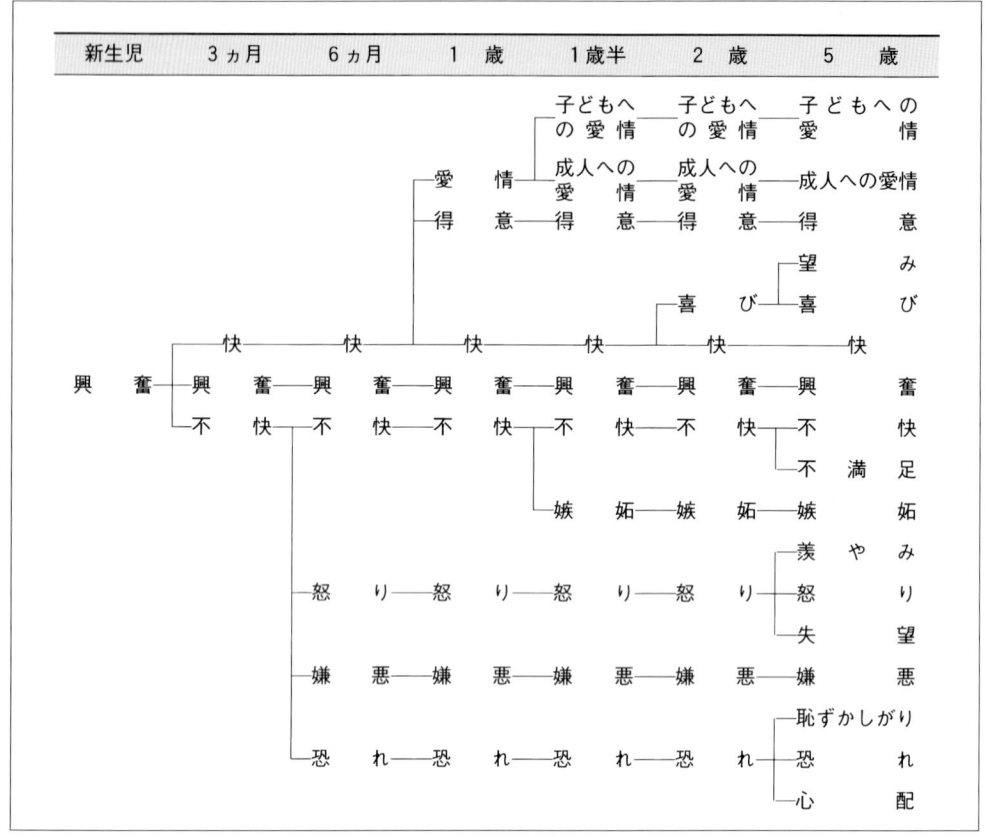

図35 情緒の分化（Bridges）

(2) 情　緒

　　ブリッジェスの情緒発達の分化図が有名である（図35）。新生児では興奮という状態にあり，3ヵ月頃になると快と不快の区別が付き，快は喜びに，不快は恐れへと分化していく。不快の方が，快よりも早く分化するようである。
　　恐怖感は6ヵ月頃から出てくる。8ヵ月頃になると人見知りが十分出てくる。見慣れない物に対する恐れの現れで，「8ヵ月不安」とも呼ばれる。子どもが保護者を認識し始めたことを意味している。
　　喜びに関しては，新生児期は満腹した時や沐浴の際に現れる。2ヵ月頃になるとあやされると笑うようになり，声を出して笑うようになるのは3～4ヵ月頃である。6ヵ月頃になると手足をばたつかせながら全身で喜びを表現するようになる。
　　こうした精神発達は，養育者や周囲の人との交流によって促進する。特に一番の養育者

語的な発音になってくる。10ヵ月頃には，言葉としては不完全ではあるが何らかの意思表示を示すような発音に近くなる（周りの人には理解できないちんぷんかんぷんのジャーゴン jargon と呼ばれる）。

である母親に対して愛着 attachment を形成する。母親も子どもへの愛を深めるといった母子相互作用によって子どもは発達していく。

(3) 社会性

社会性についてみると，乳児期は母親を軸にした縦の関係から始まる。新生児期から人間の顔に興味を持っているという研究がある。遅くとも 2 ヵ月頃には顔の形を認識し，人間の顔とそうでないものとを識別できるようである。2～3 ヵ月には人があやすと笑い，泣いている時に人が来ると泣き止む。しかし，見慣れている母親の顔と初めて会った人の顔を見分けられるのはもう少し先で，4～5 ヵ月頃である。それと同時に母親の声もわかるようになってくる。続いて，人見知りが始まる。一方，子ども同士の横の関係は乳児期後半になって多少の接触が出てくる程度の希薄な関係である。

心理学者のエリクソンによると，人間の発達を 8 段階に分け，乳児期は基本的信頼感を獲得する時期であるとしている。信頼感とは「社会は安全で，自分の要求が満たされる場である」という感覚で，不信感というのは「社会は危険で，あてにならない場である」という感覚のことである。乳児は，特に母親に全般的な信頼感を持ち，母子一体感を形成する。乳児期に信頼感を形成する育児をすることが，その後の発達に好影響を与えるとしている。

核家族化，女性の社会進出により最近では家族内に変化がみられつつある。両親が助け合って育児に参加していくようになってきた。傾向としては，出生から父親も母親と同じように喜び，興奮し，時には困難を分かち合おうとしてきている。父親の感情をのめり込み engrossment と呼ぶことがある。乳児期になると，父親はダイナミックな遊びをすることによって，母親とは異なった遊びを通して子どもへの支援が可能である。

F. 発達の評価

乳児では，運動発達と精神発達を区別して評価できない。総合的に評価すべきであり，個人差やバリエーション，環境の影響があることも事実である。

子どもの発達は経時的に順序立っていくという観察に基づいて評価がなされる。発達を評価する方法には，子どもの自然な行動を観察する方法と，より客観的にみるために発達検査を行う方法がある。発達検査は将来の知能や運動神経を予測することが目的ではない。どちらかというと，発達の遅れをスクリーニングできる。しかし，保育に経験の深い者であれば，発達検査を行わなくとも子どもの行動を詳細に観察するだけでも発達の多少の遅れを指摘することができる。乳児でしばしば用いられる発達検査には次のようなものがあげられる。

1) 愛育研究所式乳幼児精神発達検査
2) MCC (mother-child-counseling) ベビーテスト
3) K 式乳幼児発達検査

4) 津守式乳幼児精神発達診断法
5) 遠城寺式乳幼児分析的発達検査法
6) 日本版デンバー式発達スクリーニング検査（JDDST）

1）～6）までの検査は子どもの発達を運動面や社会面など各領域に分けて評価でき，また総合的にも評価することができる。結果を発達月齢で表すこともでき，発達指数により示すことができる。

● 発達指数（Development Quotient；DQ）＝発達月齢÷暦月齢×100

発達指数は健常な発達に対してその子どもの発達の割合を示しているので，1歳児の子どもが発達指数50である場合には，6ヵ月の発達を意味することになる。

一方，日本版デンバー式発達スクリーニング検査（JDDST）は発達診断検査というより文字通り発達スクリーニングである。発達の各項目で，何％の子どもが達成できるかという基準を通過率といい，このスクリーニングでは25％，75％，90％が示されている。もともとアメリカで考案されたものを日本の乳幼児を対象に標準化され，広く知られている。

IV. 障　害

A. 障害・障害者（児）の定義

心身障害者対策基本法によると，「心身障害者（児）とは，肢体不自由，視覚障害，聴力障害，平衡機能障害，音声機能障害もしくは言語機能障害，心臓機能障害，呼吸器機能障害等の固定的臓器機能障害または知的障害等の精神的欠陥があるため，長期にわたり日常生活または社会生活に相当な制限を受けている者をいう」と記されている。こうした状態は，誰でも乳児期や老齢期には経験するが，永続していれば障害者ということになる。

障害の表現型には，脳性麻痺，精神遅滞，注意集中障害，不器用，学習障害，てんかん，自閉症，視覚障害，聴力障害などがある。

B. 正常（健常）と異常

一般に，正常（健常）と異常は集団のなかで頻度が高いか低いかで定義される。生物は環境に適応していくものが生きのびるので，結果として数の多いものが生存に適していると考えられるからである。

正常（健常）とは，一般集団で頻度の高いもの，経験的に集団の95％（平均値±2σ以内）の持つ特徴をいう。異常とは，一般集団で稀にしか存在しないもの（平均値±3σ

をはずれた）をいう。この二つにはさまれた領域を「境界領域，ボーダーライン」と考える。身長や体重のように，精度の高い測定方法で計測すれば正確な数値が得られる連続変数については定義しやすいが，発達のように数量的に評価しにくいもの，ないしは経時的な変化があるものについては慎重に評価せざるを得ない。

C. 肢体不自由児と脳性麻痺

　肢体不自由児とは，一般に四肢，軀幹の運動障害のために日常生活に障害をきたし，将来も支障が続くであろう子どもをいう。肢体不自由の原因となる疾患は多いが，なかでも脳性麻痺によるものがもっとも多い。脳性麻痺についての世界共通の定義はなく，わが国では「受胎から新生児期までに生じた大脳の非進行性病変に基づく，永続的な，しかし，変化し得る運動および肢位の異常」（厚生省脳性麻痺班会議）とされている。以前は，周産期における仮死，未熟児，核黄疸が主な原因といわれていた。周産期医療が進歩した現在，低酸素性虚血性脳症，脳室周囲白質軟化症，頭蓋内出血による後遺症が多い。

(1) 脳性麻痺のタイプと症状

　脳性麻痺のタイプは筋トーヌスの異常，不随意運動の有無による分け方と，障害部位を合わせて表現している。筋の質的分類では，痙直型，不随意運動型，混合型に分類され，障害部位別分類では，単麻痺，痙性両麻痺，痙性対麻痺，痙性四肢麻痺，不随意運動型，混合型，痙性片麻痺に大別される。症状は運動と姿勢の異常であり，病態としては錐体路または錐体外路の症状である。

(2) 診　　断

　乳児早期の診断が困難であるのは，錐体路または錐体外路系の障害を受けても筋緊張の亢進や不随意運動を示すようになるのは乳児後半からである。そのために，ボイタ法などの姿勢反射を用いた種々の早期診断法がある（図36）。

(3) 対　　策

　脳性麻痺は治癒していく疾患ではない。診断後は保護者の子どもに対する取り組み方を尊重する。また，乳児期は症状が固定せず脳性麻痺と確定診断に至らない場合の方が多いのでより注意が必要である。ボイタ法やボバース法などの機能訓練が知られている。

D. 精神遅滞（知的障害）

　精神遅滞（知的障害）とは，種々の原因により精神発達が恒久的に遅れ，このために知的能力が劣り，自己の周辺の事柄の処理および社会生活への適応が著しく困難なもの（文部省，1953年）と定義された。しかし，「恒久的に遅れ」という表現が問題として残り，

88　第5章　乳児保健の概要

姿勢反応	誘発方法	第一屈曲期 1M	2M	第一伸展期 3M	4M	第二屈曲期 5M	6M	7M	8M	第二伸展期 9M	10M	11M	12M
引き起こしテスト	児仰臥位、児の手の尺側より検者の第1指を入れ、把握反射を起こしながら引き起こす。体幹が45°に起きたところで判定。（頭と四肢）	1相　頭は後方に一直線に、下肢軽度外転、下肢屈曲進む	2-a相	頭は体幹の尺側より	2-b相　頭部一顎が胸につく下肢屈曲 ほぼ完全に flexion synergy		3相　下肢半屈曲・半伸展、肩一外旋、上体を起こそうとする			4相　下肢外転・弛緩性伸展、足背屈・踵が床につく		
逆さ吊りテスト*	児腹臥位、両下肢（膝〜大腿を）つかんで（筋緊張を起こしてから）急速に吊り上げ頭が下に落ちた瞬間の①頭〜背の伸展度、②上肢と体軸の角度をみる。	1-a相　上肢Moro様（1相–2相）背中の伸展	1-b相　上肢Moro様（1相〜2相）伸展位より90°伸展、骨盤部屈曲、頭中間位		2相　上肢上（側）方伸展（〜135°）体幹一胸腰椎境まで伸展、骨盤の屈曲はゆるむ		3相　上肢上方伸展（〜170°）体幹一腰仙椎境まで伸展 170°			4相　自発一随意運動		
ランドー反応	検者の手で児の胸腹部を支え、正確に水平に持ち上げる。頭は対称位に。	1相　頭、体幹、四肢軽度屈曲		2相　頚部伸展・体幹四肢軽度屈曲		3相　頭を起こし、体幹の伸展が進行（6ヵ月で腰仙椎境まで）下肢は軽く外転・軽く伸展または屈曲、上肢は緊張ゆるい。							
水平吊り下げテスト*	背臥位より児の一側の膝と肘を持って引き上げる（手は常に開かせておく）、引き上げた時点で下にぶらさらしてきた時点で判定。	1-a相　上肢Moro様、下肢屈曲	1-b相　下肢（緩徐な動きあり）、腕回内一手が開いていく		2相　手が完全に開き背屈一指示反応を行うようになる。下肢は屈曲がそれぞれ次々に伸展してくる。		3相　自由肢一回内・足外側で体重指示を行うことになる。						
側傾（Vojta）反射	児の両側胸腹部を検者の手掌で支え、水平に引き上げ、急に水平まで児を傾ける。（上側の上下肢に注意）	1相　上肢–Moro様手指屈　下肢–股膝股屈・足背屈 一回内 下側–股膝股屈・足底屈 一回外		第1移行期4〜5回のうち四肢全体屈曲するこがあり		2相　全肢曲・手は開いてもよい、下肢屈曲・外旋、足は中間位一回外		第2移行期 足をゆるく屈曲〜ゆる（伸展）		3相　上肢上下肢伸展・外転、下側上肢軽度屈曲			
片脚逆さ吊りテスト	児の一側の下肢の膝〜大腿部をつかんで（筋緊張を起こしてから）垂直に引き上げる。（自由脚で判定）	1-a相　ゆるく半屈曲・半伸展		1-b相　下肢屈曲・膝・足関節屈曲						2相　膝関節軽度伸展、股関節屈曲			
垂直吊り下げテスト	児の体幹側胸部を検者の手掌ではさんで垂直に（両下肢で判定）（腹臥位から）引き上げる					1-b相　下肢屈曲（足同士で握り合うよう）			2相　8Mまでに完全に弛緩性伸展位				

*これらテストは股関節愛護の立場から、新生児期、初期乳児期には避けた方がよい。

図36　7種の姿勢反応

1975年厚生省はアメリカの学会の意見を入れ,「知的障害が発達期(おおむね18歳)までに現れるもの」とし,さらに1990年に「日常生活に支障が生じるため,何らかの援助を必要とする状態にあるもの」とした。

現在では「精神遅滞」を一般的な病名(症状名)として用いる。精神発達遅滞と呼ぶこともある。成人では「知的障害」という表現を用いる。

発達途上にある子どもの場合,将来的な予測にはあまり触れず,現時点の遅れの有無を中心に考えるのが普通である。しかし,単なる環境の影響や身体的疾患のために一時的に知的発達の遅れを示す場合があり,本質的に精神遅滞とは異なるものも含まれてしまうので,乳幼児期には慎重に対処すべきである。

(1) 原　　因

精神遅滞の半数近くは原因を明らかにすることはできない。医学的分類を**表22**に示す。発症の時期により,出生前,分娩周辺期,出生後に大別できる。軽度精神遅滞では原因不明なことが多い。重度精神遅滞の多くは出生前に要因がある。このなかでは染色体異常症が多く,なかでもダウン症候群がもっとも多い。

(2) 診　　断

精神遅滞は身体障害とは異なり,徐々に遅れが出てくることが多い。重症であればあるほど早期に遅れが明らかになる。乳児期は体が軟らかいなどの運動発達の遅れ,泣いたり笑ったりする原始的感情が未発達でいわゆる「おとなしい赤ちゃん」,手がかからない,周囲に対して関心が薄い,などで気がつく。乳児期の後半になっても,恐れや喜びといった感情が分化せず,人見知りが少ない。視線が合わないこともしばしばみられる。しかし,発達の遅れを家族が気がついてもいずれは追いつくと考えていたり,あるいは遅れを認めたくないという心情がみられることもあり,精神遅滞を診断しても家族が受容するまでにはさまざまな過程をとる。

(3) 対　　策

精神遅滞児の発達の向上を目的とした広義の治療を療育といい,文字通り治療と教育である。乳児期に行えるものは,運動の遅れを伴っている場合が多いのでリハビリテーションのような発達支援を行う。ダウン症候群のように予後が比較的知られている子どもには比較的早期から遊びを取り入れた療育を始める。

表22 精神遅滞の原因

I	感染と中毒による脳損傷	1. 出生前感染症（先天性サイトメガロウイルス症，風疹，梅毒，トキソプラズマ症など） 2. 出生後脳感染症（各種脳炎） 3. 中毒症（妊娠中毒症，有機水銀のような毒物ないし薬物による胎児障害，母体慢性疾患，高ビリルビン血症など）
II	外傷または物理的原因による脳損傷	1. 出生前損傷（放射線，低酸素症ほか） 2. 出生時機械的損傷 3. 出産周辺期および出生後低酸素血症 4. 出生後損傷
III	代謝または栄養障害	1. 神経系脂質蓄積症（ガングリオシド蓄積症，リポフスチン蓄積症ほか） 2. 糖代謝異常（ガラクトース血症ほか） 3. アミノ酸代謝異常（フェニールケトン尿症ほか） 4. ヌクレオチド代謝異常 5. 鉱質代謝異常（ウイルソン病ほか） 6. 栄養障害ほか
IV	出生後に起こる粗大脳症患	1. 神経皮膚形成異常（レックリングハウゼン病，スタージ・ウェーバー病ほか） 2. 新生物（腫瘍）ほか 3. 脳ロイコジストロフィー，その他の脱髄性疾患 4. 特殊線維路または特殊神経群の変性疾患（ハンチントン舞踏病，脊髄性失調症ほか） 5. 脳血管障害ほか
V	不明の出生前要因によるもの	1. 大脳の奇形（無脳症ほか） 2. 頭蓋顔面形成異常（無嗅脳症，コルネリヤ・デ・ランゲ症候群，原発性巨大脳症ほか） 3. 神経管閉鎖不全（髄膜脳瘤ほか） 4. 水頭症ほか
VI	染色体異常	（ダウン症候群，クラインフェルター症候群，ターナー症候群ほか）
VII	周産期疾患によるもの	1. 未熟児 2. 満期未熟児（低体重児） 3. 過熟児ほか
VIII	精神医学的障害によるもの	

（アメリカ精神薄弱学会，1973の分類より）

V. 栄 養

A. 乳児栄養の特徴

　　　小児の栄養を成人における栄養と比較すると，いくつかの特徴がある。第一に，生活に必要な熱量の他に発育・発達のための熱量が必要になる。第二に，発育に伴い栄養の質や食事の仕方が異なる。第三に，食事の形態が乳汁，離乳食，固形食へと変化していく。第

四に，食事を保護者が選択して与えるといったことがあげられる。特に乳児では，母乳栄養，人工栄養，離乳食と保護者にとっては成人食と別の特別食といったイメージがある。食文化は身体発育だけでなく，子育ての問題，子どもの心理的影響にもつながってしまう。

B．栄養所要量

　日本人の栄養所要量については，厚生省が公表している資料が広く用いられている。それによれば，栄養所要量とは十分な体力と健康を維持し，充実した生活活動を営むために，1日に摂取することが望まれる栄養素量を意味している（**表23**）。

　エネルギー所要量は，年齢が低いほど体重あたりのエネルギー所要量は大きくなっており，0（〜2）ヵ月は 120 kcal/kg，2（〜6）ヵ月は 110 kcal/kg，6（〜12）ヵ月は 100 kcal/kg である。

　蛋白質も乳児だけは体重あたりで示されている。炭水化物と脂肪の所要量は決められていないが，乳児では成人に比べて脂肪を摂取する量が多い。カルシウムについては乳児の摂取量は 0.5 g である。鉄は出生時には体内に貯蔵されているが，次第に不足していくので補う必要がある。

　水分は栄養素ではないが，乳児期では 150 ml/kg から月齢が経つに従い 100 ml/kg が目安である。

C．乳児期の摂食行動

　新生児の哺乳機能は原始反射に基づいて行われる。生後2ヵ月頃までは哺乳と呼吸を同時に行うので空気を飲み込むことが多く，排気をさせるようにする。離乳期近くなると，顎や舌で咀嚼することを覚え，嚥下も上手になってくる。乳児期後半の咀嚼運動は消化機能に重要で，幼児期の食生活に影響を与えるといわれる。

D．母乳栄養

　本来，子どもは母乳で育てるものである。牛乳が製品化されたのは明治時代，粉ミルクが輸入されたのは大正時代である。母乳の分泌が悪い母親は貰い乳をし，いわゆる乳母という存在があった。小児栄養学のなかで人工栄養について研究が進み，製品として著しい発展を遂げたのは第二次世界大戦後のことである。

　母乳栄養は完全栄養食であるが，生後5ヵ月頃になると母乳の成分だけでは栄養学的に不足するものが出てくる。しかし，親子関係の重要性からみた母乳栄養の意味づけとして母乳育児あるいは母乳保育といわれている。

表23 日本人の栄養所要量*

年齢(歳)	エネルギー(kcal) 男	エネルギー(kcal) 女	蛋白質(g) 男	蛋白質(g) 女	脂肪エネルギー比率(%)	カルシウム(g) 男	カルシウム(g) 女	鉄(mg) 男	鉄(mg) 女	ビタミンA(IU) 男	ビタミンA(IU) 女	ビタミンB$_1$(mg) 男	ビタミンB$_1$(mg) 女	ビタミンB$_2$(mg) 男	ビタミンB$_2$(mg) 女	ナイアシン(mg) 男	ナイアシン(mg) 女	ビタミンC(mg)	ビタミンD(IU)
0〜(月)	120/kg		3.0/kg		45	0.5		6		1300		0.2		0.3		4		40	400
2〜(月)	110/kg		2.4/kg		45	0.5		6		1300		0.3		0.4		6		40	400
6〜(月)	100/kg		2.8/kg		30〜40	0.5		6		1000		0.4		0.5		6		40	400
1〜	960	920	30	30				7	7	1000	1000	0.4	0.4	0.5	0.5	6	6		400
2〜	1200	1150	35	35				7	7	1000	1000	0.5	0.5	0.7	0.6	8	8		
3〜	1400	1350	40	40				8	8	1000	1000	0.6	0.5	0.8	0.7	9	9		
4〜	1550	1500	45	45				8	8	1000	1000	0.6	0.6	0.9	0.8	10	10		
5〜	1650	1550	50	50		0.5	0.5	8	8	1000	1000	0.7	0.6	0.9	0.9	11	10	40	
6〜	1700	1600	55	50				9	9	1200	1200	0.7	0.6	0.9	0.9	11	11		
7〜	1800	1650	60	55				9	9	1200	1200	0.7	0.7	1.0	0.9	12	11		
8〜	1900	1750	65	60	25〜30			9	9	1200	1200	0.8	0.7	1.0	1.0	13	12		
9〜	1950	1850	70	65			0.6	10	10	1500	1500	0.8	0.7	1.1	1.0	13	12		
10〜	2050	1950	75	70		0.6		10	10	1500	1500	0.8	0.8	1.1	1.1	14	13		
11〜	2200	2100	80	75		0.7		10	10	1500	1500	0.9	0.8	1.2	1.2	15	14		
12〜	2350	2250	85	75		0.8		12	12	1500	1500	0.9	0.9	1.3	1.2	16	15		
13〜	2550	2300	90	75		0.9		12	12	2000	1800	1.0	0.9	1.4	1.3	17	15		100
14〜	2650	2300	90	75		0.9	0.7	12	12	2000	1800	1.1	0.9	1.5	1.3	17	15		
15〜	2700	2250	90	70		0.8		12	12	2000	1800	1.1	0.9	1.5	1.2	18	15	50	
16〜	2750	2200	80	65		0.8		12	12	2000	1800	1.1	0.9	1.5	1.2	18	15		
17〜	2700	2150	75	65		0.7		12	12	2000	1800	1.1	0.9	1.5	1.2	18	14		
18〜	2700	2100	75	60	20〜25	0.7		12	12	2000	1800	1.1	0.8	1.5	1.2	18	14		
19〜	2600	2050	70	60		0.6	0.6	12	12	2000	1800	1.0	0.8	1.4	1.1	17	14		

*1 19歳まで
*2 15歳以上は中等度の生活活動

(厚生省,1995)

(1) 母乳栄養の現状

「母子衛生の主たる統計」によると,母乳栄養は1970年に史上最低となったが次第に上昇傾向がみられている(**表24**)。1975年,厚生省は三つのスローガンを掲げた。すなわち,「1.5ヵ月までは母乳で育てよう」,「3ヵ月まではできるだけ母乳のみでがんばろう」,「4ヵ月以降でも安易に人工ミルクに切り替えないで育てよう」である。ユニセフ・WHOは1989年に,母乳育児を成功させるための10ヵ条を呼びかけ(**表25**),これを実践している産科施設を「赤ちゃんにやさしい病院」とした。世界で7000以上の施設,わが国では1991年に国立岡山病院が認定され,その後いくつかの病産院が認定されている。

(2) 母乳の利点
a.消化・吸収・排泄に優れている

蛋白質では乳清蛋白のラクトアルブミン,ラクトグロブリンが多く,カゼインが少ない。

表24 乳児の月齢別，栄養状況（昭和35～平成7年）
Feeding of Infants by Age, 1960～1995

年次 Year		月齢 Month	総数 Total	母乳栄養 Breast Feeding	混合栄養 Mixed Feeding	人工栄養 Artificial Feeding
1960	昭和35	1～2月未満　1 month & over, under 2 months	100.0	67.8	8.7	20.5
		2～3月未満　2 months & over, under 3 months	100.0	59.3	11.6	25.7
		3～4月未満　3 months & over, under 4 months	100.0	53.4	15.6	27.1
1970	昭和45	1～2月未満　1 month & over, under 2 months	100.0	31.7	42.0	26.3
		2～3月未満　2 months & over, under 3 months	100.0	30.3	35.3	34.4
		3～4月未満　3 months & over, under 4 months	100.0	31.0	28.1	40.9
		4～5月未満　4 months & over, under 5 months	100.0	27.8	24.2	48.0
1980	昭和55	1～2月未満　1 month & over, under 2 months	100.0	45.7	35.0	19.3
		2～3月未満　2 months & over, under 3 months	100.0	40.2	29.4	30.4
		3～4月未満　3 months & over, under 4 months	100.0	34.6	24.9	40.5
		4～5月未満　4 months & over, under 5 months	100.0	29.8	18.0	52.2
1985*	昭和60	0ヵ月時　0 month	100.0	59.9	32.0	8.1
		1ヵ月時　1 months	100.0	49.5	41.4	9.1
		2ヵ月時　2 months	100.0	45.4	33.7	20.8
		3ヵ月時　3 months	100.0	39.6	32.0	28.5
		4ヵ月時　4 months	100.0	35.9	22.4	41.8
		5ヵ月時　5 months	100.0	33.4	18.8	47.8
		6ヵ月時　6 months	100.0	30.7	17.4	51.9
1990	平成2	1～2月未満　1 month & over, under 2 months	100.0	44.1	42.8	13.1
		2～3月未満　2 months & over, under 3 months	100.0	41.5	34.1	24.4
		3～4月未満　3 months & over, under 4 months	100.0	37.5	29.4	33.1
		4～5月未満　4 months & over, under 5 months	100.0	35.3	23.0	41.7
1995*	平成7	0ヵ月時　0 month	100.0	52.0	43.2	4.8
		1ヵ月時　1 months	100.0	46.2	45.9	7.9
		2ヵ月時　2 months	100.0	42.6	38.6	18.8
		3ヵ月時　3 months	100.0	38.1	34.8	27.1
		4ヵ月時　4 months	100.0	35.8	25.0	39.2
		5ヵ月時　5 months	100.0	33.8	21.4	44.7
		6ヵ月時　6 months	100.0	30.7	20.6	48.6

（注）乳幼児身体発育調査報告による。ただし，昭和35年の合計は100.0にならない。
　＊乳幼児栄養調査による。
　SOURCE：Surveys on the Growth of Infants and Preschool Children, 1960, 1970, 1980 and 1990
　＊ Surveys on the Nutrition of Infants and Preschool Children, 1985 and 1995
（厚生労働省雇用均等・児童家庭局母子保健課，監修：母子保健の主なる統計.母子保健事業団，2001より）

そのため，胃内における吸収がよい。カゼインは胃内で凝塊（カード）を作り，吸収を妨げることが知られている。アミノ酸組成ではシスチン，タウリンが多く，アミノ酸比に優れている。脂肪では牛乳に比較すると不飽和脂肪酸，特に必須脂肪酸が多く含まれている。炭水化物では乳糖が多く，腸管内を酸性に導きビフィズス菌の増加に役立っている。灰分が少なく，腎臓に負担がかかりにくい。こうしたことから，母乳は飲みすぎても消化器や腎尿路に負担をかけない。

表25　母乳育児を成功させるための10ヵ条

この10ヵ条は，お母さんが赤ちゃんを母乳で育てられるように，産科施設とそこで働く職員が実行すべきことを具体的に示したものです。

1. 母乳育児推進の方針を文書にして，すべての関係職員がいつでも確認できるようにしましょう。
2. この方針を実施するうえで必要な知識と技術をすべての関係職員に指導しましょう。
3. すべての妊婦さんに母乳で育てる利点とその方法を教えましょう。
4. お母さんを助けて，分娩後30分以内に赤ちゃんに母乳をあげられるようにしましょう。
5. 母乳の飲ませ方をお母さんに実地で指導しましょう。また，もし赤ちゃんをお母さんから離して収容しなければならない場合にも，お母さんに母乳の分泌維持の方法を教えましょう。
6. 医学的に必要でないかぎり，新生児には母乳以外の栄養や水分を与えないようにしましょう。
7. お母さんと赤ちゃんが一緒にいられるように，終日，母子同室を実施しましょう。
8. 赤ちゃんが欲しがる時は，いつでもお母さんが母乳を飲ませてあげられるようにしましょう。
9. 母乳で育てている赤ちゃんにゴムの乳首やおしゃぶりを与えないようにしましょう。
10. 母乳で育てるお母さんのための支援グループ作りを助け，お母さんが退院するときにそれらのグループを紹介しましょう。

(1989年3月14日 WHO/UNICEF 共同声明（ユニセフ訳）)

b．病原体に作用する諸種の物質を含んでいる

特に，出産後3～4日頃までに分泌される初乳には免疫グロブリン（IgA）が多く，腸管壁で細菌やウイルスに対して防御的に作用する。その他に，ラクトフェリン，リゾチーム，マクロファージなど感染防御に関連する物質が含まれている。

c．牛乳アレルギーになりにくい

牛乳（ないしは粉乳）の蛋白は異種蛋白であるので，腸管から高分子のまま吸収されると体内で抗体を産生してしまうことがある。その結果，抗原抗体反応を起こし牛乳アレルギーを生じることがあるが，母乳ではこうした心配がない。ただし，母親が摂取した牛乳成分が母乳を通して子どもに移行することがある（母乳による感作）ので，母乳栄養でアレルギー症状が出て食物アレルギーを疑う場合には，原因として母親の食物によるものが推測される。

d．母子のつながりを深める

子どもを胸に抱いてお乳を含ませることは母親と乳児に安心感を与える。現在では，出生後できるだけ早くから授乳するのがよいといわれている。

(3) 母乳栄養の実際

基本的には，表25のユニセフ・WHOの10ヵ条に基づいて行うとよい。しかし，現実には旧態依然とした方法を行っている産科施設がみられる。母乳栄養成功の3条件は，「早期授乳」，「頻回授乳」，「母児同室」である。

a．授乳開始

授乳開始の時期は出生後30分と勧告している。それまでの多くの教科書には，授乳開始は母親と新生児との状態がある程度安定するのを待って行うと記載されている。すなわち出生後6～12時間して初回授乳という場合が多い。

b．他の飲み物

新生児には母乳以外の栄養・水分を与えない。新生児期に粉乳や糖水を与えると，腸管や腎臓に負担をかけることになる。新生児の生理的体重減少は3～10％と教科書に書かれているところから，10％近くの体重減少がみられると脱水と考えてしまい，安易に糖水や粉乳を与えてしまう傾向がみられる。

c．頻回の授乳

子どもが欲しがる時に，欲しがるままの授乳をすすめる。自律授乳を基本とするという点が重要である。

一時代前，1914年にアメリカ政府刊行物の育児案内書「インファント・ケア」には，「赤ん坊は，生まれた時から，時計どおりに規則的に授乳すべきであり，授乳と授乳の間には，飲み水以外には何も与えられるべきではない」とあった。子どもの空腹度に合わせた自己要求型の授乳は，子どものわがままを増長させると信じられていたので規則的な授乳が勧められた。しかも母親は規則的に休めて楽であるという理由もあったようである。

1945年，スポック博士の育児書が一つの転機となり，赤ん坊の要求に合わせた授乳が基本になってきた。現在では，欧米諸国，日本でも，赤ん坊の要求やリズムに合わせた授乳方法が勧められている。

d．ゴムの乳首やおしゃぶりを与えない

哺乳し始めた新生児に人工乳首を与えると，乳頭混乱（母親の乳首と誤認）を起こし母乳保育に支障をきたしてしまうことが提唱されるようになった。

a～dを可能にするためには，産科施設における母児同室，すなわち母親と新生児が24時間一緒にいることが大切である。

(4) 母乳の欠点

a．母乳性黄疸

母乳中に含まれているホルモンの一種であるプレグナンジオールが肝臓のグルクロン酸転移酵素の活性を抑えるので間接ビリルビンが高くなり，遷延性黄疸をきたすといわれてきた。さらに，生後1週以内の早期黄疸にも関与しているとの研究もある。最近では長鎖不飽和脂肪酸が母乳中のリパーゼによって分解され，トリグリセライドと脂肪酸になり，ビリルビン代謝に影響するとも考えられている。しかし，母乳性黄疸は障害にはならない

どころか，活性酸素を無毒化することが報告されている。

b．ビタミンK欠乏症

生後1〜2ヵ月頃，ビタミンK欠乏による出血傾向，特に頭蓋内出血が知られるようになった。しかも母乳栄養児に多くみられる。成因として，母乳中のビタミンK含有量が少ない，ビフィズス菌優位の腸内細菌叢ではビタミンK産生が少ない，母乳中のリノール酸がプロトロンビン分泌を抑制するなどいくつかの理由があげられる。

1988年，厚生省ビタミンK欠乏性出血症研究班がビタミンKシロップの予防投与を提唱してから，それまで母乳栄養児2000：1の発症と推測されていたのが1/10以下に減少し，母乳を中止する必要はなくなった。

c．母乳中の環境汚染物質やウイルス

昔はDDTに代表される農薬やPCBが母乳中に分泌されて問題になった。最近ではダイオキシンに代表される内分泌撹乱物質が話題になっている。1996年，「母乳中のダイオキシン類の安全性および今後の母乳栄養のあり方について（厚生省）」の要旨では，「母乳中に一定のダイオキシンが含まれているものの，その効果および安全性の観点から今後とも母乳栄養をすすめていくべきである」としている。さらに，ダイオキシンは経胎盤移行がみられるとの報告があり，母乳を中止して解決する問題ではないようである。

母乳中のウイルスが問題になっているのはHTLV-1 (human T-lymphotropic virus type 1) とHIV (human immunodeficiency virus) である。HTLV-1は成人T細胞白血病の原因ウイルスである。HTLV-1による自然感染の第一は母児感染であり，おもに母乳による感染である。人工栄養でもキャリアとなることがある。母乳保育については，長期間授乳することの危険性は間違いないが，6ヵ月以下の短期間の授乳に関しての危険性については意見の一致をみていない。HIVの母児感染については，子宮内感染，産道感染，母乳感染があり，産道感染がもっともリスクが高いといわれている。しかし，母乳保育児では人工栄養児に比較し約2倍のリスクがあるという。一般的に，HIV感染の母親には人工栄養を勧めるが，HIV以外の感染症による死亡が高い発展途上国では母乳栄養を勧めている。

E．人工栄養

人工乳は試行錯誤を重ねて改善されてきた。小児保健学のなかで，栄養は重要な研究課題であった。そして，人工乳は栄養学的には母乳に匹敵するまでになってきた。母乳分泌が不足したり，母親の疾患などの理由でどうしても母乳を飲ませられない時に，やむを得ず人工栄養に頼らざるを得ない場合がある。こうした時に人工乳を使用する，あくまで代用食と考えるべきである。

人工栄養に頼らざるを得ない場合，正しく対処しなければならないので，人工乳について概説する。

(1) 人工栄養の歴史

　最近でこそなくなったが，母乳を与えられない場合は「もらい乳」が普通であった。20世紀に入って，牛乳による人工栄養が普及し始めた。しかし，下痢が多く危険なものとされ，大正時代から，牛乳を薄める方法がとられた。その一方，外国では技術の発展により加糖練乳（コンデンスミルク）や無糖練乳（エバミルク）なども製造された。わが国では育児用としては粉乳が発達していったので，練乳はあまり用いられなかった。国産の粉乳の第1号は大正6年であるが，当時はさほど普及してはいなかった。

　第二次世界大戦頃でも 1/2〜1/3 に薄めた牛乳に糖を加える方法がとられていた。牛乳を希釈，糖添加は現在の方式とさほど変わりはなかったが，品質の問題で栄養成績は芳しくなかった。

　本格的に粉乳がスタートしたのは昭和25年である。全脂粉乳70％に糖など30％を加える方法で始まった。特徴はビタミンの強化とソフトカード化（牛乳中の蛋白質はカゼインが多く胃の中で粗大なカード，すなわち凝固物を形成するので母乳と同じような微細なカードにした）である。昭和35年，特殊調整粉乳が開発され，現在に至るのである。特殊調整粉乳とは，母乳の組成に類似させるための必要な栄養素が含まれており，それまでの調整粉乳と異なり母乳化が目標とされた。主な改良点は，蛋白質の減量，脂肪を植物油に置換して消化吸収の改善をはかる，灰分の調整，ビタミンの添加などである。粉乳は必然的に特殊調整粉乳になり，調整粉乳は市場からなくなり，厚生省では昭和54年，特殊調整粉乳と調整粉乳を一本化する告示をした。粉乳はその後も改良が重ねられ，種々の微量元素の添加が行われている。わが国では，粉乳が人工栄養の主流であるが，欧米では液状乳が用いられているところがある。

(2) 調乳と授乳方法

　現在，粉乳は5社から製造市販されている。各社によって調乳濃度が異なるので，添付のスプーンを用いることになっている。家庭では授乳のたびに調乳するのが原則である。

　授乳方法の特徴は，月齢ごとに変えていた希釈方式から単一調整の方式に，規則授乳から自律授乳に変更された点である。以前の粉乳に比べて蛋白質は減量してあるが，母乳に比較するとまだ多い。牛乳蛋白の利用能が母乳蛋白に比べると劣るためである。授乳回数や授乳間隔は母乳栄養に準じて自律授乳でよいとされるようになった。自律授乳は乳児の自律授乳能の確立を前提としているが，生後1〜2ヵ月の乳児は摂食中枢の発達が未熟であり，飲み過ぎに注意する。人工栄養のほうが母乳栄養より肥満になるということはみられなくなったが，腎機能の未熟性から1日の哺乳量は 1000 ml を超えない位がよいであろう。

F．混合栄養

　母乳不足を補う意味で，粉乳を加える方法が混合栄養である。母乳を与えてから粉乳を

与える方法や1日のうちで母乳と粉乳を交互に与える方法などさまざまである。授乳後30分で泣いてしまったりしてつい母乳の分泌不足かと不安に思い，実際には母乳が必要量分泌されているのに粉乳を加えてしまうことがしばしばみられる。母乳不足の一番のサインは体重増加不良である。

G. 離　　乳

(1) 離乳の必要性

　　乳児期の前半は母乳栄養は完全栄養といえるが，月齢が進むにつれて乳汁のみでは栄養を補えなくなる。特に鉄分やカルシウムなどの無機質，ビタミンなどが不足していく。こうしたことから固形食へと移行していく過程が離乳である。

　　離乳の基本は，昭和33年に「離乳基本案」によって初めて示され，昭和55年に「離乳の基本」となり，平成7年に「離乳の基本」の見直し案「離乳のガイドライン」が発表された（表26）。母児を取り巻く社会的環境の変化，蛋白質所要量の改訂，フォローアップミルクの位置付けなどを背景として改訂に至った。

　　ベビーフードの普及により家庭での離乳食品の調理の煩わしさはなくなった。しかし，食品のバラエティーや味の変化の点では限りがあるので上手に利用していくのがよい。

(2) 離乳の開始

　　離乳の開始とは，初めてドロドロした食物を与えた時をいう。その時期はおよそ生後5ヵ月になった頃が適当である。果汁やおもゆを与えても，離乳開始とはいわない。もともと果汁を与える目的はビタミンCの補給であった。牛乳を希釈して与えていた時代や初期の粉乳の時代は，ビタミンCがほとんどなくなってしまっていたので，ビタミンCを補給する必要があった。母乳ではビタミンCが壊れておらず，現在の粉乳では十分に添加されているので，果汁は味ならしの意味しかない。

　　食物を見せると口をあける，モグモグするといった咀嚼運動が出てきているなどの摂食機能の発達を考慮し，早くても4ヵ月以降，およそ5ヵ月頃から開始するのが望ましい。舌の前後運動，舌の上下運動，顎の運動などの発達をみていくので，離乳食の調理形態を「ドロドロ状」，「舌でつぶせる固さ」などと表現する。

(3) 離乳の進行

　　離乳の開始後ほぼ1ヵ月間は，離乳食は1日1回与える。離乳食の後に母乳または育児用ミルクを子どもの好むまま与える。離乳を開始して1ヵ月が過ぎた頃から，離乳食は1日2回にしていく。生後9ヵ月頃から，離乳食は1日3回にし，歯ぐきでつぶせる固さのものを与える。この時期から離乳食が栄養の中心となる。離乳完了とは，形のある食物を嚙みつぶすことができるようになり，栄養素の大部分が母乳または育児用ミルク以外の食

表26 「離乳のガイドライン」

　この離乳の基本は，離乳を進める際の「目安」を示したものである。これを参考にして，乳児の食欲，摂食行動，成長・パターンあるいは地域の食文化，家庭の食習慣などを考慮した無理のない具体的な離乳の進め方，離乳食の内容や量を，個々に合わせて作ることが望まれる。すなわち，子どもにはそれぞれ個性があるので，基準に合わせた画一的な離乳とならないよう留意しなければならない。また乳児が嫌がる時には強制せず，楽しくおいしく食事ができるような環境，雰囲気づくりはきわめて重要である。なお，この時期はあまり肥満の心配はいらない。

1. 離乳の基準
   (1) 離乳の定義
   　　離乳とは，母乳または育児用ミルクなどの乳汁栄養から幼児食に移行する過程をいう。この間に乳児の摂食機能は，乳汁を吸うことから，食物を噛みつぶして飲み込むことへと発達し，摂取する食品は量や種類が多くなり，献立や調理の形態も変化していく。また摂取行動は次第に自立へと向かっていく。

   (2) 離乳の開始
   　　離乳の開始とは，初めてドロドロした食物を与えた時をいう。その時期はおよそ生後5ヵ月になった頃が適当である。

   〈注〉① 果汁やスープ，おもゆなど単に液状のものを与えても，離乳の開始とはいわない。
   　　　② 離乳の開始は児の摂食機能の発達等を考慮し，早くても4ヵ月以降とすることが望ましい。
   　　　③ 離乳の開始が遅れた場合も，発育が良好なら生後6ヵ月中に開始することが望ましい。
   　　　④ 発育が良好とは，頸のすわりがしっかりしている。支えてやるとすわれる。食物を見せると口を開ける。

   (3) 離乳の進行
   　　① 離乳の開始後ほぼ1ヵ月間は，離乳食は1日1回与える。離乳食の後に母乳または育児用ミルクを児の好むまま与える。離乳食の後以外にも母乳または育児用ミルクは児の欲するままに与えるが，その回数は5ヵ月では通常4回程度，ただし母乳ではもう1～2回多くなることもある。この時期は離乳食を飲み込むこと，その舌ざわりや味に慣れさせることが主な目的であり，離乳食から補給される栄養素量は少なくてよい。
   　　② 離乳の開始後ほぼ1ヵ月が過ぎた頃（生後6ヵ月頃）から，離乳食は1日2回にしていく。また生後7ヵ月頃からは舌でつぶせる固さのものを与える。母乳または育児用ミルクは離乳食の後に与える2回と，それとは別に3回程度与える。
   　　③ 生後9ヵ月頃から，離乳食は1日3回にし，歯ぐきでつぶせる固さのものを与える。離乳食の量を増やし，離乳食の後の母乳または育児用ミルクは次第に減量し中止していく。離乳食とは別に，鉄欠乏，腎への負担，蛋白質過剰などを考慮しつつ，母乳または育児用ミルクを1日に2回程度与える。

   (4) 離乳の完了
   　　離乳の完了とは，形のある食物を噛みつぶすことができるようになり，栄養素の大部分が母乳または育児用ミルク以外の食物から摂れるようになった状態をいう。その時期は通常生後13ヵ月を中心とした12～15ヵ月頃である。遅くとも18ヵ月頃までに完了する。

   〈注〉食事は1日3回となり，その他に1日1～2回間食を用意する。母乳はこの間に自然に止めるようになる。1歳以降は牛乳またはミルクを1日300～400 ml コップで与える。

2. 離乳期の食物
   ●食品の種類
   　　与える食品は，離乳の段階を経て種類を増やしていく。
   　　① 特に離乳の初期に，新しい食品を始める時には，茶さじ1杯程度から与え，乳児の様子をみながら増やしていく。
   　　② 離乳の開始の頃は米，次いでパン，じゃがいもなどでんぷん質性食品を主にする。
   　　　なお，調理法に気をつければ野菜，豆腐，白身魚，卵黄（固ゆでにした卵黄だけを用いる）。ヨーグルト，チーズなども用いてもよい。
   　　③ 離乳が進むにつれ，卵は卵黄から全卵へ，魚は白身魚から赤身魚，青魚へと進めていく。離乳中期から食べやすく調理した脂肪の少ない鶏肉，豆類，各種野菜，海藻を用いることもできる。ただし，脂肪の多い肉類は少し遅らせる。
   　　④ 野菜には緑黄色野菜を加えることが望ましい。
   　　⑤ 離乳後期以降は，鉄が不足しやすいので赤身の魚や肉，レバー（鉄強化のベビーフードなどを適宜用いてもよい）を多く使用する。また，調理用に使用する牛乳・乳製品の代わりに育児用ミルクを使用するなど工夫もする。

（平成6年度厚生省心身障害研究．1995を改変）

表27 離乳食の進め方の目安

区分			離乳初期	離乳中期	離乳後期	離乳完了期
月齢（ヵ月）			5～6	7～8	9～11	12～15
回数	離乳食（回）		1→2	2	3	3
	母乳・育児用ミルク（回）		4→3	3	2	※
調理形態			ドロドロ状	舌でつぶせる固さ	歯ぐきでつぶせる固さ	歯ぐきで噛める固さ
1回あたり量	I	穀類（g）	つぶしがゆ 30→40	全がゆ 50→80	全がゆ（90→100）→軟飯80	軟飯 90 →ご飯 80
	II	卵（個）	卵黄 2/3以下	卵黄→全卵 1→1/2	全卵 1/2	全卵 1/2→2/3
		または豆腐（g）	25	40→50	50	50→55
		または乳製品（g）	55	85→100	100	100→120
		または魚（g）	5→10	13→15	15	15→18
		または肉（g）		10→15	18	18→20
	III	野菜・果物（g）	15→20	25	30→40	40→50
		調理用油脂類・砂糖（g）	各0→1	各2→2.5	各3	各4

※牛乳やミルクを1日300～400 ml

（注）
1. 表に示す食品の量などは目安である。なお，表中の矢印は当該期間中の初めから終わりへの変化（例えば，離乳初期の離乳食1→2は5ヵ月では1回，6ヵ月では2回）を示す。
2. 離乳の進行状況に応じた適切なベビーフードを利用することもできる。
3. 離乳食開始時期を除き，離乳食には食品I，II（1回にいずれか1～2品）。IIIを組み合わせる。なお，量は1回1食品を使用した場合の値であるので，例えばIIで2食品使用の時は各食品の使用量は示してある量の1/2程度を目安とする。
4. 野菜はなるべく緑黄色野菜を多くする。
5. 乳製品は全脂無糖ヨーグルトを例として示した。
6. 蛋白質性食品は，卵，豆腐，乳製品，魚，肉などを1日に1～2回使用するが，離乳後期以降は，鉄を多く含む食品を加えたり，鉄強化のベビーフードを使用する。調理用乳製品の代わりに育児用ミルクを使用するなどの工夫が望ましい。
7. 離乳初期には固ゆでにした卵の卵黄を用いる。卵アレルギーとして医師の指示のあった場合には，卵以外の蛋白質性食品を代替する。詳しくは医師と相談する。
8. 豆腐の代わりに離乳中期から納豆，煮豆（つぶし）を用いることができる。
9. 海藻類は適宜用いる。
10. 油脂類は調理の副材料として，バター，マーガリン，植物油を適宜使用する。
11. 塩，砂糖は多すぎないように気をつける。
12. はちみつは乳児ボツリヌス症予防のため満1歳までは使わない。
13. そば，さば，いか，たこ，えび，かに，貝類などは離乳初期・中期には控える。
14. 夏期には水分の補給に配慮する。また，果汁やスープなどを適宜与える。

（平成6年度厚生省心身障害研究．1995を改変）

物から摂れるようになった状態をいう。離乳食の進め方の目安を**表27**に示す。

(4) 離乳上の問題

　離乳の進み方が上手くいかない場合，鉄欠乏が出現することがある。これは貧血にまで進まない検査上の鉄欠乏のこともある。鉄欠乏性貧血が続くと，精神発達や運動発達の遅れをきたすことがあるという理由から食事療法や鉄剤の投与を必要とする。牛乳はカルシ

ウム，リンを多く含むため，鉄と不溶性の化合物を生じ鉄の腸管からの吸収を妨げてしまう。一般に食物からの鉄の吸収率は低い。食物中の鉄は通常第二鉄の形で存在し，胃酸で遊離型の第二鉄イオン（不溶性）になり，さらに食物中の還元物質によって第一鉄イオンになり，溶けやすくなり主に十二指腸から吸収される。アミノ酸，蛋白質は鉄の吸収を促進するが，リン酸は鉄の吸収を阻害する。第一鉄の形で吸収された鉄は蛋白質と結合してフェリチンとなる。一方，母乳の鉄含有量は牛乳とさほど変わらないが，吸収率は牛乳の3～13％に対し50％と優れている。その理由は，リン化合物が少ないこと，乳糖およびビタミンCが多いことなどがあげられている。もちろん，母乳中の鉄は決して十分量ではないので，離乳が遅れると鉄欠乏になることがある。また，牛乳を乳児早期から与え続けると，時に牛乳蛋白による遅延型反応による消化管出血を起こすことが知られている。

(5) 断　乳

　離乳が完了した時，牛乳または粉乳を1日400 ml程度飲む。蛋白質やカルシウムの補給のためである。しかし，個人差が出てきており牛乳嫌いの子どももいる。一方，母乳は原則として止めたほうがよいとされてきた。ところが，無理に母乳を止めようとすると，母子ともにストレスになり悪影響をきたしてしまう。そこで，母乳推進派のグループからは断乳という呼び名を卒乳に改めようとする動きがある。子どもが飲みたいだけ飲んで，母子関係が良好であると自然に母乳から離れて卒業という思想である。

(6) フォローアップ・ミルク

　1970年，ヨーロッパで「離乳期食物の液状の部分」として使用するために発売された食品である。伝統的育児として乳児早期から牛乳を飲ませる習慣があり，鉄欠乏が問題になっていた。わが国でも約8年後に発売になり，「離乳期食物の液状の部分」というより「牛乳代替品」として容認されている。粉乳に比較して，鉄分やカルシウム，ビタミンCが強化されているが，蛋白質も多い。アメリカ小児科学会栄養委員会では「6～11ヵ月では，母乳か鉄を強化したミルクで十分で，フォローアップ・ミルクに特別利点があるとはいえない」と1989年に発表した。日本小児科学会でも使用するのであれば生後9ヵ月頃からと勧告している。

VI. 乳児の日常生活

A. 親子関係

　少子化が進み，子育ての状況が閉鎖的になりつつある現在，子育ては親子の問題だけで

はなく，社会的な問題でもある。母と子の絆（アタッチメント，愛着）が基本であるが，夫婦の共働きが増え新しい父親像も求められている。授乳，おむつ交換，おむつはずし，遊び，沐浴，眠りにつく時の語りかけなどによって子どもは，心身ともに安定した状態におかれる。

時代によって，子育ては変化していくものである。かつて，抱き癖をつけないというのが欧米の育児の特徴の一つであったが，今日ではスキンシップが強調されるようになっている。抱かれることによってわがままになるのではなく，子どもが安定していくものと考えるようになったのである。授乳に関していえば，「規則的な授乳」から「赤ん坊本位の授乳」へと変わっていった。離乳も一時は早期離乳が提唱された。断乳は「自然卒乳」へとなりつつある。排泄のしつけは，「早期排泄訓練」から「おむつは子どもが自主的にとれるのを待つ」ようになった。子どもの標準的な発育や発達が示される一方，個人差があることが育児書には記載されている。

基本的には，子ども主導のもとで育児を行う，親は子どもの教師ではなく，助手になりつつある。すなわち，「教え込む方法」から，親が子どもの要求に応えるといった面が出てきている。

B．基本的生活習慣

(1) 食　　事

乳児期前半の子どもにとって最大の欲求は哺乳である。受動的に乳を飲むのが食事行動である。そして欲しがる時に欲しがるままに乳を与えるのが現代の授乳方法である。乳児の空腹を満たしてあげること一つとっても，時代背景，衛生状態，哺乳瓶の存在，消毒技術，粉乳の改良などによって授乳方法は変わってきている。

4～6ヵ月になると，食べ物やスプーンなどに興味を示すようになる。口唇を使って，物を口に入れるという捕食，咀嚼，そして嚥下機能が獲得される。乳児期は重要な発育時期であるので，原則的にはカロリー制限はしない。しかし，世の中の趨勢としては果汁をあまり飲ませなくなっている。哺乳量が多い場合には離乳食を進めるなどの工夫をする。動物実験の結果を基に，離乳食の味付けを薄味にするように勧められている。

1歳頃になって，手と食器を使った自食練習が始まる。早い子どもで，「好き嫌い」が出始める。「好き嫌い」は離乳期以降に味や舌ざわりを経験するうちに作られていくものである。

非栄養性食行動として，「指しゃぶり」がある。胎児でも指しゃぶりは観察されている。生後2～3ヵ月，自分の指を見つめるようになる頃から指しゃぶりが始まる。乳児期の指しゃぶりは幼児期のものとは異なり生理的であるので，おもちゃで遊ぶようになるとあまりしなくなる。

(2) 睡　眠

　新生児では，昼も夜も睡眠と覚醒を反復する多相性睡眠であるが，年齢とともに睡眠は夜間に集中し単相性睡眠になる。1～2歳で，睡眠回数は2（～3）回である。夜間の睡眠時間は年齢による差が少ない。睡眠時間の多少は多相性睡眠から単相性睡眠に変化していくことによる，昼寝時間の長短の差といえる。睡眠時間は生後1ヵ月で，20時間前後，1歳で11～12時間であるが，個人差が大きい。

　乳児の睡眠中，眼瞼を動かしていたり寝たまま微笑んでいたりする「動睡眠」と体動の少ない「静睡眠」がある。それぞれ成人のレム睡眠とノンレム睡眠に該当する。成人ではレム期は睡眠時間の2割程度であるが，乳児では睡眠時間の半分がレム期といわれ，夜間のぐずりと関係している。

　成長ホルモンは睡眠と関係があり，ノンレム期の方が多く分泌される傾向がある。睡眠時に成長ホルモンが分泌されるようになるのは生後3ヵ月頃からで，胎児や乳児早期の身体発育には成長ホルモンは関与しないといわれている。

　乳児の寝かせ方は，わが国では仰臥位に寝かせることが多い。1980年代に，「うつ伏せ寝」の利点が育児雑誌に取り上げられた。また，未熟児保育や嘔吐しやすい子どもに医療の一貫として「うつ伏せ寝」が行われることがある。習慣として，「仰向け寝」と「うつ伏せ寝」が民族や時代によって揺れ動いてきたのである。1998年，厚生省では乳幼児突然死症候群（SIDS）の防止策として，母乳保育，保護者の禁煙とともに，仰向け寝を推進している。

　生後3ヵ月近くに，夕方から夜半にかけて衝動的に痛そうに激しく泣いて寝ないことがある。これを「3ヵ月疝痛 three month's colic」，「コリック」などと呼ぶ。この真の原因は不明であるが，そのなかの一部は腸内にガスが貯留したためと考えられている。乳児期後半に，夜中に何回も目覚めてぐずる「夜泣き」がある。あいまいな呼称をしているのが現状である。夜泣きの原因は空腹，濡れたおむつ，気温の変化などによることがあるが，原因不明の場合も多い。夜泣きに対しては，周囲の者は過剰に反応しないほうがよい。

(3) 排　泄

　一般に，尿意は膀胱内に尿がたまると，膀胱壁の知覚神経が刺激され，脊髄，視床下部へと伝えられる。軽度の尿意は交感神経によって抑制され，ある程度の尿がたまると副交感神経によって排尿される。新生児期には膀胱壁からの刺激は大脳まで伝わらずに脊髄で処理される。その後，月齢とともに大脳が関係していき，3～4ヵ月には覚醒時に排尿することが多くなる。1歳半位になると，こうした調節ができ始める。

　排便の方は以下のような機構から成り立っている。腸管を通過していくうちにつくられた便は下行結腸からS状結腸にたまるが直腸は空である。S状結腸にある程度便がたまり，食物が胃から十二指腸に入ると胃・結腸反射と十二指腸・結腸反射によって総蠕動が起こり，便は直腸に送り込まれる。直腸に一定量の便がたまると，直腸粘膜の骨盤神経を介して脊髄，大脳に伝わり，便意を生ずる。便意を生ずると，反射的に骨盤神経を介して，

直腸を収縮し，肛門括約筋を弛緩させ排便を促す。排便反射には随意的な声門の閉鎖と横隔膜，腹筋の収縮が加わる。乳児期には排便は随意的に抑制されないので，総蠕動のたびに排便がある。乳児がしばしば顔を赤くして息張っていることがあり，便秘によるものと誤りやすい。排便を保持するための神経発達の現れの場合がある。

乳児にしばしばみられる現象に排便回数が減り間隔が延長することがある。一般に排便回数が少なくても硬便でなければ，かつ排便に困難がなければ便秘と考えなくてよい。

排泄のしつけを始める時期については社会の間で認識のズレがある。1921年のアメリカの政府刊行物「インファント・ケア」には，排泄訓練は1歳までにはおむつを濡らさないように訓練でき，また多くの母親はもっと早く目標を達成できると書かれている。1947年の日本の育児書には，おむつは貴重品であるので早くから大小便のしつけをしておむつを汚さないようにしようと指導している。しかし現在では，おむつはずし，いわゆるトイレットトレーニングを始める時期は遅れて2歳前後が多くなっている。早期のトイレットトレーニングは，夜尿や便秘になりやすいことや心理的によくないことが指摘されたためである。目安は，子どもが排尿や排便をコントロールできるかという点である。

(4) 入浴・清潔

乳児の場合，入浴の目的は体を温めるというより体を皮膚を清潔にすることである。皮膚の新陳代謝が盛んで，汗腺や皮脂腺の分泌量が多い。一般には熱すぎない温度で短時間が適当といわれる。新生児期は，感染予防の点からベビーバスを用いる。生後1ヵ月頃になると，大人と一緒に入浴することが多い。入浴後の湯冷ましは風習の一つである。

乳児の皮膚は弱く，過敏な状態にあるので，湿疹やかぶれを生じやすい。環境の温暖化，コンクリートやサッシに囲まれた住宅環境，暖房器具の使用により乾燥肌をみるようになった。そこで，皮膚を清潔にする，しっとりとした皮膚を保つ，紫外線を防ぐなどのスキンケアが必要になってくる。石鹸を用いてソフトに洗い十分にすすぐ，季節や皮膚の状況によって保湿剤を使用する，直射日光を浴びないなどの対応が望ましい。

(5) 日光浴と空気（外気）浴

栄養状態が悪かった時代，くる病予防として日光浴は生後2カ月頃から開始されることが推奨された。紫外線が皮膚のプロビタミンDを活性型ビタミンDに転化し，腸管からのカルシウムを吸収するので有益であった。しかし現在では，ビタミンD欠乏性くる病はほとんどなくなったので，日光浴の意義はきわめて少なくなった。反対に，紫外線によりDNAの損傷をきたし皮膚がんの増加が発表されるようになり，弊害のほうが強調されている。高齢者時代を迎え，子どもの日光浴はほどほどにという時代になった。

空気（外気）浴の目的は，子どもの皮膚を外気にあて粘膜や皮膚を鍛錬する，さらにはいろいろな景色を見せて刺激を与えるなどと説明されてきた。日光浴に先だって生後1ヵ月頃から行われてきた。しかし，科学的根拠は認められておらず，疾病予防にどの程度関与してきたか不明である。保護者と乳児のスキンシップのひとつで風習と解釈できる。

(6) 代表的な育児用品

室内で乳児を遊ばせておく場合，しばしば使用されるのが歩行器と「おしゃぶり」である。歩行器は生後半年頃から歩行するまで使用される。行動半径が広くなるのでこれに乗せておくと乳児は喜ぶ。しかしブレーキが利かないので，事故の可能性があることと体重移動によって容易に動き平衡感覚の観点からは歩行の練習にはならないと思われる。子どもが泣き叫ぶ時に「おしゃぶり」を与えると，満足し機嫌がよくなる。いずれの用品も使用して悪いことではないが，ほどほどにというところであろう。

時代とともに乳児が家族と一緒に外出することが多くなっている。チャイルドシートの取り付けが法制化されるに至った。おんぶが少なくなり，ほとんどが前に抱っこする形である。抱っこバンドは頸がしっかりしてから用いるのがよい。かつて乳母車が用いられていたが，現在では折り畳み式のベビーカーが用いられる。乳児を平らに寝かせられるA型と腰掛け式のB型がある。A型は2ヵ月から，B型は7ヵ月から使用するとなっている。

VII. 乳児と社会

A. 乳児の健康診査（健診）と保健指導

乳児の健康診査には，一般医療機関で行われるもの（私的健診）と母子保健法の規定に基づいて行われる健診や市町村が独自に行う健診（公的健診）があった。1997年，改正された母子保健法の実施により，後者の保健所主導で行われてきた健康診査については市町村（保健センター）で行われるようになった。地域によっては，一般医療機関に委託して個別健診として実施できるようになってきている。その結果，保護者は医療機関を選ぶことができ，乳児の保健指導と疾病の治療が同一の医療機関で受けられるというメリットがある。「乳児健康診査」の経済的な面での国負担の基準として，0歳の時に2回と決められている。

(1) 健康診査と保健指導の目的

今までの健診は疾病の早期発見，早期治療を目的として実施されてきた。1966年に厚生省児童家庭局から「乳幼児の健康診査および保健指導に関する実施要領」が通知されている。しかし，少子化に代表される社会情勢の変化とともに，疾病対策だけでなく健康の保持および増進をはじめとして子育て支援など，総合的な広い視野へ向かっている。したがって，健診でみつかるボーダーライン児や軽微な症候のみられる子どもに対する保健指導あるいは相談に気軽に応じて，保護者の育児不安を軽減するように努める。こうして，

健診に携わるものは，日本人の育児観，子どもの個性，各月齢の発達，保護者の背景を理解して対応する時代になった。すなわち，健康診査や保健指導は簡単なようで奥が深い内容である。

(2) 健診の内容

発育・発達の指標となるキー・マンス（key month）に実施される。異常を発見しやすい月齢であり，乳児期では，1ヵ月，3～4ヵ月，6～7ヵ月，9～10ヵ月に行われることが多い。

a．1ヵ月健診

1ヵ月健診のほとんどは出生した産科施設ないしは病院小児科で個別に行われている。産科を退院して母親の産後の検診と併せて予約する場合が多く受診率は高い。子どもにとっては初めての外出であることが多いので，医療側はスムースな流れが望ましい。1ヵ月は発達面であまり明らかな指標がないのでキー・マンスとはなっていない。栄養方法や体重増加が順調であるか確認することがほとんどであるが，新生児期に見過ごされた疾患やこの時期に発見される心疾患を念頭に置いて対応する。疾患の発見は重要であるが，保護者の抱いた不安や疑問を解消して，特に母子関係をサポートすることが必要である。問診，身体計測，一般診察，ビタミンK投与，栄養相談など各施設の特徴を活かした健診が行われている。

b．3～4ヵ月健診

多くの市町村（保健センターが中心）で最初に実施される健診が3～4ヵ月健診である。問診，身体計測，一般診察は必ず行われ，他に栄養相談や保護者の交流の場として利用できるよう工夫されている。発達面ではほとんどの子どもで頸がすわる。笑顔，固視，追視もほとんどでき，ガラガラの音や両親の声に対する反応も出てくる。モロー反射などの原始反射の大部分は消失する。重症の脳障害をスクリーニングできる時期である。しかし，周産期異常のあった子どもでは，一時的に症状が消失する時期（silent period）でもあるので，なおもフォローが必要である。第一子では，保護者の育児全般に対する不安が訴えとなることが多く，リラックスして対応する。

c．6～7ヵ月健診

個別健診が多い。問診票によるスクリーニング，身体計測，一般診察や栄養相談が主である。発達面では，寝返り，介助坐位，物を手から手に持ち替える，欲しい物に手を出すなどが観察点である。顔にかけた布を手で取り払うテストは精神発達をみるのによい検査である。食事面では，離乳食が始まっている時期である。

d．9～10ヵ月健診

健診の内容は6～7ヵ月健診と同様で，個別健診が多い。発達面では，四つ這いの動作，つかまり立ちから伝い歩きの粗大運動，指先で小さな物をつまむ動作などの微細運動を観察する。子どもの視線を含めた行動観察が重要になる。

e．12ヵ月健診

　12ヵ月は発達をみてスクリーニングするのには適当なキー・マンスではない。しかし，発育や子育てのうえで「お誕生日までに」という一つの目標地点になり，医学的というよりも社会的に意義のある時点といえる。

　健診の内容はそれまでと変わりないが，歯科保健を取り入れているところもある。運動発達の面では，伝い歩きや独り立ちが可能で，発達の早い子どもでは歩き始めている。精神発達の面では，周囲への関心が高まり，「バイバイ」や「チョーダイ」に反応する。単語が出始める。

B．育児支援

　育児支援とは文字通り子育てを支援することである。第二次世界大戦が終わって経済状態や衛生状態が向上するにつれ，疾病構造に変化が出た。核家族化，都市化が始まり，子どもを取り巻く環境が変わり，子育ての面でも種々の問題が生じ始めた。すなわち，重症感染症が減少した反面，母親の育児不安，食生活の変化，外遊びの減少，子どもの情緒不安など育児上の問題が指摘され始めた。

　平成の時代に入って，厚生省ではエンゼルプランを考案し実施している。そのなかで，子育て支援という言葉が用いられ，1）子育てと仕事の両立支援，2）家庭内における子育て支援，3）子育てのための住宅および環境の実現，4）ゆとりある教育の実現と健全育成 5）子育てコストの軽減，をうたっている。

　指導と支援という言葉は同じようで異なっている。それまでのものは指導であった。指導とは教科書どおりにベストな方法を教えることである。多くは欠点が指摘されたりして，理論的にはもっともであっても実際にはうまくいかないことがあり，場合によっては余計なお世話になりかねなかった。一方，支援とは全体の状況を把握しながら育児がうまくいくように到達可能な目標を見つけながら手助けすることである。特に，子どもの良い点を見つけ，伸ばしてやり，多少の誤りには目をつぶる。たとえ，教科書どおりにいかなくても子どもに合ったベターな方法を勧める。育児不安を持っている親には適切に対応し，親が自信を持って育児を進めるように手助けするのが望ましい。

C．親子関係の障害と虐待

　被虐待児症候群，および養育の拒否放棄怠慢を意味するネグレクトが医学的に社会的に関心がもたれるようになった。こういったケースは増加しつつあり，低出生体重児に対する虐待の頻度が高いことが知られている。最近では乳児への虐待が増加傾向にある。虐待する親は実母が多い。重症虐待例も多くなり，この場合は軽症例に比較して父親による虐待が多いことが特徴である。骨折，皮膚損傷，頭蓋内出血などで発見されることが多いが，発育障害，発達遅滞，情緒障害，問題行動もしばしばみられる。また，暴力は振るわない

が，養育を拒否したり，子どもを置き去りにする，子どもを無視したり，心の傷を与えることがある。これは愛情枯渇症候群（deprivation）とも呼ばれる。

1990年に児童虐待防止協会ができ，増加傾向がみられるため，「子ども虐待防止センター」，「虐待110番」も設立されている。1998年，厚生省から「児童虐待等に関する児童福祉法の適切な運用について」という通知が出され，児童福祉法第25条に基づく保護を有する児童の通告義務をすすめている。医療施設，福祉施設などの機関が協同歩調で家族に援助していくことが必要になることと，発生予防に努めねばならない。

D．乳児の事故

わが国では，欧米と比較して4歳以下の事故死亡が多いことが知られている。乳児期は行動範囲が狭いので，ほとんどが保護者の不注意で生じる。0歳では機械的窒息，1～4歳では溺死が多い。

死に至らない事故のうち，異物誤嚥では畳や座卓という日本の生活様式によるのであろうか手近なタバコによるものが多い。気道異物では食物，ことに豆類が多い。

事故による死亡は減少しつつあるものの，疾病による死亡の減少に比較すると顕著ではない。死亡に至らない事故の発生数は死亡事故の約1000倍といわれており，事故防止対策である安全管理，安全指導が重要である。

E．自然環境

生活環境として，快適な状態は気温18～22℃，湿度45～60％といわれる。できれば，気温や湿度の変化を体験させる育児がよい。しかし子どもの場合，季節に影響される疾患が多い。最近では季節差が不明瞭になりつつあるが，依然みられる急性疾患がある。代表的なものは冬期に流行するインフルエンザ，同時期のRSウイルスによる毛細気管支炎，ロタウイルスによる乳児下痢症，そして夏期に流行する手足口病，プール熱，ヘルパンギーナなどは有名である。麻疹や風疹はその合間に流行をみたが，最近では季節的関連は薄くなった。その他に，子どもでは季節の変わり目，特に秋には気管支喘息が多く発症しやすい。

F．予防接種

(1) 予防接種の必要性と経緯

罹患すると重症度の高い疾患（合併症ないし後遺症を含めて），強い感染力を有する疾患，効果的治療法がまだ見つからない疾患に対して予防接種の役割は大である。過去，致命率が高く感染力の強い天然痘は予防接種の力で撲滅された。さらにポリオも世界的に根

表28 各種予防接種一覧表

対象疾病 (ワクチン)		対象年齢	標準的な接種年齢[1]	接種 回数	間隔	接種量	方法	備考
ジフテリア 百日咳 破傷風	沈降精製[2] DPT ワクチン	I期初回 生後3〜90ヵ月未満	生後3〜12ヵ月	3回	3〜8週	各0.5 ml	皮下[3]	・第I期で接種間隔があいた場合は、すべての やり直しはせず規定の回数を接種する
		I期追加 生後3〜90ヵ月未満 (I期初回接種(3回)終了後、 6ヵ月以上の間隔をおく)	I期初回接種(3回)後、 12〜18ヵ月	1回		0.5 ml		
		2期 11・12歳(DTトキソイド)	小学校6年(12歳)	1回		0.1 ml		
	DT トキソイド	I期初回 生後3〜90ヵ月未満	生後3〜12ヵ月	2回(沈降) 3回(液状)	4〜6週(沈降) 3〜8週(液状)	各0.5 ml	皮下	・DTトキソイドは百日咳に罹患したことが明 確な者およびジフテリア、破傷風の第2期に 使用する
		I期追加(I期初回接種終了後、 6ヵ月以上の間隔をおく)	I期初回接種後、 12〜18ヵ月	1回		0.5 ml		
		2期 11・12歳	小学校6年(12歳)	1回		0.1 ml		
ポリオ		生後3〜90ヵ月未満	生後3〜18ヵ月	2回	6週以上	各0.05 ml	経口	・下痢がある場合は延期する ・服用直後に吐き出した場合は再服用させる ・通常、春と秋に2回行う
麻疹		生後12〜90ヵ月未満	生後12〜24ヵ月	1回		0.5 ml	皮下	・麻疹の予防接種は、標準的な接種年齢のうち、 できるだけ早期に行う ・流行時には生後12ヵ月未満の者に対しても 任意接種として行うことができる。この場合 定期接種を標準的な接種年齢の間に行う[4] ・ガンマグロブリン注射を受けたものは3ヵ月 (大量療法[5]の場合6ヵ月)後に行う
風疹		生後6〜90ヵ月未満 12〜16歳未満[7] (2003年までに経過措置)	・生後12〜36ヵ月 ・小学校1年[6] ・中学生[7]	1回[8]		0.5 ml 0.5 ml	皮下 皮下	・幼児について行う風疹の予防接種は、麻疹接 種の後に行うことを原則とする ・中学生の男女とも対象となる ・小中学生については以前に風疹の予防接種を 受けたことがある場合は接種を行わない
日本脳炎		I期初回 生後6〜90ヵ月未満 (I期初回終了後おおむね1年おく) 2期 9〜13歳未満 2期 14・15歳	3歳 4歳 小学校4年(9歳) 中学校2年(14歳)	2回 1回 1回 1回	1〜4週	0.5 ml (3歳以上) 0.25 ml (3歳未満)	皮下	

1) 標準的な接種年齢とは、「予防接種実施要領」(厚生省保健医療局長通知)の規定による。
2) ジフテリア、百日咳、破傷風の予防接種の第I期は、原則として、沈降精製百日咳ジフテリア破傷風混合ワクチンを使用する。
3) DPT混合ワクチンの接種部位は上腕伸側で、かつ同一接種部位に反復して接種することはできるだけ避け、左右の腕を交代で接種する(ワクチンはアルミニウム塩に吸着されているので注射局所のアルミニウム塩の吸収が遅く、硬結が1〜2ヵ月も残存することがある)。
4) 生後12ヵ月未満の者が任意接種を受けた場合、母親からの移行抗体の影響で予防接種による免疫が付与されない可能性を考えて定期接種を行う。
5) ガンマグロブリンの大量療法とは、川崎病の治療等に使う200 mg/kg以上を指す。
6) 平成8〜11年度には小学校1年生で生後90ヵ月以下の者について行う。
7) 中学生について行う風疹の予防接種は、平成7年4月1日から平成15年9月30日までの間、昭和54年4月2日から昭和62年10月1日までの間に生まれた12歳以上16歳未満の者について行う。
8) 風疹の予防接種は生涯を通じて1回行う。

絶計画が進んでいる。現在では麻疹など子どもが罹患するのがあたり前とされていた感染症の予防対策へと予防接種の戦略が変わってきた。もちろん，将来，麻疹に対する特効薬が発明され治癒する疾患になれば予防接種は見直しになるであろう。

一方，予防接種に対する副反応を避けることはできない。天然痘は第二次世界大戦以降，種痘の普及とともに減少し昭和30年代にはみられなくなった。しかし種痘を続けていくうちに種痘後脳炎が表面化した。種痘禍をきっかけに他のワクチンの副反応による後遺症も社会問題化し，国は法的責任を認め，1994年の予防接種法の改正にまで影響を与えた。現在，予防接種法には5年ごとの見直し規定がある（表28）。

予防接種の考え方としては，集団防衛から個人防衛へ，集団接種から個別接種へ，義務接種から勧奨接種へと変わってきた。また，予防接種による健康被害については健康被害救済制度が適用されるに至った。

(2) 予防接種の種類

ワクチンは大別して3種類に分けられる。

a．弱毒生ワクチン

病原体を継代培養して弱毒化させ，そのまま利用したのが生ワクチンである。自然感染と同様に，長期間にわたって免疫が続き，細胞免疫，液性免疫とも獲得できることから「症状が出ない程度の当該疾患に感染させる」ものと解釈できる。すなわち，終生免疫を有する疾患に対しては感染予防の働きがある。ただし，弱毒化といっても病原性が完全にないわけではないので，その疾患に罹患したのと同様な症状が軽度に出現することがある。それが稀に激しく出ると，副反応による健康被害につながってしまう。予防接種実施要領（厚生省保健医療局長通知）の規定で，標準的な接種年齢として乳児期に行われている現行の生ワクチンはポリオで，他に結核予防法のBCGがある。

b．不活化ワクチン

培養した病原体を薬剤や熱で殺し（不活化），精製したのが不活化ワクチンである。不活化されたものは粒子で不溶性のため，生ワクチンに比べると局所反応が現れることがある。液性免疫を産生するが，細胞免疫を産生しない。そのため，病原体が血中に入ってきた時には有効であるが，病原体の感染そのものを防御できない。すなわち，病気の発症を抑えることを可能にするワクチンであるので，どちらかというと症状を軽減させる効果がある。追加免疫をすることによって有効な血中抗体が維持できるので，数回の注射が必要になってくる。

細菌が産生する毒素をホルマリンで不活化して毒性をなくしたものがトキソイドであり，不活化ワクチンといえる。細菌の種類によっては，組織破壊は大したことがないのに重症になることがある。それは細菌が強力な毒素を産生するからである。そのため，毒素に対する免疫をつくれば症状を軽減できる。ただし，トキソイドの働きは毒素の反応を抑える抗体を産生することにあるので，感染防御には役立たない。ジフテリア，破傷風がこれにあたる。

感染防御のためには，全ウイルスまたは全菌体を必要とするわけではなく，ワクチンの副反応に関連する成分をできるだけ除いたほうが望ましい。全菌体ワクチンに対して，こうして精製したワクチンを精製ワクチンまたはコンポーネントワクチンと呼び，現行の百日咳ワクチンとインフルエンザワクチンがある。なお，現行の精製百日咳ワクチンはトキソイドに近くなっている。

B型肝炎ワクチンには，血清由来の不活化ウイルスを有効成分とするワクチンと遺伝子組み換えによる酵母由来のワクチンがある。

標準的な接種年齢として乳児期に行われている現行の不活化ワクチンはジフテリア・百日咳・破傷風の三種混合ワクチンがある。任意接種として，インフルエンザワクチンとB型肝炎ワクチンがある。

(3) 予防接種の効果と副反応

a．感染防御か症状軽減か

予防接種の効果を評価する場合，感染と罹患を区別したほうがよい。病原体が体内に入り増殖することを「感染」，そのために症状が発現することを「罹患」という。感染しても発病しない状態を不顕性感染という。予防接種で感染自体を防ぐことができれば理想であるが，必ずしもそうはいかない。生ワクチンのほとんどは感染を防ぐが，不活化ワクチンは感染防御できない。それでも症状を軽減させるのでワクチンの価値はあるが，感染を受けた人が他人に移してしまう可能性はゼロとは言えないのである。

b．予防接種の効果が期待できない感染症

麻疹は一生に1回しか罹患しないのが通常である。終生免疫ができるからである。これに対して，インフルエンザをはじめとする上気道感染症などは何度も罹患する。反復して罹患するのは免疫が十分に持続しないからである。予防接種による免疫効果は自然感染による免疫より弱いので，自然感染で免疫が十分にできない疾患にワクチンをつくるのは今のところ困難である。

c．添加物や夾雑物に対する反応

ワクチンには，有効成分の他に安定剤（ゼラチン，ヒトアルブミンなど），保存剤（チメロサールなど），培地成分，抗生物質などが含有されている。これらの添加物に対して生体が反応することがあり，すべてがワクチンの副反応とみなされてしまう。1990年代後半になって，ゼラチンによる即時型アレルギー反応（蕁麻疹，アナフィラキシーなど）が問題になった。ゼラチンは食品，注射薬などの医薬品に含まれているので感作されることがある。ワクチンによる即時型アレルギー反応を起こした場合にはゼラチンIgEが陽性になる。1999年から漸次ゼラチンフリーのワクチンに切り替わりつつあり，今後，副反応は減っていくであろう。

d．ワクチン自体の有効成分に対する副反応

生ワクチンは生体が感染を受けた状態を人工的に作るものである。それゆえ，感染による反応を起こさないワクチンはないといってよい。もちろん，不顕性感染の状態にするの

表 29　予防接種の不適当者および要注意者

1. 予防接種を受けることが適当でない者（接種の不適当者）（省令で規定）
    ① 明らかな発熱を呈している者
    ② 重篤な急性疾患にかかっていることが明らかな者
    ③ 当該疾病にかかる予防接種の接種液の成分によって，アナフィラキシーを呈したことが明らかな者
    ④ 急性灰白髄炎（ポリオ），麻疹および風疹にかかる予防接種の対象者にあっては，妊娠していることが明らかな者
    ⑤ その他，予防接種を行うことが不適当な状態にある者
2. 接種の判断を行うに際し注意を要する者（接種の要注意者）（通知で規定）
    ① 心臓血管系疾患，腎臓疾患，肝臓疾患，血液疾患および発育障害などの基礎疾患を有することが明らかな者
    ② 前回の予防接種で2日以内に発熱のみられた者または全身性発疹などのアレルギーを疑う症状を呈したことがある者
    ③ 過去にけいれんの既往のある者
    ④ 過去に免疫不全の診断がなされている者
    ⑤ 接種しようとする接種液の成分に対して，アレルギーを呈するおそれのある者

（厚生省．1998 を改編）

が望ましい。生ワクチンには潜伏期をおいた後に出現してくる病原体特有の副反応がある。麻疹ワクチン接種後10日前後の発熱や発疹，ポリオ生ワクチン後のワクチン関連ポリオなどである。しかし，日数が経ってから現れてくる症状はワクチンの副反応か，他の原因による紛れ込みか判断することは容易ではない。

不活化ワクチンの有効成分に対する副反応が現れることがある。以前は全菌体ワクチンであったのが技術の向上によりコンポーネントワクチン，高度精製ワクチンが開発されて重症副反応はほとんどなくなった。しかし，DTPワクチンに対する局所におけるアレルギー反応として，注射部位の発赤，腫脹が時に起こる。注射の回数を重ねるにつれて局所反応が増強する。これは湿布程度で消退していく。

(4) 予防接種不適当者

予防接種法の改正とともに改められてきた。1976年の改正では，個人防衛の時代とともに慢性疾患の子どもにも接種できる配慮がなされた。けいれん体質，アレルギー体質といったあいまいな表現を避け，けいれんについては1年以内のけいれんの既往と具体的な表現になり，ある疾患を有する子どもに対してのみ予防接種を禁忌とした。さらに1995年の予防接種法改正施行では，それまでの「予防接種の禁忌」という条項から，「予防接種不適当者，要注意者」となり，よりはっきりとした文言となった（**表29**）。

Ⅷ. 子育てに関する知識

子育てに関する基礎意識としては，子どもの成長に関するもの，病的といえるほどではない徴候，慣習として行われてきたものなどさまざまなものがある。

A. 発育・発達に関する諸問題

(1) 体格の将来予測

一般に，身長は遺伝的要素が大きいといわれている。両親の身長から子どもの目標身長を予測する計算式，子どもの骨年齢と暦年齢から成人になった時の予測値の計算式などが発表されている。しかし乳児期から将来を予測するのは困難である。乳児期の発育値はむしろ出生時の体格や子宮内発育遅延による影響が残っているので，子宮内発育遅延が認められた子どもはその原因によって多少の将来予測ができる程度である。また，成長ホルモン欠損の母親から生まれた同疾患の新生児の身長・体重とも正常であるところから，胎生期から乳児前半の身長には成長ホルモンは関与していないことが判明している。

体重については環境要因が大きいといわれる。子どもの肥満も成人と同様に脂肪細胞の増加を伴うものである。運動がある程度できるようになってからの幼児の肥満は成人になってもその傾向が続くとされている。乳児肥満に関してはそのままあてはまらず，肥満をコントロールしないのが普通である。

(2) 這わない子ども

多くの赤ちゃんは生後7〜9ヵ月になると，肘這いから四つ這いができるようになる。なかには，ハイハイをしないで，坐ったままの姿勢でお尻をズリズリさせながら前進する子どもがいる。また，支えなしでは坐位がとれず，立位にし腋下懸垂の姿勢をみると空中で下肢を前方に伸展させ，「平行棒の選手が足を前方に伸ばし静止した状態」の姿勢をとる。こうした子どもは，独り立ちや独歩が普通の子どもに比べると遅れてしまうが，将来的には運動面や知的な面では問題がない。英語で「シャフリング・ベビー」と呼ぶ。運動発達のバリエーションであるが，研究者によっては，微細運動に比較して粗大運動が遅れているので「解離性運動発達遅滞」とも呼んでいる。シャフリング・ベビーの原因は明らかではないが，家族性の場合や保育環境が影響している場合がある。

稀ではあるが，這わない子どものなかには，脳性小児麻痺や精神発達遅滞なども含まれるので，他の徴候を十分に観察しなければならない。

(3) 乳児の発声，喃語

赤ちゃんの自然発声を喃語と呼んでいる。生後4～8週頃から「アー」，「ウー」という母音が主であるが，「アクン・アクン」，「オクン・オクン」と聞こえる発声音もある。ハトの声に似ているところから，英語では「クーイング，cooing」と呼ぶ。4～6ヵ月頃になると，口唇や舌を使って「マン・マン」，「ダー・ダー」，「アブー」などと発声したり，m，k，g，p，bなどの子音が使えるようになる。10ヵ月頃になると，他人の声を真似るようになる。唇を震わす動作，舌打ちなどもみられる。いわゆる「オウム返し」であるがアクセントまでは真似することは難しい。

喃語の発達が悪いというだけで，聴力障害や言語障害さらには知的障害を発見することは困難である。周囲の話しかけなどにどのように反応するかが重要である。

(4) 味　　覚

新生児でも甘味と塩味に対して異なった反応を示すという。こうした味覚に対する反応は生後3～5ヵ月頃に減弱することが確かめられている。すなわち，新生児の味覚反応は原始反射の一つであると考えられ，次第に消失していくようである。食べ物に対する好き嫌いは離乳食が進んだ頃，早い子どもで1歳頃から出現してくる。

(5) 腹部の膨満と臍ヘルニア

乳児のほとんどは腹部が膨隆している。新生児では，哺乳するのと一緒に呼吸をしている。新生児期から乳児期前半にかけては，哺乳の時に胃に飲み込んだ空気を排気しづらい。その空気は胃から腸へと行き，貯留すると腸管の内圧は高くなり，腹部膨満の状態となる。臍の部分は筋肉，筋膜，皮下脂肪がないため，腸管の内圧が高くなると腹膜や皮膚に覆われた腸管が体の外へ脱出してしまうのが臍ヘルニアである。離乳が進んでいくと，空気を一緒に嚥下する哺乳運動は減少し，排気は上手になり，腹直筋の緊張も高められていくので腹部膨満はさほど目立たなくなり，臍ヘルニアはほとんど改善していく。

一般に，腸内ガスは飲み込んだ空気が2/3程度を占め，残りは血液からの拡散によるガスと腸管内での発酵および腐敗によるガスといわれている。成分的には，大量の窒素，少量の酸素，他に二酸化炭素，水素，メタン，硫化水素などからなる。

生後3ヵ月頃，突然痛そうに泣き始めてなかなか泣き止まないことがある。これを「3ヵ月疝痛」，「コリック」などと呼ぶ。その原因の一つにガスの貯留による腹痛があげられている。もちろん，器質的疾患を除外できた場合のことである。

(6) 便の色調

新生児期～乳児期の子どもの便の色は黄色～黄金色である。これは便のなかの胆汁色素の一つのビリルビンによるものである。時々，緑色便になることがあるのは，ビリルビンが腸管内で酸化されてビリベルジンになったためである。酸化されるのは主に腸内細菌であるビフィズス菌によって便が酸性になると起こり，生理的現象である。母乳栄養でも人

工栄養でも起こる。年長児になると，便中のビリルビンはウロビリノーゲン類やウロビリン類となるので黄色から褐色になっていく。

ロタウイルスなどによって起こる冬期乳児下痢症の場合，白色便を呈することがある。これは一過性の胆汁流出障害によるものとされている。

B. 病的ではない徴候

(1) ちえ熱

生後6ヵ月頃の原因不明の発熱を，「ちえ熱」と呼ぶ習慣がある。特に，乳歯の萌出と関係があるのか，「生歯熱」という言葉もある。一般に微熱程度である。しかし，その頃の微熱を直ちに歯に原因を求めるのは誤りで，何らかの器質的疾患を見落さないように気を付けなければならない。

(2) 口腔内の所見

乳児の口腔内の徴候で保護者が気にするものに，舌小帯の付着異常（舌小帯短縮症ないし舌小帯付着：つれ舌），歯肉および口蓋の結節がある。

舌小帯が異常に短いために舌の可動性が障害されている状態を舌小帯短縮症という。しかし，舌小帯が舌長に対してどの程度以上のものを病的とみなすかという点では意見の一致をみていないので，舌小帯付着：つれ舌と混同してしまうことがよくある。舌小帯短縮症によって起こり得る障害としては，哺乳障害，構音障害（特にタ行とラ行），顎の発育障害や咬合不全などがあげられているが，実際に障害を呈するものはきわめて少ない。高度でない舌小帯付着は乳児では比較的みられ，加齢とともに自然軽快していく。

歯肉に白色の1mm以下の小結節をみることがある。歯肉囊腫と呼び，自然に消失する。また，口蓋の正中部に同様な小結節をみることがあり，これを上皮真珠という。新生児の半数近くに認められ，やはり自然に消失する。

文献

1) Nellhaus G: Head circumference from birth to eighteen years. Pediatrics 41, 106, 1968
2) Bridges KMB: A genetic theory of emotion. J Genetic Psy 37, 1930
3) 高石昌弘, 高野 陽, 神岡英機：乳幼児身体発育値（林 路彰，監修）. 南山堂, 1981
4) 木村三生夫, 平山宗宏, 堺 春美：予防接種の手びき（第8版）. 近代出版, 2000

（吉村 公一）

第6章

幼児の保健

　母子保健法の改正により，1997年4月から市町村が健康診査，保健指導などの基本的な母子保健事業を実施することになり，都道府県（保健所）は未熟児訪問，身体に障害がある児童および疾病により長期にわたって療養を必要とする児童の療育についての指導など，専門的，技術的な母子保健事業を実施することとなった。

　母子保健事業マニュアルには，これからの母子保健施策の理念として大きく，1) 子育て支援を中心としたきめ細かな対応，2) 疾病を重視した施策から健康を重視した施策への変換，3) 福祉・教育との連携，の三つがあげられている。

■ I. 幼児期の保健福祉の基本的な考え方

　小児の健康問題，すなわち保健に関する問題は時代とともに変化してきたが，最近ではその領域が広がり，医療や福祉や教育との境界がはっきりしなくなっている。1995年末に厚生省から出された母子保健マニュアルでは，保健の中心として「育児」がとりあげられている。まずはじめに幼児期の保健を考える場合の基本的な視点について述べてみたい。

　図37に育児項目の座標の模式図を示した。このグラフの縦軸は育児の各項目の障害の程度を示しており，その項目がうまく行われない場合に，どの程度の障害が発生するかを示している。障害の程度とは，具体的には死亡率，有病率，障害率，合併症発生率，後遺症発生率などとなる。横軸は育児の方法の自由度を示している。すなわち，自由度が高ければ，どのような方法を行っても大きな問題は発生しないことになる。

　例えばA点は，その項目がうまく行われないと障害の程度が高くなる。そのため，育児方法の自由度は低くなる。かつての乳児栄養，細菌感染の予防などに関する育児項目がこれに相当する。

　C点は，育児の自由度の幅が大きい項目で，どのような方法でも障害の程度は低い。

　衛生状態の改善，栄養状態の向上，医療技術の進歩，予防接種の普及，健康教育の推進などにより，育児の項目の座標にも変化が起こっている。縦軸の障害の程度を固定すると，各育児項目は時代とともに障害の低い方に移動し，育児の自由度の幅は広がりつつ，自由度が高い右方向に移動する。一部の項目は急激にA点からC点に移行する。

　A点からC点へ変化した例として，30〜40年前までの乳幼児栄養の問題が，現在の乳幼児栄養へと変化したことがあげられよう。また予防接種の進歩，普及により，麻疹など

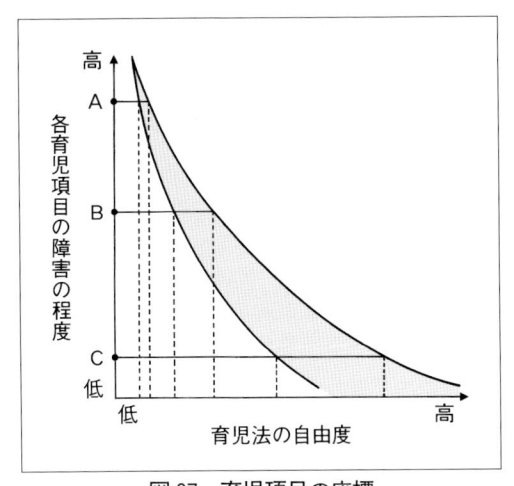

図37 育児項目の座標
A, B, Cは育児項目の例を示す。
(山中龍宏：育児学のアプローチ．小児科診療 59：1108-1114, 1996)

の感染症に対する育児項目は，A点からほとんど原点（すなわち問題がないこと）にまで下降した．

同じA点に位置しているが，その内容が変化した例として日光浴がある．以前はビタミンDとの関連で日光浴が必要とされ，つい最近まで「赤ちゃんの日光浴」として，日光浴の開始時期，皮膚への日光のあて方，照射時間などが細かく指導されていた．最近では，成層圏オゾン層の減少に伴って紫外線の害が注目され，紫外線を避けるような指導に変化している．

C点からA点への変化としては，欧米で注目されている「うつ伏せ寝」やタバコの害などがある．以前はあまり注目されていなかったが，わが国でも乳幼児突然死症候群の危険因子の一つとして「うつ伏せ寝」があげられ，最近では制限する方向，すなわち自由度が低くなる方向に変化している．

C点のなかでの変化はかなり幅が広く，10〜20年の周期で指導する育児法が逆になっている項目もある．これには，しつけ，スポーツ，早期教育などの教育的なもの，玩具，コンピュータゲーム，育児用品，テレビ，衣服，くせ，おんぶ，添い寝やその他の睡眠の問題，排泄，入浴，栄養などがある．

B点に相当する項目の例としては，歯科保健（齲蝕）の問題などがあげられる．

同じ育児項目でも，A点，B点，C点にまたがっているものもある．例えば，アトピー性皮膚炎は，障害の程度によってA点からC点の間を移動し，同じ個人でも時期によって移動する．

以上に述べた育児項目を，保健のいろいろな問題に置き換えることができると筆者は考えている．一般に，障害の程度が高い項目は新生児期，乳児期に問題が発見され，対処，あるいは経過観察されていることが多い．幼児期の保健では，障害の程度が低く，その指

表30 幼児期の健診，保健指導のポイント

1）健康診査
　a）身体発育状況
　b）栄養状態
　c）精神機能および運動機能の発達
　d）疾病または異常
　　①肥満とやせ
　　②貧血
　　③発育の障害
　　④各種の心身障害
　　⑤慢性疾患
　　⑥視聴覚器の疾病または異常
　　⑦齲蝕，歯周疾患，不正咬合などの疾病
　　　または異常
　　⑧情緒・行動的問題，自閉傾向，社会適応不全，
　　　心身症，児童虐待
　　⑨虚弱で疾病罹患傾向が大なるもの

2）保健指導
　①栄養指導
　②生活指導
　③精神保健
　④事故の防止
　⑤予防接種
　⑥疾病の予防
　⑦疾病または異常への指導，療育相談
　⑧歯科保健

導方法の幅が広い項目，すなわち教育的な要素が入ったものが多い。

　幼児期に入ると，身体発育は比較的安定し，環境の変化や刺激に対して次第に対応できるようになる。また，精神，情緒および運動機能が著しく発達し，家庭環境とともに地域社会や集団生活の影響を受けることが次第に多くなる。

　一方，核家族化，母親の就労率の増加など，幼児をめぐる育児環境の変化に伴い，育児上のひずみが幼児の発達に影響する可能性がある。したがって，この時期には，疾病の予防ばかりでなく，精神，情緒，および社会性の健全な発達，生活習慣の自立，齲歯の予防，事故防止に重点をおいた指導がなされる必要がある。

　また，幼稚園，保育所などの管理者および職員に，環境の整備，伝染病予防など健康管理の重要性を認識させ，幼児の個性を尊重した対応をさせるとともに，園医・嘱託医との連携を密にし，施設内の健康管理とともに地域保健サービスとの統合を図る必要があると述べられている。幼児期の母子保健事業の要点としてあげられているものを表30に示した。現在の母子保健システムでは，幼児健診として1歳半健診，3歳健診が法定化され，これらの他に各市町村で2歳健診，5歳健診，就学前健診などが行われている。

A．身体発育

　1990年に行われた乳幼児身体発育値の調査資料より，幼児の身長，体重，頭囲の発育曲線を図38，図39に示した。この値より小さい，あるいは大きい場合には，精査が必要であることが多い。この場合には医療機関の受診をすすめる。ただし，1回の計測値のみによって発育状態を判定せず，継時的に観察して判断することが大切である。各人の母子健康手帳のグラフに身体計測値を記入して判定するのが便利である。

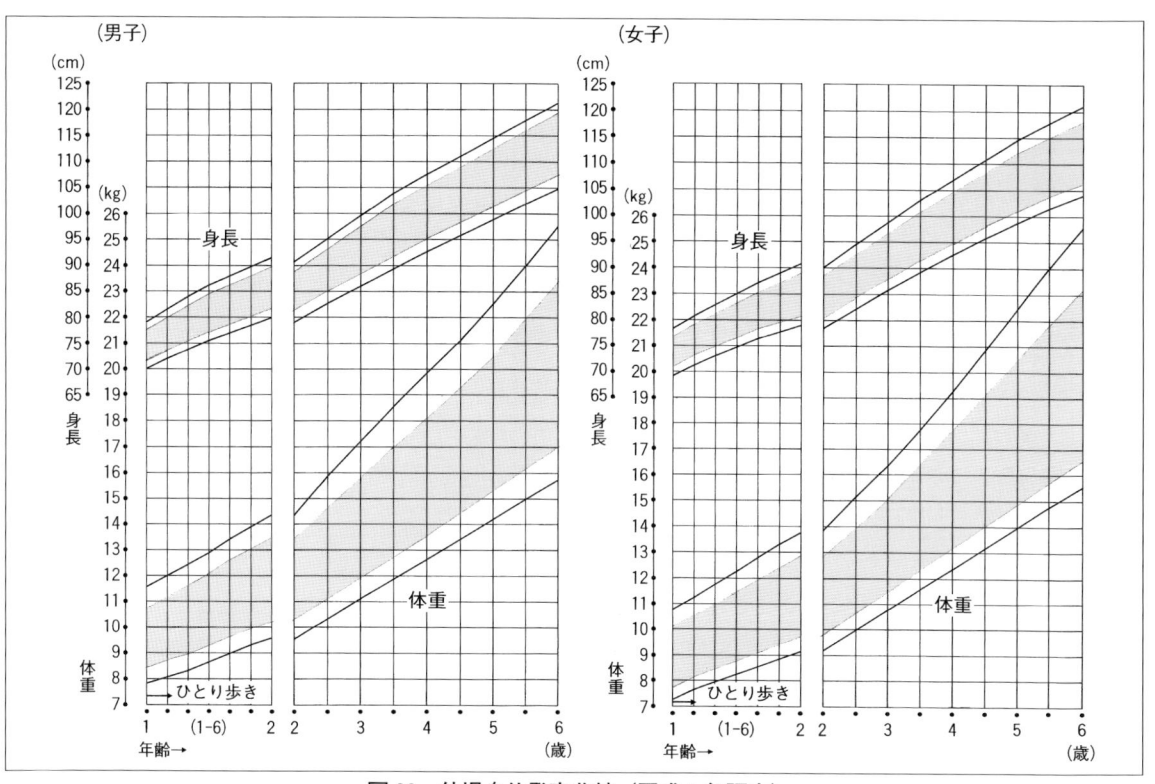

I. 幼児期の保健福祉の基本的な考え方　119

図38　幼児身体発育曲線（平成2年調査）
身長と体重のグラフ：線の中には，各月・年齢の94％の子どもの値が，帯の中には80％の子どもの値が入る。なお2歳未満の身長は寝かせて測り，2歳以上の身長は立たせて測ったもの。

最近では肥満傾向の判定のため身長・体重曲線（図40）のグラフも母子健康手帳に収載されている。

B. 発　達

乳幼児の発達の検査には，京都児童院式発達検査（K式発達検査），津守式乳幼児精神発達質問紙，MCC乳幼児精神発達検査，日本版デンバー式発達スクリーニング検査などが知られているが，ここでは健診や，小児科の一般外来で使いやすいと思われる遠城寺式・乳幼児分析的発達検査表を示した（図41）。これらの項目は，いずれも85％以上の通過率を示したものが選ばれている。これによって，各年齢の運動発達，精神発達，言語発達をチェックするとよい。しかし，発達の仕方には個人差もあることを理解し，また継続的にみていくことも大切である。例えば，言語では，2歳になれば自分の要求や興味に対して言葉で表現でき，二語文（ワンワンキタ，マンマチョウダイなど）が言えるようになる。歌なども歌うようになる。語彙が40語ぐらいになった時，二語文が出現するといわれているが，表出言語の発達は個人差が大きい。二語文の90％達成は2歳3ヵ月と報告されているが，一つの目安は3歳0ヵ月で二語文が出ていることである。

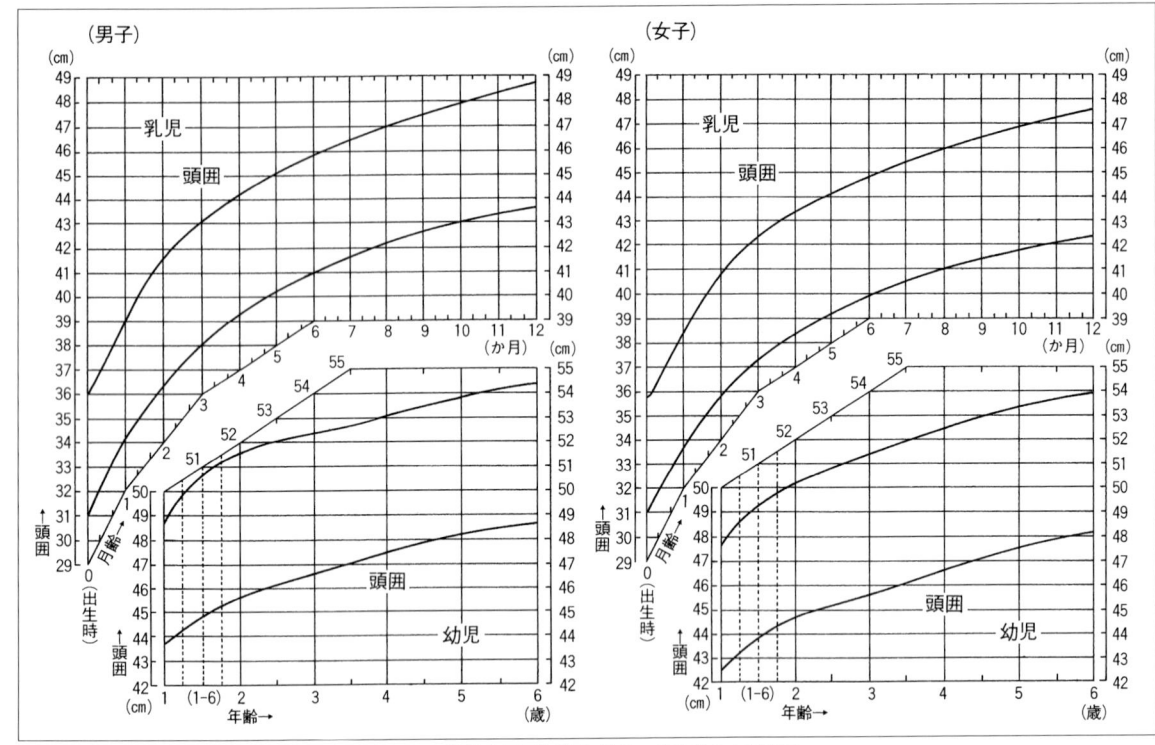

図39 乳幼児身体発育曲線（平成2年調査）
線の中に94％の子どもの値が入る。頭囲は左右の眉の間点（眉間）を通るようにして測ったもの。

C. 幼児期にみられる疾患

　　小児期のなかで，幼児期はもっとも疾患に罹患しやすい時期である。現在のわが国では，この時期に罹患する疾患でもっとも多いのはウイルス感染症である。
　　1988年4月から1989年3月までの1年間について，焼津市の医療統計から算出した値をみると，健診以外で医療機関を受診した回数の平均（カッコ内）は，0歳（20.1回），1～4歳（13.3回），5～9歳（7.6回），10～19歳（4.8回）であった。外来でみる疾患のほとんどは2～3回の受診で終了する急性疾患であるので，受診回数をこの数で割ると，医療機関を受診するような疾患に罹患する回数は1年間に，0歳（6～10回），1～4歳（4～6回），5～9歳（2～4回），10～19歳（1～2回）ということになる。
　　入院した疾患についての統計（焼津市立総合病院小児科）をみると，1983年4月から1991年3月までの8年間に一般病棟に入院した症例は延べ3709例で，そのうち0歳児は675例（18.2％），1歳児は634例（17.1％），2歳児は344例（9.3％），3歳児は329例（8.9％），4歳児は242例（6.5％）であった。
　　例えば2歳児をみると，入院を必要とした疾患の内訳では，感染症が64％，非感染症が36％であった。感染症のなかでは，呼吸器感染症が56％，消化器感染症が22％を占

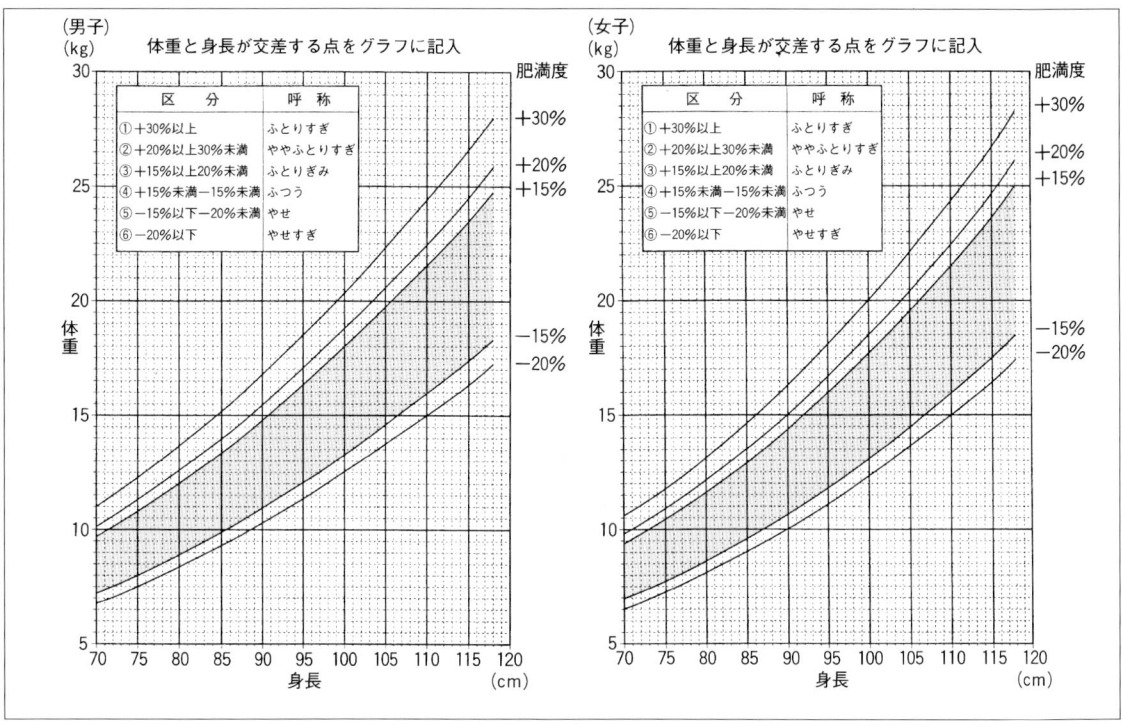

図40 幼児の身長体重曲線

め，水痘，麻疹などのウイルス感染症が8％であった。非感染症では多いものから順に，免疫・アレルギー疾患が45％，事故・中毒が19％，消化器疾患が11％，神経・筋疾患が11％を占めていた。

　健診によって身体的異常が発見されるのは乳児早期までが多く，1歳半以降に行われる健診で重篤な身体的異常が新しく発見されることはほとんどない。

　平成2年10月，厚生省からの通達により3歳児健診に視力と聴力のスクリーニングテストが追加されることとなった。弱視を含めた視力障害や斜視は2歳までに診断されていることが多いが，2歳児では，軽度の斜視や視力障害の発見に努める。3歳児健診時に使用する視力検査表は2歳6ヵ月時から用いることも可能である。しかし3歳0ヵ月の児でもランドルト環による視力検査の可能率は73％と報告されており，ランドルト環による視力の評価は2歳児では難しい。

　耳鼻科的には，1歳半健診，3歳健診での難聴の発見が重要である。簡単な質問に答えることができるか否か，赤，青，黄の色をたずねて2色以上わかるか否かを確認する。また，気づかれないように背後からそっとささやき声で名前を呼ぶ，あるいは背後から紙をこすり合わせて音を出すなどの検査により，聴力の検査を行う。

122 第6章 幼児の保健

年:月	暦年齢	移動運動	手の運動	基本的習慣	対人関係	発語	言語理解
4:8		スキップができる	紙飛行機を自分で折る	ひとりで着衣ができる	砂場で二人以上で協力して一つの山を作る	文章の復唱(2/3)（子供が二人ブランコに乗っています。山の上に大きな月が出ました。昨日お母さんと買物に行きました。）	左右がわかる
4:4		ブランコに立ちのりしてこぐ	はずむボールをつかむ	信号を見て正しく道路を渡る	ジャンケンで勝負を決める	四数詞の復唱(2/3) 5-2-4-9 6-8-3-5 7-3-2-8	数の概念がわかる（5まで）
4:0		片足で数歩とぶ	紙を直線にそって切る	入浴時、ある程度自分で体を洗う	母親にことわって友達の家に遊びに行く	両親の姓名、住所を言う	用途による物の指示(5/5)（本、鉛筆、時計、いす、電燈）
3:8		幅とび、(両足をそろえて前にとぶ)	十字をかく	鼻をかむ	友達と順番にものを使う（ブランコなど）	文章の復唱(2/3)きれいな花が咲いています。飛行機は空を飛びます。じょうずに歌も歌えます。	数の概念がわかる（3まで）
3:4		でんぐりがえしをする	ボタンをはめる	顔をひとりで洗う	「こうしていい？」と許可を求める	同年齢の子供と会話ができる	高い、低いがわかる
3:0		片足で2～3秒立つ	はさみを使って紙を切る	上着を自分で脱ぐ	ままごとで役を演じることができる	二語文の復唱(2/3)（小さな人形、赤いふうせん、おいしいお菓子、）	赤、青、黄、緑がわかる(4/4)
2:9		立ったままくるっとまわる	まねて〇をかく	靴をひとりではく	年下の子供の世話をやきたがる	二数詞の復唱(2/3) 5-8 6-2 3-9	長い、短いがわかる
2:6		足を交互に出して階段をあがる	まねて直線を引く	こぼさないでひとりで食べる	友達とけんかをすると言いつけにくる	自分の姓名を言う	大きい、小さいがわかる
2:3		両足でぴょんぴょんとぶ	鉄棒などに両手でぶらさがる	ひとりでパンツを脱ぐ	電話ごっこをする	「きれいね」「おいしいね」などの表現ができる	鼻、髪、歯、舌、へそ、爪を指示する (4/6)
2:0		ボールを前にける	積木を縦に二つ以上並らべる	排尿を予告する	親から離れて遊ぶ	二語文を話す（「わんわんきた」など）	「もうひとつ」「もうすこし」がわかる
1:9		ひとりで一段ごとに足をそろえながら階段をあがる	鉛筆でぐるぐるまるを描く	ストローで飲む	友達と手をつなぐ	絵本を見て三つのものの名前を言う	目、口、耳、手、足、腹を指示する (4/6)
1:6		走る	コップからコップへ水を移す	パンツをはかせるとき両足を開ける	困難なことに出会うと助けを求める	絵本を見て一つのものの名前を言う	絵本を読んでもらいたがる
1:4		靴をはいて歩く	積木を二つ重ねる	自分の口元をひとりで拭こうとする	簡単な手伝いをする	3語言える	簡単な命令を実行する（「新聞を持っていらっしゃい」など）
1:2		2～3歩あるく	コップの中の小粒を取り出そうとする	お菓子のつつみ紙をとって食べる	ほめられると同じ動作を繰り返す	2語言える	要求を理解する (3/3)（おいで、ちょうだい、ねんね）
1:0		座った位置から立ちあがる	なぐり書きをする	さじで食べようとする	父や母の後追いをする	ことばを1～2語、正しくまねる	要求を理解する (1/3)（おいで、ちょうだい、ねんね）
0:11		つたい歩きをする	おもちゃの車を手で走らせる	コップを自分で持って飲む	人見知りをする	音声をまねようとする	「バイバイ」や「さようなら」のことばに反応する
0:10		つかまって立ちあがる	びんのふたを開けたり閉めたりする	泣かずに欲求を示す	身ぶりをまねる（オツムテンテンなど）	さかんにおしゃべりをする（喃語）	「いけません」と言うと、ちょっと手を引っこめる
0:9		ものにつかまって立っている	おもちゃのたいこをたたく	コップなどを両手で口に持っていく	おもちゃをとられると不快を示す	タ、ダ、チャなどの音声が出る	
0:8		ひとりで座って遊ぶ	親指と人さし指でつかもうとする	顔を拭こうとすると嫌がる	鏡を見て笑いかけたり話しかけたりする	マ、バ、パなどの音声が出る	
0:7		腹ばいで体をまわす	おもちゃを一方の手から他方に持ちかえる	コップから飲む	親しみと怒った顔がわかる	おもちゃなどに向って声を出す	親の話し方で感情を聞きわける（禁止など）
0:6		寝がえりをする	手を出してものをつかむ	ビスケットなどを自分で食べる	鏡に映った自分の顔に反応する	人に向って声を出す	
0:5		横向きに寝かせると寝がえりをする	ガラガラを振る	おもちゃを見ると動きが活発になる	人を見ると笑いかける	キャーキャー言う	母の声と他の人の声を聞きわける
0:4		首がすわる	おもちゃをつかんでいる	さじから飲むことができる	あやされると声を出して笑う	声を出して笑う	
0:3		あおむけにして体を起こしたとき頭を保つ	顔に触れたものを取ろうとして手を動かす	顔に布をかけられて不快を示す	人の声がする方に向く	泣かずに声を出す（アー、ウァ、など）	人の声でしずまる
0:2		腹ばいで頭をちょっとあげる	手を口に持っていってしゃぶる	満腹になると乳首を舌で押し出したり顔をそむけたりする	人の顔をじいっと見つす	いろいろな泣き声を出す	
0:1		あおむけでときどき左右に首の向きを変える	手に触れたものをつかむ	空腹時に抱くと顔を乳の方に向けて欲しがる	泣いているとき抱き上げるとしずまる	元気な声で泣く	大きな音に反応する
0:0 (年:月)	暦年齢	移動運動	手の運動	基本的習慣	対人関係	発語	言語理解
		運　　　　動		社　会　性		言　　　語	

図41　遠城寺式・乳幼児分析的発達検査表（九大小児科改訂版）

D. 保健指導と育児

(1) 疾病の予防と指導

　保育所・幼稚園などの集団生活に入ると，上気道を中心とした感染症に頻回に罹患する。感染症の症状としては発熱がみられることが多く，その他，下痢，嘔吐，咳，けいれんなどの症状がみられる。疾患について指導する場合，実際には疾患そのものではなく上記の症状について指導することが必要となる。さらに，疾患に罹患した時の，食事内容，入浴の可否，外出あるいは登園の可否などについても指導することが大切となる。

　近年，アレルギー疾患（アトピー性皮膚炎，気管支喘息，食物アレルギーなど）の罹患率が上昇し，また保護者の関心も高くなっている。アレルギー疾患についての考え方や治療法にはいろいろなものがあり，どのような指導が望ましいかについては，意見が分かれている。食物アレルギーでは，患児の栄養状態に問題が起こるほど極端な食事制限をすることは避けることが望ましく，患児の状態を十分観察しながら，個々人にあった指導法，治療法を選択していくことが大切であろう。

(2) 発達の指導

　発達スクリーニングにおいて，年齢と比較して運動発達，言語発達に軽度の遅れがみられる場合は，遊びを通して訓練するように指導し，定期的に経過を観察することが大切である。

　この時期の遊びのなかで，言葉の発達を促すのはままごと遊びである。大人が相手をしながら一緒に遊ぶことにより，他人の行動を見る目と，お互いのやりとりのなかで身体で表現する表出言語が増え，言葉へとつながっていく。ままごと遊びのなかでは，特に食べる真似，飲む真似が表現できることが重要である。

　発達の障害がはっきりしている場合はより詳しい検査が必要となる。医療機関では血液，尿，脳波，CT，MRI などの検査，またいろいろな発達テストも行われる。一部の地域では児童相談所で発達テストが行われている。

E. 予防接種

　予防接種の対象となる疾患は，重篤な合併症があったり，効果的な治療法がなく，予防することが大切な疾患である。

　1994 年 10 月より新しい予防接種制度がスタートした。主な改正内容は義務接種から勧奨接種になり，基本的には集団接種から個別接種となった。このため，予防接種の意義を保護者に説明し，納得したうえ（インフォームド・コンセント）で接種を受けるようになった。また予防接種による健康被害の救済措置も充実されることとなった。

定期接種，結核予防法，任意接種のそれぞれを**表28**（第5章「乳児保健の概要」）と**表31，表32**に示した。今後，予防接種法は5年ごとに見直されることとなっている。保健指導として，「予防接種ガイドライン」，「予防接種と子どもの健康」の最新版を入手して接種時期や接種対象疾患などの基本的事項については理解しておくことが望ましい。また健診の機会にそれまでに受けた予防接種について確認し，未接種のものがあれば済ませるよう指導する。

F．事故の予防と指導

1960年以降，0歳を除いた1〜19歳の小児の死因の第1位は「不慮の事故および有害作用」となっている。これらは，先進諸国ではみな同じ傾向であり，現在，「事故」は小児の健康にかかわるもっとも重要な課題となっている。

幼児期は運動能力が発達し，好奇心が旺盛となって子どもの行動範囲が広がる。

わが国の死亡統計（1997年）をみると，不慮の事故による死亡数，全死亡に占める割合（カッコ内）は1〜4歳（422名，24.8％），5〜9歳（314名，35.9％）となっており，この傾向は毎年変化がない。不慮の事故による死亡の内訳をみると，交通事故がもっとも多く，続いて溺死となっている。

1歳から4歳児では，死亡事故1件に対して，入院を必要とする事故は40件，外来受診を必要とする事故は3600件，10万件が家庭で処置を受けるような事故に遭遇し，無処置で経過観察した事故は19万件発生していると推定されている。このように，事故は小児の身近な問題であり，健診などの機会を利用して事故防止活動を積極的に展開する必要がある。

(1) 事故へのアプローチ

「事故」は日常遭遇する機会の多い事象でありながら，その定義や分類は難しい。事故について考える場合，①事故が起こる前の「予防」をおもに考える立場，②事故が起こった時点をおもに考える立場（蘇生法，搬送システムなど），③事故が起こった後について考える立場（リハビリなど）の三つがある。これらのどの立場で事故の問題を考えるかを明確にする必要がある。保健福祉関係者は，事故の処置をする機会は少なく，健診の時を中心とした事故防止活動がおもなものとなる。

(2) 事故・中毒の防止活動

事故防止のためには，教育（安全指導），環境整備などの安全管理，製造物の管理，法的な規制，安全のための基礎研究など多方面からのアプローチが必要である。さらに，その指導は，具体的であり，かつ指導内容が実行可能なものであることも大切である。

また，①重症度が高い事故，②発生頻度が高い事故，③増加している事故，④確実な解決方法がある事故，を優先的に取り上げる必要がある。

表 31　BCG 接種

種類	接種					備考
	対象年齢	回数	間隔	接種量	方法	
BCG	4歳未満のツ反陰性者 小学校1年のツ反陰性者 小学校2年のツ反陰性者 中学校1年のツ反陰性者 中学校2年のツ反陰性者	各1回	ツ反判定後2週間以内	規定のスポイトで滴下	経皮[1]	・小学校2年，中学校2年は，それぞれ小学校1年，中学校1年でツ反陰性の者のうち，BCG接種を受けた者のみ対象となる

[1] 接種部位は，上腕外側伸展側で三角筋下部を選ぶ。

表 32　任意接種

種類	接種					備考
	対象年齢	回数	間隔	接種量	方法	
インフルエンザ	全年齢 特に，保育所，幼稚園，小学校，中学校の児童生徒，高齢者	2回	1〜4週 (3〜4週が望ましい)	1歳未満　0.1 ml 1〜5歳　0.2 ml 6〜12歳　0.3 ml 13歳以上　0.5 ml	皮下	・予防に必要な抗体産生まで約1ヵ月かかるので，遅くとも11月中旬くらいまでに接種を済ませるようにする
おたふくかぜ	1歳以上の未罹患者	1回		0.5 ml	皮下	・副反応は少ないが，時に接種2〜3週間後に一過性の耳下腺腫脹や発熱が見られることもある。また，稀に髄膜炎の報告もある
水痘[1]	1歳以上の未罹患者	1回		0.5 ml	皮下	・時に水痘に罹患し軽く発疹が出ることがある
B型肝炎	(1) 母子垂直感染防止[2] HBe抗原陽性の母親から生まれたHBs抗原陰性の乳児	3回	通常生後2, 3, 5ヵ月	各 0.25 ml	皮下	・(1)では出生直後（できるだけ早く，遅くとも48時間以内）と生後2ヵ月にHB免疫グロブリンを通常1 ml筋注[3]，(2)では出生直後のみHB免疫グロブリンを同量筋注する
	(2) HBe抗体陽性キャリア母から生まれたHBs抗原陰性の乳児	3回	通常生後2, 3, 5ヵ月	各 0.25 ml	皮下	・ワクチン3回接種後にHBs抗原，抗体検査をするのが望ましい ・必要に応じ追加接種を行う
	(3) ハイリスク者 医療従事者，腎透析を受けている者など	3回	1ヵ月間隔で2回，その後5〜6ヵ月後に1回	各 0.5 ml (10歳未満の小児は0.25 ml)	皮下	

[1] 接種対象は主として悪性腫瘍やネフローゼなどの免疫不全状態で，水痘が重症化するおそれがあるものが中心である。また，希望により健康児にも接種を行う。
[2] B型肝炎母子感染防止事業による。
[3] 新生児に対する筋注の部位は，大腿前外側（上前腸骨棘と膝蓋骨を結ぶ線の中点付近で，これより内側〈脛側〉には片寄らない）に行う（日本小児科学会雑誌90：415, 1986）。

表33 安全チェックシート

生後4ヵ月〜1歳5ヵ月

赤ちゃんの「安全」をチェックしてみましょう
◆お家の中や，赤ちゃんの様子を思い出しながら，あてはまる項目に○印をつけて下さい◆

1. 赤ちゃんから目を離す時は，ベビーベッドの柵をいつも上げていますか？	はい	ときどき（使用していない）	いいえ
2. 赤ちゃんをテーブルやベッドに置いたまま，1人にしておくことがありますか？	ない	ときどき	よくある
3. 階段や段差がある所には，赤ちゃんが落ちないような対策がしてありますか？	はい		いいえ
4. タバコ，薬，化粧品，洗剤などを赤ちゃんの手の届かない所に置いていますか？	はい	ときどき	いいえ
5. 赤ちゃんは，ビーズや硬貨などの小さなもので遊ぶことがありますか？	ない	ときどき	よくある
6. 熱湯などを取り扱う時には，赤ちゃんに用心していますか？	はい	ときどき	いいえ
7. ストーブ，アイロン，ポットなど，やけどの原因となる物に気をつけていますか？	はい	ときどき	いいえ
8. 熱いお茶やコーヒーの入ったカップ，カップラーメンをテーブルの端に置くことはありませんか？	置かない	ときどき	よく置く
9. ピーナッツなどの小さな豆類を食べさせることがありますか？	ない	ときどき	よく与える
10. ビニール袋や紙袋や風船などを赤ちゃんの手の届かない所に置いていますか？	はい	ときどき	いいえ
11. 家に消火器を備えていますか？	はい		いいえ
12. 家に煙の探知機を備えていますか？	はい		いいえ
13. 壁に掛けてある額などが落ちないような対策がしてありますか？	はい		いいえ
14. お兄ちゃん，お姉ちゃんに，赤ちゃんの世話を頼むことがありますか？	ない	ときどき（ひとりっ子）	よくある
15. 家の中に赤ちゃんを1人置いて出かけることがありますか？	ない	ときどき	よくある
16. 目を離したすきに赤ちゃんが入らないように，浴室の入り口に鍵をかけたり，開かないような対策を立てていますか？	はい	ときどき	いいえ
17. 浴槽に水をためておくことがありますか？	ない	ときどき	いつも
18. 赤ちゃんをお風呂場で遊ばせることがありますか？	いいえ	ときどき	いつも
19. 自動車に乗せる時，チャイルドシートを使っていますか？	はい	ときどき	いいえ
20. 車の中に赤ちゃんを1人で置いておくことがありますか？	ない	ときどき	よくある

a．全般的な危険性のチェック

健診の場などを利用して，保護者に安全チェックシート（表33，表34）を渡して記入してもらう方法がある．保護者は，住んでいる家や子どもの状況を考えつつ判断し，回答する時点で安全教育が行われるようになっている．選択肢のいちばん右端の欄に○印がついた項目は危険性が高いことを示している．記入されたシートを見れば注意すべき項目がすぐにわかり，具体的な事故の例をあげつつ指導できる．

b．利用することができる資料

事故防止のポスター，パンフレットを利用したり，事故に関連した絵本や救急処置の本，ビデオなどを揃えておく．新聞や雑誌に載った子どもの事故，特に新しい種類の事故に注意し，ファイルに閉じ込んで供覧したり，拡大コピーをして待合室の掲示板などに貼って

I. 幼児期の保健福祉の基本的な考え方　127

表34　安全チェックシート

| 1歳6ヵ月〜小学校入学まで |

子どもの「安全」をチェックしてみましょう
◆お子さんの様子や，遊び場などを思い出しながら，あてはまる項目に○印をつけて下さい◆

1.	薬，タバコ，マッチ，刃物などを子どもの手の届く所に置いていますか？	置かない	ときどき	よく置く
2.	古い薬や家庭用化学製品の空になった瓶はすぐに捨てていますか？	はい	ときどき	いいえ
3.	誤飲した場合の処置を知っていますか？	はい	少しだけ	いいえ
4.	ピーナッツなどの小さな豆類を食べさせることがありますか？	ない	ときどき	よくある
5.	階段や段差がある所には，子どもが落ちないような対策がしてありますか？	はい		いいえ
6.	ベランダには，踏み台となるような物を置いていますか？	置いていない		置いている
7.	あなたは，子どもと自転車に相乗りしますか？	しない	ときどき	よくする
8.	自動車に乗せる時，チャイルドシートを使っていますか？	はい	ときどき	いいえ
9.	車の中に子どもを1人で置いておくことがありますか？	ない	ときどき	よくある
10.	三輪車や自転車の安全な乗り方を教えましたか？	はい		いいえ
11.	道を歩く時，歩き方や信号について教えていますか？	はい		いいえ
12.	子どもが遊んでいる時，まわりの安全について確認していますか？	いつも	ときどき	いいえ
13.	ストーブ，アイロン，ポット，鍋など，やけどの原因となる物に気をつけていますか？	はい	ときどき	いいえ
14.	熱いお茶やコーヒーの入ったカップ，カップラーメンをテーブルの端に置くことはありませんか？	置かない	ときどき	よく置く
15.	家に消火器を備えていますか？	はい		いいえ
16.	マッチやライターを子どもの手の届かないところに置いていますか？	はい	ときどき	いいえ
17.	壁に掛けてある額などが落ちないような対策がしてありますか？	はい		いいえ
18.	子どもが入らないように，浴室の入り口に鍵をかけたり，開かないような対策を立てていますか？	はい	ときどき	いいえ
19.	子どもを風呂場で遊ばせることがありますか？	いいえ	ときどき	いつも
20.	監視なしで，子どもを川や池，プールで遊ばせることがありますか？	いいえ	ときどき	よくある

おく。国民生活センターから商品の情報として発行されている「たしかな目」などの雑誌にも目を通しておくとよい。

また，事故防止上大切と思われる安全グッズの紹介，展示をするのもよい。

c. 救急処置の実技指導

保護者に対し，事故防止の指導とともに，事故が起こった時の基本的な救急処置の実技指導を行うことが望ましい。人工呼吸と心臓マッサージは人形を使って実地訓練を行い，また異物誤飲の時の嘔吐のさせ方，窒息時の救急処置なども指導する必要がある。

d. 指導する人と指導される人の拡大を

事故防止の指導は医師だけでなく，看護婦や保健婦，薬剤師，あるいは事務員によって

も展開されることが望ましい。指導する場としては，外来だけでなく，保健所，保健センター，保育所や幼稚園，地域の小さな集まりなども積極的に利用する。

指導対象としては，母親だけでなく，父親，さらに同居している祖父母，また地域の一般の人々にも広げる。

e．具体的な指導内容

以下に，幼児によくみられる事故とその防止策について列記した。

1) 異物誤飲の防止の指導

欧米では，3歳児の最大口径である32 mm，長さ25〜57 mmのプラスチックの円筒（Choke tester）を保護者に渡し，この中に入るものは誤飲する危険性があると教えている。口径32 mmの値は，米国消費者製品安全委員会の3歳未満用「小型部品」規格の値で安全なおもちゃの基準値としても使われている。最近わが国の3歳児の最大口径が計測されその平均値は38.4 mmであった。

① 乳幼児期は，手にした物は何でも口に持っていく時期である。
② 畳や座卓の上など，床からの高さが1 m以下の場所に，口径39 mm以下の大きさの物を放置しない。
③ 部屋や身のまわりの後始末を心掛ける。
④ ジュースの缶を灰皿代わりに使ったり，コーラやドリンク剤の瓶など飲食物の入っていた容器に食品以外の物を入れない。
⑤ 灯油缶に使用する簡易ポンプは幼児の手の届かない所に片づける。

などを指導する。

2) 気管支異物の防止の指導

① 3歳まではピーナッツなどの乾いた豆類，ピーナッツを含んだせんべいやチョコレートは食べさせない。
② 仰臥位や歩きながら物を食べさせない。
③ 急停車する可能性のある車や揺れる飛行機の中で豆類は食べさせない。
④ 小さな食物塊やおもちゃなどを放り上げて口で受けるような食べ方や遊びをさせない。
⑤ 食事中に乳幼児がびっくりするようなことは避ける。

3) 溺水の防止の指導

a) 浴槽での溺水防止

① お風呂場は乳幼児にとっては危険な場所と認識する。
② 浴槽の縁と洗い場の高さが50 cm未満の場合は転落する危険性が高い。
③ 乳幼児のいる家庭では残し湯の習慣をなくす。
④ 浴室の入り口には鍵をかけるなど，目を離したすきに乳幼児が入れないような工夫をする。
⑤ 浴槽の蓋は厚くて固いものを使用する。
⑥ 子どもだけで入浴させたり，お風呂場で遊ばせることは危険である。

⑦ 親と一緒に入浴していても溺れることがあり，必ず子どもを先に浴室より出す。
b) その他の溺水防止
① 家庭内や戸外に，バケツなど水が入ったままの容器を放置しない。
② 子どもだけでの水遊びは避ける。
③ ボート遊びの時は，ライフジャケットを着用する。
4) やけどの防止の指導
① 危険なことがわかり，自分でやけどに注意することができるのは4歳からである。
② 7ヵ月を過ぎると，前に置かれた容器をひっくり返してやけどをする。
③ 1〜2歳は，家庭内の熱源のすべてがやけどの原因となり，もっともリスクの高い年齢である。ポット，炊飯器，アイロンを畳や床の上に置かない。
④ 4歳を過ぎると花火によるやけどが多い。必ず大人が付き添い，途中で火が消えても覗き込まない。必ずバケツに水を用意し，水につけて火を完全に消す。
5) 交通事故の防止の指導
① 自動車乗車中の事故による傷害を防止するためには，「チャイルドシート」を着用させる。出生時からチャイルドシートを着用させるようにし，チャイルドシートを車にしっかり取りつける指導が大切である。わが国でもチャイルドシートの着用が2000年4月より法律で義務づけられた。
② 頭部外傷の防止のため，自転車に乗る時にはヘルメットを着用させる。

　事故防止活動を行った場合は，その効果を評価し，指導法そのものを検討する必要がある。そのためには，地域における事故の発生を継続的に把握するサーベイランスシステムが必要となる。
　小児の事故防止には多職種の人が関与するが，保健福祉関係者はそのオーガナイザーとしての役割が期待されている。

G. 歯科指導

　幼児期には乳歯はすべて萌出し，上下顎の噛み合わせが確立し，咬むこともできるようになる。
　この時期には齲蝕の発生を予防し，将来の永久歯の土台作りを心掛けねばならない。そのためには，糖分の摂取を少なくし，歯ブラシの指導を開始し，清潔を保つようにする。また定期的に歯科の健診を受けるように指導する（表35）。

表35 幼児の歯科保健指導

年齢		歯列の発育	保護者への指導	齲蝕予防法
1年 ～ 1年半	乳歯萌出期	〔1歳〕 上下顎乳前歯8歯が萌出 (被蓋の形成) 上下顎第1乳臼歯の萌出 まだ1歯も萌出しない場合には歯科に受診	1) バランスのとれた食事を工夫し、偏食のない子に育てる努力をする 2) 母乳、ミルクから牛乳に移行(砂糖を入れない) 3) 水分を欲しがる時には水、麦茶(砂糖ぬき)、番茶を与える(甘い飲み物を与えないように注意) 4) 哺乳瓶からコップに移行	1) 哺乳瓶を口に入れたまま寝させない(哺乳瓶齲蝕) 2) リンゴ、セロリなどを持たせて、かじらせることは歯の清掃にも役立つ 3) 年に2回は歯の健診 4) 改めて周囲の人びとに勝手に食べ物(菓子など)を与えないように協力を依頼 5) 1歳半健診でチェック
1年半 ～ 2年	1C	乳犬歯、第2乳臼歯の萌出	1) おやつは食事とのバランスを考えて与える 2) 食事を食べないからといって、おやつの量(特に甘い物)を多くするのは逆効果(空腹の勧め) 3) アメ、チョコレート、ガム、甘い飲み物は少なくする	1) 食べたら磨く習慣をつける 2) 大人の真似をして歯ブラシを欲しがる頃である 3) 清掃効果を出すためには母親が磨く(寝かせ磨きを指導) 4) もし、初期齲蝕ができたら、予防指導を受けさせ、齲蝕の進行停止
2年 ～ 3年	乳歯咬合完成期	2年半頃には乳歯上下20歯が萌出完了	1) 規律ある食習慣をつけるのに大切な時期である。食事作りは計画的に(栄養的配慮) 2) おやつは補食の意味もある 3) 甘い物は、正しい食習慣づくりに障害になることがある	咬合面および隣接面に齲蝕が発現 1) 自分で磨かせた後、母親が磨き足りないところをきれいにする 2) 子どもは前後のゴシゴシ磨きでよい 3) 「自分で磨きたい」という子どもの気持ちは大事にする(自立心の芽生える時期) 4) うがいもできるようになる 5) 予防処置で齲蝕進行を停止
3年 ～ 4年		乳歯列が完成 (咬合の安定期)	1) おやつは牛乳、果物などに。子どもが欲しがるなら少量の甘い物を組み合わせる 2) 友達と遊ぶことが多くなるので改めて間食について考える 3) 規則正しいかどうか 4) 甘い物を食べ過ぎていないであろうか	一般的には齲蝕が増加する 1) 小さい頃からしつけていれば、歯磨きも習慣になっている 2) どの歯にも、歯ブラシがあたるように指導 3) 歯ブラシの動かし方についてはやかましく言わない(乳歯は横磨きでよい) 4) 甘味制限を厳しくするより、食べた後の歯磨きを励行 5) 3歳児健診――歯の健康は守れたか 6) 歯垢を染め出し法で検査 7) 齲蝕があれば歯科で処置
4年 ～ 5年	期 2A	前歯の歯根の吸収開始 歯列弓幅の増加 犬歯咬頭間距離の増加	1) 友達との交流が増すに従い、買い食いなどが始まることがあるので注意する 2) おやつは時間を決めて与える 3) おやつは子どもの楽しみも考えて、変化をもたせる 4) 時には手作りも試みる	さらに齲蝕が増加する 1) 小さい頃から習慣づけていれば相当上手に磨くうえ、効果も期待できる 2) ブラシの届いていないところがあれば、できるようになるまで教えることが必要である 3) 子どもの健康を守るために、母親同士の協力 4) 昼食やおやつの後の歯磨き 5) 齲蝕の早期処置
5年 ～ 6年	永久歯萌出開始期 2C	乳歯から永久歯へ交換 まず第1大臼歯が萌出 その後、上下顎前歯の交換 (先に前歯が萌出することもある)	1) 食事のしつけはきちんとできているか 2) 遊びが活発になるのでおやつも今までよりも量を増す 3) 甘い物が多くならないように注意	1) 歯磨きはますます上手になる 2) 毎食後忘れないようであれば、子どもにまかせてよい 3) 食生活や歯磨きを通して、子どもに「自分の健康は自分で守る」という心構えを育てる 4) 定期的健診 5) 第1大臼歯のフッ素塗布、各種予防処置の実施

H. 虐　待

　近年，子どもへの虐待に対する関心が高まっている。虐待は大きく四つに分けられている（表36）。虐待への対応の中心となる機関は児童相談所であるが，平成9年度の児童相談所での取り扱い件数は5352件であった。これ以外にも潜在しているケースは数倍あると考えられている。子どもの虐待は早期に発見し，多くの機関が連携・協力して早期に対応することが重要である。早期発見のポイントを子どもの状態，親の状態として**表37**，**表38**に示した。

表36　虐待のタイプ

身体的虐待：殴る，蹴る，投げ落とす，タバコの火を押しつけるなどの身体的暴力による場合
性 的 虐 待：子どもに性交したり，性的行為を強要する場合
心理的虐待：子どもの心が傷つくようなことを繰り返し言ったり，他の兄弟と明らかに差別したり，子どもを拒否したりする場合
ネグレクト（不適切な養育，放置，保護の怠慢）：子どもの健康を損なうほどに不潔なままでいさせたり，病気になっても医者に診せなかったり，乳幼児だけを家に置いて親が外出したり，家に閉じ込めたりする場合

表37　虐待が疑われる子どもの状態

・発育不良（低身長，体重増加不良）
・内出血やそれによるあざ
・外傷（特にタバコの火を押しつけたとみられるようなやけどの跡が複数ある場合）
・表情が乏しい，暗い，笑わない
・緊張していたり，おびえた様子
・大人の顔色をうかがう
・親といると緊張していて，親と離れるとリラックスした表情になる
・環境性と考えられる発達の遅れ
・髪や顔，手足，着衣がひどく不潔である
・ひどいおむつかぶれ
・過食
・多動傾向，落ち着きがない
・乱暴，攻撃的，破壊的

表38　虐待が疑われる親の状況

・子どもに拒否的，攻撃的な言葉をはく
・子どもを健診の場でたたく
・子どもとのかかわりが少ない
・外傷などへの説明が不自然（内容がころころ変わる）
・アルコール中毒，薬物中毒
・育児への知識が著しく乏しい
・偏った育児の知識
・経済的な困難
・夫婦の不和
・地域から孤立している
・母親の表情が暗い
・育児ノイローゼの状態
・「かわいくない」「愛情を感じない」と言う
・健診を受けない，母子健康手帳に記入がない

II. 幼児期の育児支援

　最近では，母子保健の事業として一番目にあげられているものは「育児支援」であるが，今後育児支援にどのように取り組んでいったらよいかについて考えてみたい。
　現在まで，育児支援として，施設の設置，既存施設の拡充，利用方法の拡大などが行われてきた。またマスメディアは，育児上の心配事すべての対処について，具体的かつ詳細な記述を行うようになり，月刊育児雑誌には読者からの体験談があふれている。これらの状況のなかでも，母親たちの育児上の不安はあまり軽減されているようには思われない。
　現在の母親について，1) 多くの情報のなかからどれを選択するか自分で決められない，2) 情報を自分の生活に合わせて取り込む工夫をしない，3) すぐに回答を求める，4) 身近なところに相談相手がいない，というような特徴が指摘されている。
　そこで，育児支援に取り組む場合の要点について考えてみた。

(1) 育児支援が必要な領域の把握，ならびにそのモニタリングの必要性
　現在，育児不安が大きな問題となっていることが指摘されている。マスメディアから出される情報は，時には過度に強調されている場合がある。有効な育児支援の対策を考えるためには，まず第一に育児不安の正確な実態を把握することが必要であろう。実態の把握は，一時点だけではなく定期的に行い，経過を追っていくと同時に，各種の介入を行ったことに対する評価についても検討する必要がある。そのためには，ある程度標準化した定量性のある指標が必要となる。

(2) 支援媒体についての検討
　今後の流れは，集団を対象とした支援体制から，個人を対象としたきめ細かな支援へと移行していくものと思われる。支援方法には，面談，電話相談，手紙相談などがあるが，その他の支援法として，パソコンを利用した双方向性の支援が強力な手段となることが予想される。これらの支援方法をモデル事業として展開し，その有効性について検討すべきであろう。

(3) 支援する人材の育成
　育児支援は，最終的には個人（保護者）対個人（支援者）の関係で行われる。現在，支援する側の人材が不足していることがもっとも大きな問題であろう。支援する側の態度としてもっとも大切なのは，「教える」のではなく，「保護者といっしょになって解決法を考える」という態度であり，子どもは個々人によって大きく異なっているということを認識している必要がある。育児を支援する者には，実際の育児体験が必須であろう。

(4) 医療関係者の育児支援

現在までの乳幼児健診は，一言で言えば「異常の発見」を主な目的としていたといってよい。今後の健診は，保護者に「喜ばれ」，「満足される」ような健診が必要となるであろう。具体的には，いろいろな健診プログラム，育児支援が考えられるが，「喜ばれる」というキーワードで展開していくことが必要であろう。

(5) 育児不安とは何か

育児不安の根底に横たわる問題は非常に大きい。女性がいろいろな生き方を選択できるようになるに従って，「母親であること」の社会における価値が相対的に低下し，女性はそこに安住することができなくなった。子育ての方針も多様化し，どの方向に育てていったらよいのかわからなくなってしまった。このようななかで育児不安が出てきたのではないだろうか。これらの社会的背景を分析したうえで，その人にとって何が不安を生み出しているのか，なぜ不安を感じるのか，その人にとっての"子ども"の意味などを検討し，何に対して，どのような支援が必要なのかを考えることが必要であろう。

まとめ

医療関係者は，重症度が高い，発生頻度が高い，障害を起こす可能性が高い，などの健康問題についてまず取り組むべきであろう。この場合，研究結果を実際に利用できるようなものから優先すべきであり，指導方法がないようなものの優先順位は低い。

これらの条件を満たす幼児期の問題として具体的には，不慮の事故防止の研究，肥満・生活習慣病の予防，社会的，精神的問題の予防のためのハイリスク児の発見と対処，障害児の保健，小児の環境からタバコを排除することなどがあげられよう。

近年，育児に関するメディアの量は膨大なものとなり，母親たちのメディアに対する依存度は非常に高い。現在，育児に関する情報は全国的に均一化しているように思われ，このメディアを利用して効率的に指導することも考えられる。これらの育児情報を母親たちがどのように受けとめ，生活のなかにどのように取り入れていくか，また情報が保護者にうまく伝わり，理解されているかについても検討する必要がある。

最近では育児雑誌を中心に，育児法の自由度は高いことを強調しているが，自由度の幅については，その妥当性を再検討すると同時に，幅の周辺部，特に±2 SDに相当する部分の妥当性を検討することが先決であろう。保護者の考え方で自由に選択してよいような育児項目は整理し，定量化できるものにはできる限り計量値を設定することが望ましい。

一部の基本的な育児の項目（生活項目）や環境については，定期的にモニタリング（育児モニタリング）し，それぞれの地域のその時代の正常の幅として確認していくことも必要であろう。

育児の領域でも時には介入試験が必要となる。十分考慮された介入試験を実施し，統計的に処理することにより，科学的に判断することができる。この時，費用便益の考え方を導入することも大切であろう。

今後，医療関係者は，保健の問題について科学的に分析してまとめ，望ましい方法，方向を呈示し，小児の健康に関する権利を擁護する代弁者（advocator）としての役割を担い，積極的に社会的発言を行っていく必要があると考える。

■ 文　献

1) 母子保健マニュアル作成委員会：母子保健マニュアル．母子保健事業団，東京，1996
2) アメリカ小児科学会，編（伊藤助雄，他訳）：育児指導ガイドライン―出生前から20歳まで．日本医事新報社，東京，1992
3) 山中龍宏：育児学へのアプローチ．小児科診療 59：1108，1996
4) 平山宗宏，他：乳幼児保健指導．新しい母子健康手帳と幼児健康度調査成績を中心に．小児保健シリーズ No 39，日本小児保健協会，東京，1992

（山中　龍宏）

第7章

学童の保健福祉

I．学童期の保健

　わが国では明治5年（1872年）に学制が施行され，近代学校教育制度が発足した。もちろん，これ以前から藩校や寺子屋などの教育システムが存在しており，これらが国民の教育水準をあるレベルまで引き上げる役割を果たしていた可能性はあるが，近代国家に備わる制度の一つとして明治政府により制定されたという意義がある。当初は小学校教育を国民すべてに一様に課すことを目指したが，欧米の制度を急いで取り入れたため，必ずしも当時のわが国の現状に即した制度とはいえなかったようで，知育に偏重したものであったようである。このため，児童の健康状態に配慮することなど望むべくもなかった。当時の規定には，伝染病予防と環境衛生については若干の記述があるが，きわめて簡素なものであった。明治20年代になると，学校教育の普及とともに学校環境衛生や児童の疾病（近視，くる病，伝染病など）が問題となり始め，明治30年代にかけて「学校衛生」についての行政上の対応がとられるようになった。この詳細な説明は略すが，今日の健康診断の原型である「身体検査」，養護教諭の起源である「学校看護婦」なども明治30年代にできている。このように，今日，学校保健と呼んでいる領域の出発点は，学校教育制度のスタートからあまり遠くない明治年間にすでにあったのである。このような生い立ちをもつ学校保健は，当然のことながら各時代の学校教育と密接な関係をもち，他の公衆衛生諸分野とは若干異なる性格を有している。本章では，現代のわが国における学校保健を概観したうえで，今後歩むべき道筋にも焦点をあててみることにする。

A．学校とは何か

　学校保健について話を進める前に，その前提となる「学校」という概念について確認をしておきたい。日本では，学校とは学校教育法第1条により定められており，小学校，中学校，高等学校，中等教育学校，大学，高等専門学校，盲学校，聾学校，養護学校および幼稚園のことである。学校に通い，学ぶ主体についての名称もいくつかの使い分けが行われている。その名称を以下に示す。カッコ内は学校種別を示している。
　・幼児（幼稚園）
　・児童（小学校）

- 生徒（中学校，高等学校，中等教育学校，盲学校，聾学校，養護学校，専修学校，各種学校）
- 学生（高等専門学校，大学）

B．学校教育と学校保健

　　学校教育において学校保健の占める位置を考えるには歴史的に考えると理解しやすい。先にも述べたように，最初に問題となった健康上の問題は，トラコーマなどの伝染病の予防であり，広い意味での疾病の予防が学校保健の課題としては最初に掲げられた。次いで教室の採光，室内の空気の清浄など，学校環境衛生が課題となった。

　　後述するように，今日もっとも学校保健上大きな問題となっている心の健康や生活習慣病などへの取り組みの主体は健康教育である。その時々により，重みづけに変化はあるものの，今日においてもこれら3者の役割は，学校保健を構成する主要部分となっている。

C．学校保健の意義

　　学校保健とは，「学校という教育の場において展開される保健活動である」と定義づけることができる。この保健活動の目的としては，第一に，幼児，児童，生徒，学生および教職員の健康の保持増進を図ること，第二に，集団教育としての学校教育活動に必要な保健安全的配慮を行うこと，第三に，自らの健康の保持増進を図ることができるような能力を育成することである。これらの目的を達成するために考えておく必要のある特徴は何であろうか。まず，教職員を別とすると，対象の属性として，児童生徒らは心身の発育・発達が起こっている時期を生きる存在であるということである。次に，学校教育の場の特性として，個別の対応以外に集団として健康を取り扱う側面が比較的多いということがあげられる。第三番目も学校教育にかかわることであるが，教育の場で展開される保健活動であるということがあげられる。これらの特徴は，地域保健や産業保健と比較するとかなり異なることが理解されよう。なお，教職員の保健は，本質的には職域の保健，すなわち産業保健として位置づけられるべきものであるが，歴史的に学校保健のなかに含まれてきたという経緯を理解する必要がある。

D．学校保健の領域

　　学校は，主体である児童生徒らと教職員，その場である施設・設備，そして，その機能である教育活動を包括した概念である。ここで展開される学校保健活動は，保健管理的活動と保健教育的活動に二分されるとするのが従来からの伝統的考え方である。保健管理には対人管理と環境管理が，保健教育には保健学習と保健指導が領域として存在する。保健管理や保健教育のすべての活動を効果的に展開するために保健組織活動が存在する。学校

保健委員会はその中核をなすもので，これはまた，学校と地域の連携の場でもある。

学校保健は保健教育と保健管理の2領域からなるという構造的なとらえ方から，健康問題の発生そのものを積極的に予防するという立場に立った広い意味での健康教育を位置づけ，このなかに狭義の学校保健，学校安全，学校給食を包含するという考え方が出てきている。具体的には平成9年9月に出された保健体育審議会答申のなかで打ち出された考え方である。このように現在，学校保健のとらえ方に大きな変化がみられ始めている。

E. 学校保健の担い手

児童・生徒らを別にすると，学校保健を担うマンパワーは次のようになる。まず，常勤の教職員としては学校長，教頭，保健主事（地域によっては「保健主任」），養護教諭，一般教諭（学級担任または保健教科担当教諭として）が存在する。保健主事は校務分掌上の職務で，教諭または養護教諭が担当することになっている。また，1998年，教育職員免許法の改正があり，当分の間，養護教諭がその勤務する学校において保健の教科の領域にかかわる事項の教授を担任する教諭または講師となることができるということになった。

次に，非常勤職員として，学校医，学校歯科医，学校薬剤師（以上3職種をまとめて学校三師と称することがある）がおり，専門職としての職務が規定されている。学校医には内科（小児科）のほか，耳鼻咽喉科，眼科などの診療科医師がおり，それぞれ役割分担をしている。このほか，管理栄養士または栄養士の資格をもった職員が給食センターまたは学校に配属されており，学校栄養職員という名称で呼ばれている。

学校医の職務は学校保健法施行規則第23条（学校医の職務執行の準則）に，学校歯科医の職務は学校保健法施行規則第24条（学校歯科医の職務執行の準則）に記されている（**表39**）。なお，学校医・学校歯科医は，表39に示されるような職務に従事した時は，その状況の概要を，学校医執務記録簿・学校歯科医執務記録簿に記入して，校長に提出するものとするという規定も別にある。

表39 学校医・学校歯科医の職務（学校保健法施行規則第23条：学校医の職務執行の準則，第24条：学校歯科医の職務執行の準則）

1) 学校保健安全計画の立案に関すること
2) 学校環境衛生の維持改善に関し，学校薬剤師と協力して必要な指導と助言を行うこと
3) 健康診断（内科・眼科・耳鼻咽喉科・歯科）に従事すること
4) 疾病の予防処置に従事し，及保健指導を行うこと
5) 健康相談/歯に関する相談に従事すること
6) 伝染病の予防に関し，必要な指導助言を行い，並びに学校における伝染病及び食中毒の予防処置に従事する
7) 校長の求めにより，救急処置に従事すること
8) 市町村の教育委員会または学校の設置者の求めにより，法第4条の健康診断または法第8条第1項の健康診断に従事すること（就学時の健康診断，職員の健康診断）
9) 前各号に掲げるもののほか必要に応じ，学校における保健管理に関する専門的事項の指導に従事する

表 40　文部省体育局学校健康教育課の主要な所掌事項

1) 学校教育および社会教育における健康教育の振興に関する連絡調整
2) 学校保健，学校安全，学校給食及び災害共済給付に関すること
3) 虚弱な児童，生徒または幼児の保健に関し，指導と助言を与えること
4) 運動医事に関し，指導と助言を与えること
5) 学校医，学校歯科医，学校薬剤師，養護教員，学校栄養職員その他の学校保健，学校安全および学校給食の関係職員に関し，指導と助言を与えること
6) 学校給食用物資の需要量の取りまとめ，入手のあっせん等学校給食用物資の確保に関すること
7) 学校保健に関連する法律の施行に関すること
8) 学校保健に関する審議会に関すること

　他方，学校薬剤師は学校環境衛生に関する専門家としての役割が期待されており，同様に学校保健法施行規則に職務執行内容について記載されている。その職務としては，環境衛生検査，学校環境衛生の維持・改善について指導助言，学校にて使用する医薬品，毒物，劇物，ならびに保健管理に必要な用具・材料の管理に関する助言指導，学校薬剤師執務記録簿への記録等が規定されている。ここで，なぜ，薬剤師が学校環境衛生の専門家として執務することを要請されているのであろうか。これにはいろいろな経緯があるのだろうが，明治時代のわが国において，地域における理化学の専門家としては，各地で薬局を開いている薬剤師がもっとも身近な存在であったからと考えるのが自然である。

F．学校保健に関する行政と法令

　学校保健に関する中央行政組織としては文部省体育局に学校健康教育課が設置され，省令により所掌事務を司っている（表40）。また，保健体育審議会が設置されている。
　一方，地方行政組織では，都道府県および政令指定都市は「地方教育行政の組織及び運営に関する法律」に基づき教育委員会が置かれ，委員会規則によって内部組織が置かれている。学校保健課，健康教育課，保健給食課，保健体育課など名称は都道府県・政令指定都市の実情によって異なっている。
　学校保健に関する主要な法令については表41にその名称を示した。学校医に関しては，昭和33年（1958年）に学校保健法が制定される以前は学校教育法施行規則（昭和28年11月）にその根拠が示され，「学校には，学校医及び学校歯科医を置くものとする」とされていた。その職務に関しては，「学校医は学校保健に関する職務に従事する」とされた。また，学校保健法（昭和33年）の第16条第4項には「学校には，学校医を置くものとする」とあり，その職務に関しては「学校における保健管理に関する専門的事項に関して技術及び指導に従事する」と規定されている。

I．学童期の保健　139

表41　学校保健に関する法令

法　　律：学校教育法，学校保健法
政　　令：学校教育法施行令，学校保健法施行令
省　　令：学校教育法施行規則，学校保健法施行規則
その他：通達（通知），告示，条例，規則

G. 学校保健からみる現代の子どもたちの心身の健康

　以上，学校保健を支える制度やマンパワーの面を眺めてみたが，それでは現実に学校に通う子どもたちにはどのような健康上の問題点が認められるのであろうか。毎年1学期に行われる定期健康診断結果に基づく学校保健統計調査や運動能力調査，日常の学校保健活動から浮かび上ってくる結果をもとに概観してみたい。順不同であるが，以下に箇条書きに並べてみた。

1) 男女とも，体格の向上は著しく，従来，年々身長は増加傾向にあったが，次第に上限に近づきつつあるといえる。平成11年度調査では男女とも複数の年齢で平均値が前年値を下回ったことからもこのようにみてよいだろう。体重も同様で，平均値で比較すると前年値を上回る年齢と下回る年齢が混在している。そろそろ，日本人の体格向上も限界に達したとみてよいだろう。

2) 男女とも，身長に比し，脚長が伸びてきている。親の世代と比較すると，その差は顕著である。

3) 運動能力調査をみると，近年児童生徒の走り幅跳びの成績は低下しつつある。

4) 疾病の罹患状態では，齲歯，視力低下が多い状態が続いている。幼稚園から高等学校まで，齲歯のある者の割合は低下傾向，裸眼視力1.0未満の者の割合は増加傾向にある。

5) 肥満傾向が徐々に増加傾向にある。その割合は幼稚園から高等学校まですべて上昇しており，特に小学生では10年前の約2倍になっている。

6) 上記に加え，小児期より高脂血症，高血圧など，生活習慣病の危険因子を有する者が目立つようになってきた。

7) アレルギー疾患（気管支喘息，アレルギー性鼻炎，他）やアトピー性皮膚炎に罹っている児童生徒らが増加してきている。喘息は幼稚園から高等学校まですべての学年で割合が上昇しつつあり，小学生では平均2.6％に達している（平成11年度）。

8) 不登校，神経性食欲不振症やいじめなど，精神・心理的問題の関与の濃厚な事例が増加。保健室登校も増えてきている。

9) 夜遅くまで起きている，朝食を摂らないなど，生活時間の乱れや食生活の乱れが起こっている。

　1950年代頃まで子どもたちの心身の健康問題としては，結核，寄生虫，トラコーマな

どが主要な課題であったことが，現在残されている資料から知ることができる。しかし，1960年代に入る頃にはこれらの問題はもはや解決すべき主要課題ではなくなっていた。齲歯，視力低下などはすでにこの頃から頻度の高い問題となっており，基本的生活習慣をいかに身につけるかについても1980年代以降とはその内容は若干異なるものの，保健指導上の問題となってきていた。

上記に概観したように，現代の児童生徒においては，体格の著しい向上がみられる一方で，体力・運動能力の低下が認められ，その背景には生活時間の多忙化と夜型化が存在する。肥満傾向の子どもが比較的幼弱な年齢から増える一方，思春期に近づくとやせ指向が強くなり，特に女子においては10代以降，集団の平均値でみても体重増加の抑制化傾向が認められほどである。いくつかの調査の結果からわかったことは，客観的な測定に基づく実際の体格と本人の抱く自分自身のボディーイメージには乖離があり，それは常に主観が客観より肥満側にずれるという結果となっている。学校保健統計をみると，体格指数から算出した肥満傾向児の割合は増加傾向がみられる一方で，やせ傾向児も増加傾向があることは見逃せない。

健康診断や日々の健康観察など，また一部の実態調査から把握される疾病・異常の側からみると，アレルギーや慢性疾患，生活習慣病予備群とでもいえる肥満，高血圧，高脂血症などの増加が認められている。感染症は決して姿を消したわけではないが，総じて軽症なものが多くなってきている。腸管出血性大腸菌感染症，HIV感染症など新たな課題が生じてきており，また高校生に時として見られる集団結核，最近の冬季におけるインフルエンザの流行なども公衆衛生学的には見逃せない問題である。

これらとは性格が異なるが，むしろ日々の生活で多くの子どもたちの健康に影を落としているのは「心の健康」問題である。心が不健康となってしまう現代の生活とは何か，そこにかかわる要因の分析と対策の立案が必要である。不登校の増加，「保健室登校」の出現と定着化および増加傾向は明確に子どもたちの生活が心に負担を生ずるようなストレッサーに満ちていることを暗示している。単に本人の性格や行動に原因を求めるのではなく，学校・家庭・地域における生活環境の諸相に目を向ける必要がある。予防の観点からすると，問題の早期発見・対処という2次予防よりも，問題の発生を生まぬ生活づくりという1次予防により意義があり，このためには乳幼児期からの親子関係や人間関係の構築を含めた長期的視野から考える必要と，学校教育を含む学校における日々の生活自体への問い直しが必要である。これらを追求すると，結局，人々は何を大切にし，どのような優先順位をつけて生きているのかという，むしろ大人社会のあり様にかかわることになろう。近年の教育改革や生活や雇用に関する諸改革はこれらと無縁ではないと思われる。単に学校教育のみで解決に導かれる性格の問題ではない。現在，学校保健でも，また地域保健でも大きな課題となっているのは，学校・家庭・地域の連携である。これが単なるお題目としてではなく，意味ある変化につながるためには，個々の地域において具体的な実践を積み上げ，成果を蓄積していくことが大切である。

H. 今後のあり方

　学校保健の今後のあり方を論ずるには，比較的最近，政府レベルの審議会などで検討された内容とその結果が，少なくとも近未来を考えるうえで参考となる。平成8年12月10日付で文部大臣より諮問された内容に対する保健体育審議会の答申（1997年9月22日）『生涯にわたる心身の健康の保持増進のための今後の健康に関する教育及びスポーツの振興の在り方について』はその1例である。特に，「生涯にわたる心身の健康に関する教育・学習の充実」という章を設け，ヘルスプロモーションの理念に基づき，自らの健康問題を認識し，健康の増進を図っていく不断の努力が不可欠であること，また，健康の保持増進に必要な知識，能力，態度などを身につけるための教育・学習の充実が必要であることを強調している。さらに，薬物乱用，性の逸脱行動，生活習慣病などの健康に関する現代的課題への対応についても，その背景，要因とともに施策の必要性について言及している。

　これから21世紀を生きる現代の子どもたちの健康上の課題をひととおりあげた後，今後の健康にかかわる教育や指導，また本人の健康や環境の管理といったことを考えてみると，いくつかのテーマに集約されることに気づく。それらは，心の健康と健全なライフスタイルの形成ということになるのではないであろうか。ヘルスプロモーションという前向きの考え方により，児童生徒ひとりひとりが自らの健康を主体的に獲得し，その人生に満足感を覚えながら生きていくことができるように直接・間接に支援すること，これが今後の学校保健を考えるうえでの基本的スタンスとなるのであろう。

　学校医，学校歯科医に期待される役割としても，従来の健康診断，健康相談を中心とする保健管理的事項のみでなく，医学，歯学の専門家として学校における健康教育など教育的かかわりが重視されるようになると思われる。これには，担任教諭とのティームティーチングや，特別非常勤制度を活用した単独での授業も考えられる。直ちに，すべての学校医，学校歯科医，あるいは学校薬剤師が授業を行うことを求められていると考えるのではなく，学校の教育方針や学校経営の基本に健康教育を位置づけ，専門家による教育が効果を発揮することが十分に期待される状況で行われるべきことであろう。このためには，学校のみでなく，学校三師の側でも入念な準備が必要であろうし，また，このような教育的かかわりを可能にするような体制作りも必要となろう。

まとめ

　学校教育は大きな変革の時期にさしかかり，試練の時期でもある。現代的キーワードで言えば，学校・家庭・地域の連携の力が大いに発揮されることが望まれる。学校だけが突出してもよくないし，家庭がまったく無関心でも困る。心豊かな人間づくりと生涯を見通した健康づくりのために，現在，学校保健関係者が担うことを期待されている役割は増大している。一方で，学校完全週5日制になれば，ますます時間のやりくりは行いにくく，教員は忙しくなる一方であろう。このようななかで，各地域の特性を生かし，かつ実現可

能な方法を求めて今後の学校保健が充実していくことを望まれる。

II. 学童期の福祉

　児童福祉法でいうところの児童とは18歳未満の年齢の者を指すので、学童期の福祉はこの法律に含まれることになる。したがって、特に学童期として追加すべき事項はないが、学童期の福祉にかかわる事項を簡単に述べておくことにする。

A. 児童の健全育成

　近年の児童を取り巻く社会環境の特徴としては、人口の都市集中、大気汚染、密閉度が高く温度調節が行き届いた住居の普及、交通事故などをあげることができる。また、一方で核家族化の進行、女性の就労の増加など、児童の家庭環境も大きく変化してきている。このようななかで、心豊かな児童の育成を図るためのさまざまな対策がとられている。地域児童対策としては、児童館、児童遊園などの児童厚生施設の設置普及などが実施されている。特に、保護者が日中就労等のため家庭に不在であるような小学校低学年児童の育成のため、放課後児童健全育成事業（放課後児童クラブ）が地域で開設されるところが増えてきた。

B. 児童の自立支援

　貧困や親の死亡などの理由により保護を必要とするよになった児童を要保護児童という。これらの児童に対する施策は、従来、要保護児童施策と呼ばれ、施設に入所させて保護・養育することが支援の中心をなしていた。しかし、近年、児童をめぐる環境は大きく変化し、社会的支援を必要とする児童の範囲や様態が拡大し、しかも多様となってきた。このような背景のなかで、1997年（平成9年）には児童福祉法の改正が行われ、保護を要する児童を施設に入所させて保護・養育するだけでなく、個々の児童が社会のなかで自立して生きていくことができるよう支援することを基本理念とするようになった。従来の児童福祉施設の名称や機能は見直されることとなった。さらに、従来、要保護児童施策といわれていたものは児童自立支援施策と言い換えらえるようになった。

　児童のなかには、保護者がいないか、あるいはいても保護者に養育させることが適当でない場合が時としてある。このような場合、家庭での養育を継続する代わりに乳児院や児童養護施設に入所させたり、あるいは里親家庭へ委託するなどにより、自立を支援する施策が実施されている。

　近年、少年少女による非行は増加傾向にあり、それらには覚醒剤の乱用や性非行も含ま

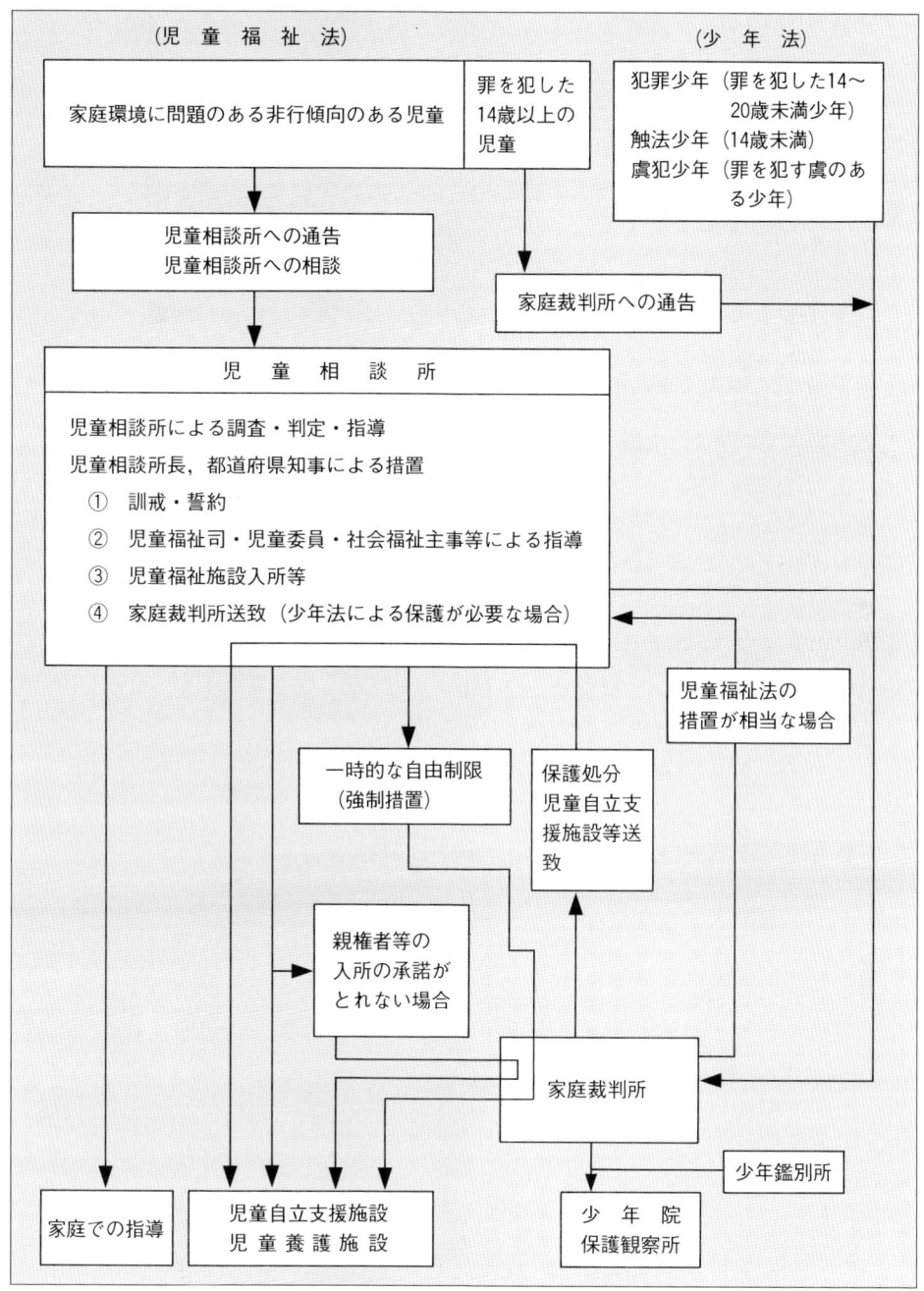

図42 非行傾向のある児童への福祉的対応
(厚生統計協会,編:国民の福祉の動向—2000年.厚生統計協会,2000)

れる。これらの非行少年(少女)のうち,家庭環境に非行の主な原因があると認められる者,比較的低年齢の者などは,児童福祉法上の措置がとられる。これらには,児童または保護者への訓戒,児童福祉司・社会福祉主事・児童委員による指導,里親への委託,児童自立支援施設などの児童福祉施設への入所措置,家庭裁判所への送致などがある(図42)。

他方，例えば，保護者から繰り返し虐待を受けた場合などのため，心的後遺症（トラウマ）を生じ，このためフラッシュバックを繰り返し生じ，情緒が不安定になったり混乱した状況に陥る児童については，どのような対策があるだろうか。まず，これらの児童に対し，児童相談所においては相談指導が行われる。この他，情緒障害児短期治療施設への入所および通所指導が行われることもある。情緒障害児短期治療施設は軽度の情緒障害をもつ児童を短期間入所させるか，または保護者のもとから通わせ，その情緒障害を治すことを目的とする施設である。

この他の地域における児童の自立支援としては，以下の二つがある。

一つは，義務教育終了後，児童自立支援施設などを退所したものの，社会的自立が十分できていない児童などを対象とし，職場の開拓を助けたり，相談を行うなどにより児童の社会的自立に向けた支援を行う事業（児童自立生活支援事業）である。

他の一つは，地域の児童の福祉に関する諸般の問題について，児童・母子家庭その他の家庭，地域の住民その他からの相談に応じ，必要な助言を与えるとともに，保護を要する児童またはその保護者に対する指導を行い，さらには児童相談所，児童福祉施設などとの連絡調整などを総合的に行い，地域の児童，家庭の福祉の向上を図ることを目的に設立された児童家庭支援センターである。同センターは1997年（平成9年）の法改正により，創設されたものであり，乳児院，母子生活支援施設，児童養護施設，情緒障害児短期治療施設および自立支援施設に付置の形で設置される。

■ 文　献

1) 衞藤　隆：疾病異常〈解説〉（朝日新聞社/全日本健康推進学校表彰会，監修）．全日本健康優良・推進学校の記録　第3巻．港の人．pp. 131-135, 1998
2) 衞藤　隆：結核・学校伝染病〈解説〉（朝日新聞社/全日本健康推進学校表彰会，監修）．全日本健康優良・推進学校の記録　第3巻．港の人．pp. 79-82, 1998
3) 高石昌弘：学校保健とは（高石昌弘，出井美智子，編）．学校保健マニュアル（第4版）．南山堂，pp. 1-3, 1999
4) 児童福祉．国民の福祉の動向．厚生の指標（臨時増刊）46（12）：110-132, 1999

（衞藤　隆）

第8章

思春期の保健福祉

I. 思春期の身体と心の発達

　思春期は，小児の身体と心が，成人の身体と心へと変化していく過程であり，人間の一生のなかでも劇的な変化が現れる時期である。また，これらの変化に伴って性機能が分化し，生殖への準備が始まる重要な時期としても位置づけることができる。そのために，思春期には，多様な身体的，心理的，社会的な変化が起こり，それが，個人の一生の健康に強い影響を及ぼすことが考えられる。

　また，思春期は，それぞれの社会や文化的な要因によっても，その社会的意味が異なっている時期でもある。発展途上国では，10代の後半には，すでに結婚，出産があたりまえのように行われているところも多い。一方，日本では，近年の特徴として，高学歴化，晩婚化の進行をあげることができ，思春期の若者の多くは「学校」という生活空間でかなりの時間を過ごしている。それらの要因は，諸外国と比較したときに日本の社会における思春期に独自と見なせる健康上の諸課題と深く関連しているものと思われる。

　そこで，本章ではまず，思春期の身体と心の発育，発達の特徴について概説する。そして，そのなかで，現代の日本の若者の抱える健康に関する事柄に関しての考察を加えることとする。

A. 2次性徴と身体の発達

(1) 思春期の定義，位置づけ

　「思春期」という言葉は，現在，さまざまな分野で広く用いられているが，その定義や年齢の範囲はあいまいである。WHOの定義によると2次性徴の出現から性成熟の過渡的発育期間をAdolescence（青春期）とし，Puberty（思春期）は，出生や死などの変節事象を指すとされ，二つを区別して用いている。一方で，日本では，この二つを区別することなく，小児期から成熟期に至る移行期を「思春期」と呼ぶのが一般的である。

　女子に関しては，日本産科婦人科学会では，統一的な見解として，「思春期は，第2次性徴の出現に始まって，性機能がほぼ成熟するまでの比較的長い期間であるが，開始や終了の年齢には個人差がある。したがって，暦年齢で定義することには多少の難があるが，

現在のところ女子思春期を8,9歳から17,18歳までの期間としている」と定義している。

しかしながら，思春期を2次性徴の発現で定義した場合，18〜19歳でも月経周期が安定しておらず，性機能の完成という面ではまだ早いとする見解もあり，臨床の場面では20歳位までも含むことが多い。

(2) 身体発育と生殖機能の発達

思春期における身体発育は，大きく，1) 第2発育急進期にさしかかり身体発育が際立ち，身長，体重の急激な増加が見られる，2) 2次性徴が発現する，この二つで特徴づけることができる。それはまた，生殖機能が成熟することでもあり，生殖能力を獲得する過程であるともいえる。

これらの身体的な変化の原動力となるのは性ホルモンであり，この時期，男性は精巣から分泌される男性ホルモン，女性は卵巣から分泌される女性ホルモンによって，それぞれが男性的，女性的特徴をつくりあげる。

a. 女子思春期の2次性徴

思春期前期の段階で，下垂体から分泌される性腺刺激ホルモンが増加し，卵胞ホルモン（エストロゲン）の分泌が多くなる。この卵胞ホルモンの分泌によって，皮下脂肪厚が増え，乳房が発達し，腰部の骨盤の発育が進み，全体的に女らしい身体つきになってくる。顔つきについても，下顎骨の発育が目立ち，小児型の顔つきから女性的に変化していく。また，副腎皮質刺激ホルモンによって，陰毛や腋毛の発毛が促進される。

また，この時期のもっとも劇的な発育の徴候は，月経の初来である。初経は子宮内膜の脱落による初めての出血であるが，数ある思春期の身体的変化のなかでも，生殖能力の獲得の重要な指標として理解することができる。初経年齢については，すでに欧米諸国で報告されているように，日本でも若年化が報告されており，その原因として栄養その他の生活水準の向上が指摘されている。この他，性情報に触れる機会の増大，夜型生活の普及などライフスタイルの変化など，「都市型生活様式」の普及も関係があるかもしれない。

なお，初経は1次性徴としての生殖器の成熟であるととらえ，2次性徴には含めない考え方もある。

b. 男子思春期の2次性徴

男子思春期の身体的な変化をコントロールするのは，精巣から分泌される男性ホルモンと副腎性男性ホルモンである。この時期，身長の増加が著しく，精巣からのホルモンの分泌が激しくなる。精巣では精子の形成が始まり，陰茎は円筒型に変化し始める。同時に筋肉量が増し，広肩の男性的な身体に変化する。発毛は，顔には髭が生え始め，胸部，腹部，四肢，陰部に剛毛が発現する。男子に特徴的な変化としては，変声があり，喉頭の大きさがほぼ2倍になる。声帯が長くなり，声が約1オクターブ低くなるといわれる。

また，女子の初経に相当する生殖器の成熟を表す徴候として，精通が起こる。性的刺激によって勃起が起こると精子が精嚢に運ばれ，前立腺の分泌液が加わり，精液がつくられる。精通は睡眠中に夢精として経験されることが多く，精通年齢の通過率をみるとだいたい

表42 月経指導のポイント

以下のような場合，受診を促すこと
1) 15歳の誕生日を迎えても初経がない
　　（遅発月経，原発性無月経の疑い）
2) 3ヵ月以上の無月経
　　（妊娠の疑い，続発性無月経）
3) 出血がだらだらと8日以上続く
　　（機能性出血，不正性器出血，流産の疑い）
4) 月経周辺期の不快症状，腹痛，腰痛など
　　（月経前症候群，月経困難症）

（北村邦夫：思春期女子の健康づくり．公衆衛生 60：10，1996より）

い13歳で50％の男子が経験している。

なお，精通についても，初経と同様，2次性徴に含める考え方と含めない考え方がある。

以上のような身体的な変化は，思春期に特徴的なものであり，身体発育，発達を評価する際に指標となるものである。しかし，このような発育急進や2次性徴が何歳で起こり，どのような経過を経るかについては非常に個人差が大きく，単純に暦年齢で基準を決めることは難しいことに留意する必要がある。

また，この時期は，生殖機能の発達の重要な過程であることを考慮したうえで，特に，女子に関しては月経にかかわる観察を注意深く実施し，必要に応じて，指導を行うことが求められる（表42）。

B. 思春期における心の発達

(1) 精神的，社会的発達

思春期は，生殖器官の成熟をはじめとする身体的な変化が見られる時期であると同時に，さまざまな心理的な変化を迎える過程でもある。そういった心理的な思春期の発達過程の特徴を（図43），エリクソン（1982）は，「アイデンティティーの獲得の時期」と呼んでいる。アイデンティティーとは，「自己同一性」とも訳されるが，「自分が自分らしさをつくり，自分のものとして獲得していくもの（清水，1997）と定義することができる。それは，社会的な役割とも深く関連しており，「自分は何者か」という答えを見つけようとする時期ともいえる。エリクソンは，このアイデンティティーの獲得は，この時期に達成されなければ，20歳を過ぎてからの獲得は難しいことを指摘している。

また，精神的に親からの独立を求めることも，この時期の特徴であり，それはしばしば「反抗期」ととらえられることが多い。しかし，実際には親に反抗しようとしているわけではなく，「介入されたくない」，「かかわりたくない」という気持ちの高まりである。それは，反抗というよりも，むしろ「自己主張」を始める時期として理解することができる。

	1	2	3	4	5	6	7	8
老年期Ⅷ								統合 対 絶望、嫌悪 英知
成人期Ⅶ							生殖性 対 停滞 世話	
前成人期Ⅵ						親密 対 孤立 愛		
青年期Ⅴ					同一性 対 同一性混乱 忠誠			
学童期Ⅳ				勤勉性 対 劣等性 適格				
遊戯期Ⅲ			自主性 対 罪悪感 目的					
幼児期初期Ⅱ		自律性 対 恥、疑惑 意志						
乳児期Ⅰ	基本的信頼 対 基本的不信 希望							

図43 エリクソンの漸成図式

　社会的な発達に関しては，現代の思春期は，中学生，高校生に相当し，生活スタイルは，「学校生活」がその中心である。また，高学歴化が進み，社会参加を行う時期が遅くなってきた背景から，社会的な成長が遅れることが，その特徴として指摘されている。このように，現在の若者は，社会的な成熟が遅れている一方で，身体成熟は早まっており，そこには社会機能と身体とのギャップが存在している。

(2) 思春期精神発達にかかわる問題

a．不登校

　平成8年度の文部省の発表によると，平成7年度に「学校嫌い」を理由として，年間30日以上欠席した者は，中学校で6502人である。その数字は，実態の一部を表しているにすぎず，潜在的な不登校は，さらに多いと考えられている。不登校は，今や，どこにで

表43 登校拒否に陥った直接のきっかけ（文部省）

区　分		(%)
学校生活での影響	友人問題をめぐる問題	19.7
	学業の不振	13.2
	入学，転編入学，進級などの不適応	3.3
	学校のきまりなどをめぐる問題	2.3
	クラブ活動，部活動などへの不適応	1.7
	教師との関係をめぐる問題	1.5
家庭生活での影響	その他本人にかかわる問題	25.5
	親子関係をめぐる不和	9.5
	病気による欠席	6.3
	家庭の生活環境の急激な変化	5.2
	家庭内の不和	4.6
その他		2.5
不明		6.3

（(財)学校保健会：学校保健の動向（平成9年度版），1997より）

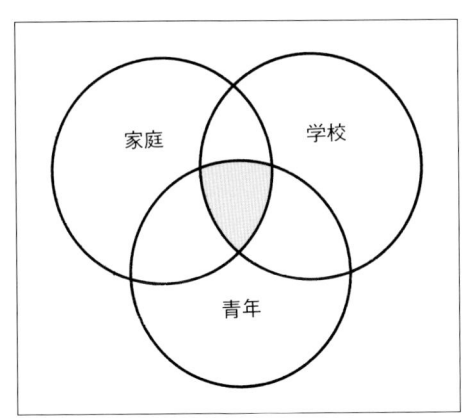

図44　不登校問題の位置
（清水将之：思春期のこころ．日本放送出版協会，1997より）

もある現象として存在している。

　表43は，不登校に至ったきっかけを示したものであるが，その内容は多岐にわたっており，不登校という現象がさまざまな複雑な要因によって引き起こされることは広く指摘されるところである。しかし，その根底には「子どもが学校に行くのがあたりまえ」という社会の価値観があること，そして，それは「家庭」と「学校」という親の管理下で起こる現象であることに留意する必要がある（**図44**）。

　また，不登校は，現在，精神病理として扱うべき問題ではないとされており，無理に学校に行かせることが問題の解決につながらないことが強調されつつある。不登校の背景には，学校生活に疲れ，「息切れ」状態であることが多く，まず第一に，十分な休養を与え

ることが不可欠である。特に，不登校の子どもに登校刺激を与えることは慎むべきであり，その背景にある個人的な問題をさぐることが重要である。

現在では，不登校をめぐる状況にも，社会的な変化がみられており，「大検への道」，「フリースクールへの参加」など，選択肢もさまざまに広がりつつある。思春期の不登校にかかわる場合，それらの選択肢も含めて，包括的なアプローチが求められる。

b．拒食症

拒食症は，過食症と併せて摂食に関する障害であり，基本的には食べなくなり，その結果としてひどくやせるという精神疾患である。この病気が医学論文に初めて登場するのは1866年まで遡るが，その後，先進国の思春期特有の疾患として，思春期保健の領域で，注目を集めてきた。特に，拒食症は，女子の発症例がその95％を占め，そのほとんどが月経停止を伴う，思春期女子の心身の健康問題と位置づけられている。

その原因については諸説あり，おのおののケースによって背景にある要因が異なっている。そのなかでも，主なものとしてまず，「ボディーイメージ」の歪みをあげることができる。現代の女性の多くは，その年齢にかかわらず，「やせたい」という願望を有しているが，拒食症の女性は，その願望が極端な形で現れる。体重の減少が進み，時にはグロテスクなまでにやせていっても，本人は「太っていて醜い」自己のイメージを抱き続ける。

また，拒食症は，単に，食べないといった食事の制限だけではなく，食べ方，食生活のスタイルにも歪みが現れる。1人では食べられても家族とは食べられない，外食ならできる，といった形で，歪みが見られることもある。それは，食事にかかわるコミュニケーションの障害とも考えることができ，ゆえに拒食症は，他者とのコミュニケーションにかかわる疾患でもある。

その数については，清水（1997）の行った思春期女子を対象とした調査によると，標準体重から15％以上やせている者が8.4％，もっとやせたいと願っているものが78.1％，6ヵ月以上無月経が続いている者が1.2％であった（図45）。この三つの条件を満たしている人が，拒食症を疑われるとしたら，患者数は，思春期女子全体の0.1％にのぼる。

これらの調査の数字が示す以上に，現在の思春期の女性には潜在的な拒食症患者が相当数存在することが推測される。思春期保健では，その原因の探求を含めて，現実的な予防対策を高じる必要がある。

c．喫煙，飲酒，薬物乱用

時代とともに思春期の若者のライフスタイルが変容し，それに伴う若者の行動もさまざまに変化しつつある。そのなかでも，心身の健康に関わる行動の特徴として，近年の若者の喫煙，飲酒，薬物使用経験率の上昇を指摘することができる。それらの行動の背景には，個人的な心理的特性に関する要因が存在することは明らかであるが，価値観の多様化，社会規範の低下などの社会的な要因もまた，その原因の一つとして考えることができる。特に，現代の喫煙，飲酒，薬物使用には，情報化社会のなかで，的確な判断や情報の選別能力に乏しい青少年が情報の洪水に押し流され，主体的な判断能力を失っている背景を指摘することができる。

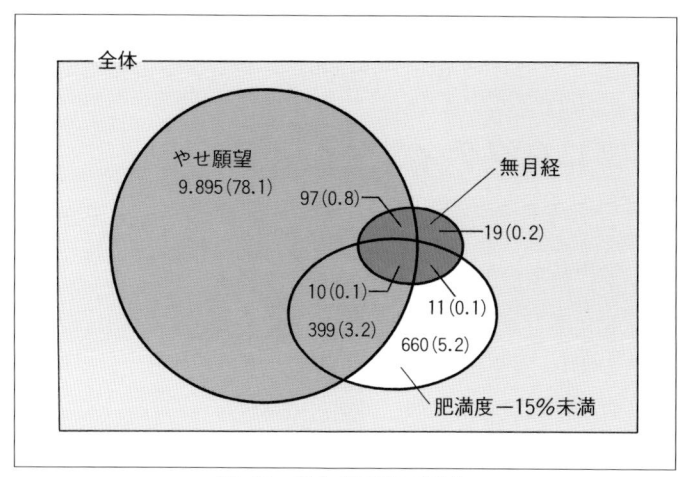

図45 拒食症患者の割合
(清水将之:思春期のこころ．日本放送出版協会，1997より)

1991年に，アメリカの薬物乱用研究所は，青少年が薬物を使用する理由について以下の要因をあげている．
1) たまたま機会があって試す
2) 危険を求めて試す
3) いろいろな問題の存在をごまかすために使う
4) 孤独や不安感，低い自己評価や自信のなさに対する反応として使う
5) 仲間の圧力によって他の青年からの圧力を受けたり，強制された結果として使う
6) 「社会の圧力」によって使う

これらの要因は，「思春期」の若者特有のありようとして，日本の現在の状況にも十分に応用できるものである．また，日本では，諸外国に比較して，若者が「タバコ」や「アルコール」を購買することが容易であることもあり，その「手に入れやすさ」が，喫煙や飲酒問題をさらに深刻にしている現状がある．

こうした問題への対応は，まず，「タバコ」，「アルコール」，「薬物」の基本的な「危険」に関する知識を提供することであり，若者が積極的に自分の健康行動を選択するための支援を行うことが不可欠である．また，近年は，WHOを中心として，「ライフスキル」教育が注目されており，危険や圧力に直面した時に，それを回避するための「技術」を習得することが，喫煙，飲酒，薬物使用へのアプローチとして有効であることが報告されている．

今後，国際化がさらに進行するなかで，「情報」のみならず，さまざまな新たな薬物が国内に流通し，それに関する問題が生じることが予測される．そして，それらの問題にもっとも影響を受けるのは，社会的に弱い立場にあり，判断力の乏しい「若者」の健康である．現在，薬物使用は，社会問題といった視点のみならず，思春期保健といった視点での取り組みが求められている．

■II. 思春期リプロダクティブ・ヘルス

　「リプロダクティブ・ヘルス（性と生殖に関する健康）」は，最近の保健医療分野で注目を集め，近年，医療従事者を中心に盛んに議論が行われている概念である。この概念が，国際的に公式に定義されたのは1994年に開催されたカイロ国際人口・開発会議が最初であり，そのなかでは，「生殖に関わるシステムや，その機能，過程に関する事柄が，身体的，精神的，社会的に良好な状態（国連人口基金），1994）」と定義されている。この概念は，従来，周産期に限られていた母親の健康から，「生涯にわたる健康」へと広がりを持っている点，これまで分断されていた性と生殖に関わる事柄を，一つの統一した概念とした点において従来の母子保健にはない新しさを提供している。

　また，この会議では，同時に採択された行動計画のなかで「思春期」がリプロダクティブ・ヘルスにおいて非常に重要な時期であることが強調され，思春期の若者が「性的な存在」として，性や生殖にかかわる十分な情報とサービスが受けられる権利が宣言された。特に，そのなかでも，望まない妊娠，中絶，HIV/AIDSを含む性感染症が思春期の優先的な問題として取り上げられている（図46）。

　近年，性経験の低年齢化がさまざまに指摘されるなかで，日本の思春期保健の領域でも，この望まない妊娠，中絶，性感染症を中心とするリプロダクティブ・ヘルスは，思春期の若者の心身の健康問題として重要な課題であると考えられている。

　そこで本章では，思春期の健康に関する事柄のなかでも特に，このリプロダクティブ・ヘルスを取り上げ，それをめぐる日本の現状と問題について概説する。

A．思春期の性

(1) 思春期の性体験

　思春期は，生殖器官の急激な発育を迎え生殖能力を獲得していく時期であるが，同時にそれは，「性的」な興味や関心が増す時期としても位置づけられる。そして，それらの変化は，思春期の若者に特徴的なものであり，そこには，成熟した大人とは異なる特別な健康ニーズが存在している。リプロダクティブ・ヘルスは，そういった性的な心と身体の変化と密接なかかわりを持っており，適切なサービスを提供するためには，この時期における，「若者の性」についての理解が不可欠である。

　(財) 日本性教育協会では1974年から，過去4回にわたって若者の性行動調査を実施しているが，この調査は，日本全国を対象とした唯一のものであり，現代の若者の性についての特徴や時代的な変化の一部を明らかにしている。1994年度の調査によると，今まで

II. 思春期リプロダクティブ・ヘルス　153

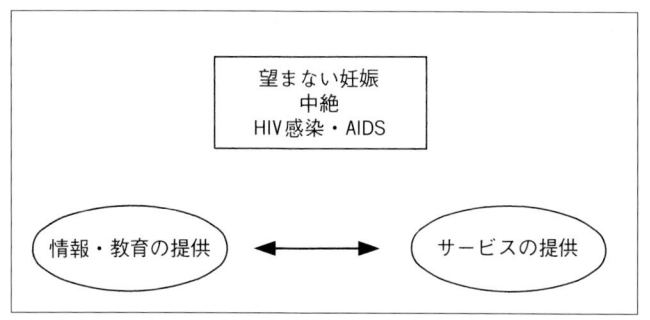

図46　思春期の若者のリプロダクティブ・ヘルスへの取り組み

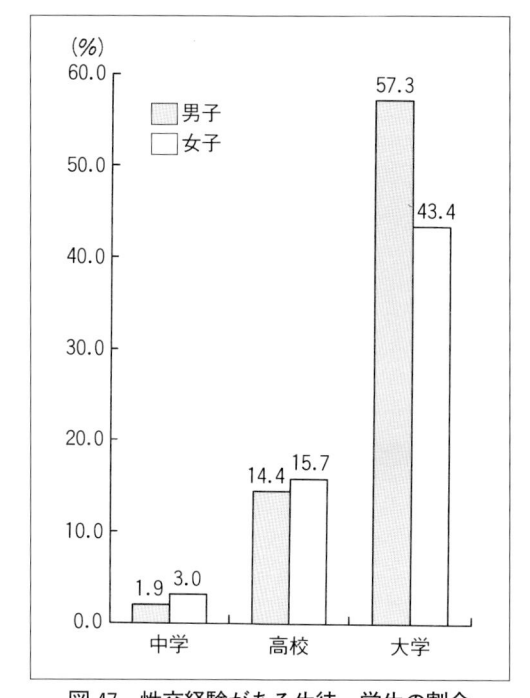

図47　性交経験がある生徒・学生の割合
（(財) 日本性教育協会：青少年の性行動（第4回），1994より）

に性交の経験がある者の割合は中学男子1.9％，女子3.0％，高校男子14.4％，女子15.7％，大学男子57.3％，女子43.4％である（図47）。これらの数字は調査を行うごとに上昇しており，近年，若者が性体験を持つ年齢が低下している傾向を指摘することができる。**表44**は経験率が50％を超える年齢を示したものであるが，女子の性的な変化が，男子よりも，早く現れることがわかる（図48）。しかし，性交経験に限った場合，中学と高校までは，女子学生が男子学生より経験率が高いが，大学生になると男女の経験率が逆転している。

表44　経験率が50％を超える年齢

年齢	男子	女子
11歳以前		月経 異性と親しくなりたい
12歳		
13歳	性的関心 射精 異性と親しくなりたい	性的関心
14歳	異性に触りたい 性的興奮 マスターベーション キスしたい	
15歳		
16歳	キスしたい	デート
17歳	デート	
18歳	異性に触った，キス	キス
19歳	ペッティング，性交	異性に触りたい 性的興奮
20歳		異性に触った ペッティング 性交

((財)日本性教育協会：青少年の性行動（第4回），1994より)

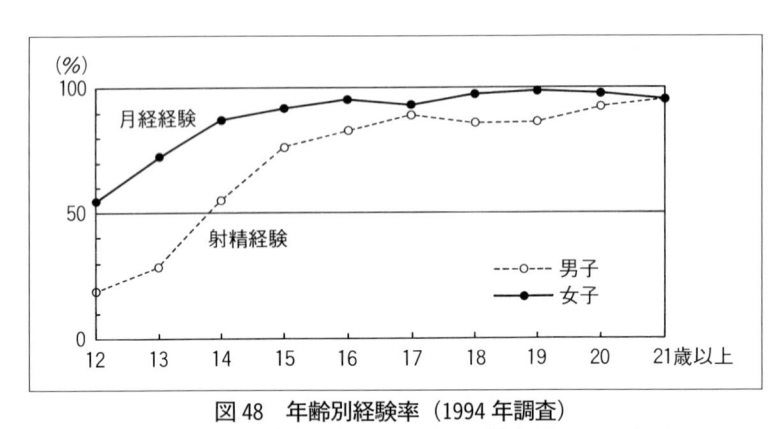

図48　年齢別経験率（1994年調査）

((財)日本性教育協会：青少年の性行動（第4回），1994より)

　性交経験の時代的な変化をみた場合，女子の経験率の上昇が男子を上回っていることが指摘されており，近年の若者の特徴として，女子の性経験の低年齢化をあげることができる。また，図49は，「婚前性交」についての意識を聞いた結果であるが，「愛し合っていれば」，「お互いに納得していれば」という条件付きを含めると，8割以上が性交を容認する態度を有している。

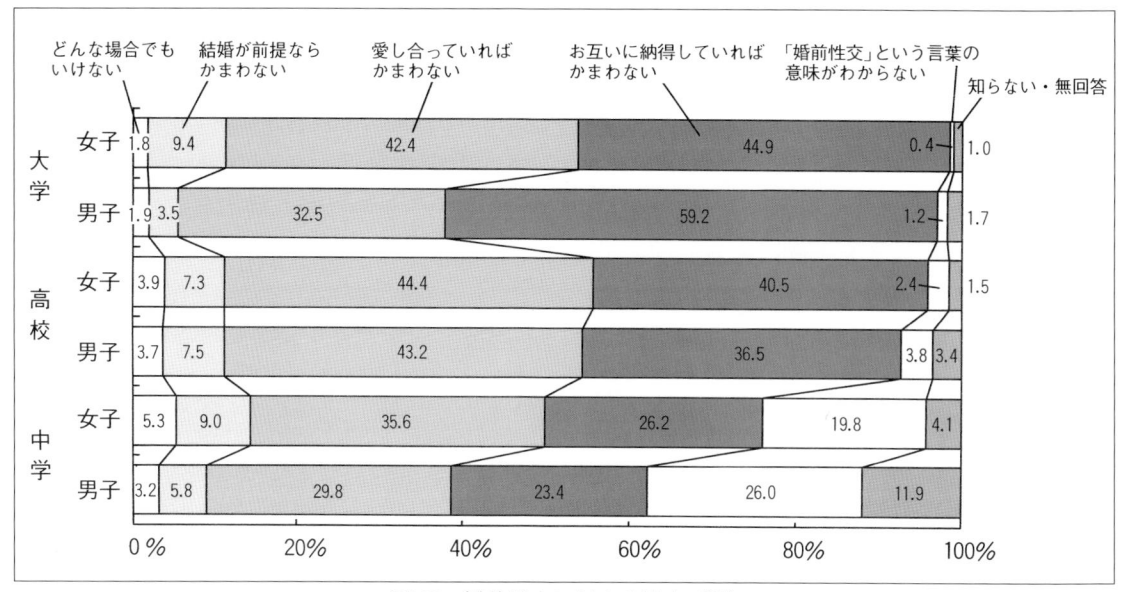

図49 婚前性交に対する態度（％）
（（財）日本性教育協会：青少年の性行動（第4回），1994より）

	どんな場合でもいけない	結婚が前提ならかまわない	愛し合っていればかまわない	お互いに納得していればかまわない	「婚前性交」という言葉の意味がわからない	知らない・無回答
大学 女子	1.8	9.4	42.4	44.9	0.4	1.0
大学 男子	1.9	3.5	32.5	59.2	1.2	1.7
高校 女子	3.9	7.3	44.4	40.5	2.4	1.5
高校 男子	3.7	7.5	43.2	36.5	3.8	3.4
中学 女子	5.3	9.0	35.6	26.2	19.8	4.1
中学 男子	3.2	5.8	29.8	23.4	26.0	11.9

　これらの結果は，現在の日本では，性経験の低年齢化が進行しており，思春期がすでに「性的に活発な時期」であるということを示すものである。特に，「妊娠」の機能を有する女子の性体験の低年齢化は，リプロダクティブ・ヘルスを考えていくうえで非常に重要な視点である。

(2) 思春期の性の悩み

　思春期は，性的な興味関心が膨み，性体験も始まる時期であるが，現代の日本では，若者のそうした興味に対して，実際に科学的に正しい知識を提供する場は，非常に限られている。そういったなかで，若者はテレビ，雑誌といったメディアにその情報を求め，時として誤った情報を得ることで不安を抱え，悩むことになる。

　表45は家族計画協会が1996年に行っていた思春期電話相談の結果を示したものである。男性に圧倒的に多いのが，「包茎」に関する相談であることは注目できる。多くの若者が不安を抱える背景には，清潔にしていれば医学的にほとんど問題のない「包茎」が，メディアの流す情報によって「歪んだイメージ」を与えられていることを指摘することができる。

　一方，女性では「妊娠」がその悩みの多くの割合を占めている。これに，月経に関するものを含めて，性や生殖に関する事柄に不安や悩みを抱える若い女性が数多く存在していることが示される結果である。

　これらの結果から明らかなように，現在，思春期の若者は「性に関する正しい情報」を求めており，リプロダクティブ・ヘルスに関する悩みを抱えている。それは，思春期の若

表 45　思春期主訴

男子	(%)	女子	(%)
包茎	21.8	月経	33.7
自慰	19.8	妊娠	12.9
性器	13.1	病気	7.7
射精	9.7	STD	4.8
性欲	6.0	避妊	4.3
性交	5.7	精神，心	4.1
近親姦	5.4	性交	3.4
病気	2.0	中絶	2.5
精神，心	1.8	男女交際	2.1
避妊	1.2	自慰	2.0
STD	1.0	性器	1.9
妊娠	0.8	不妊	1.8
男女交際	0.8	問題行動	1.3
エイズ	0.3	夫婦問題	1.1
中絶	0.0	エイズ	1.0
不妊病気	0.0	性欲	0.4
その他，性知識	2.4	更年期	0.3
その他	4.7	近親姦	0.2
		その他，性知識	2.0
		その他	12.6

(北村邦夫：思春期の健康相談．周産期医学 27(8)，1997 を改編)

者の健康のニーズでもある．これらのニーズを実際的に配慮するならば，「性教育」や「性に関する相談」は，道徳教育という視点ではなく，健康教育という視点を持って実施されることが必要である．

B．避妊と望まない妊娠

(1)　望まない妊娠と人工妊娠中絶

　厚生省の優生保護統計によると，全年齢の人工妊娠中絶数は 1965 年の 84 万人以後，一貫して毎年減少傾向にある．しかし，一方で 10 代の妊娠中絶数は増加傾向にあり，1991 年には 3 万 3286 人であり，15 歳から 19 歳の女子 144 人に 1 人が人工妊娠中絶を受けていることになる．図 50 にも見られるように 10 代の中絶は早い速度で増加しており，この背景には，10 代の望まない妊娠の増加を指摘することができる．

　日本産科婦人科学会は，1978 年，1983 年，1988 年の 3 回にわたり各 1 年間の 10 代の妊娠分娩について全国調査を実施しているが，これらの結果は，現代の望まない妊娠の背景にある以下の要因を明らかにしている．

- 80％以上が「愛があれば」，「同意があれば」など婚前交渉への態度が寛容である．
- 性交を行った動機は 60％が「何となく，わからない」と答え，性交などの性行動

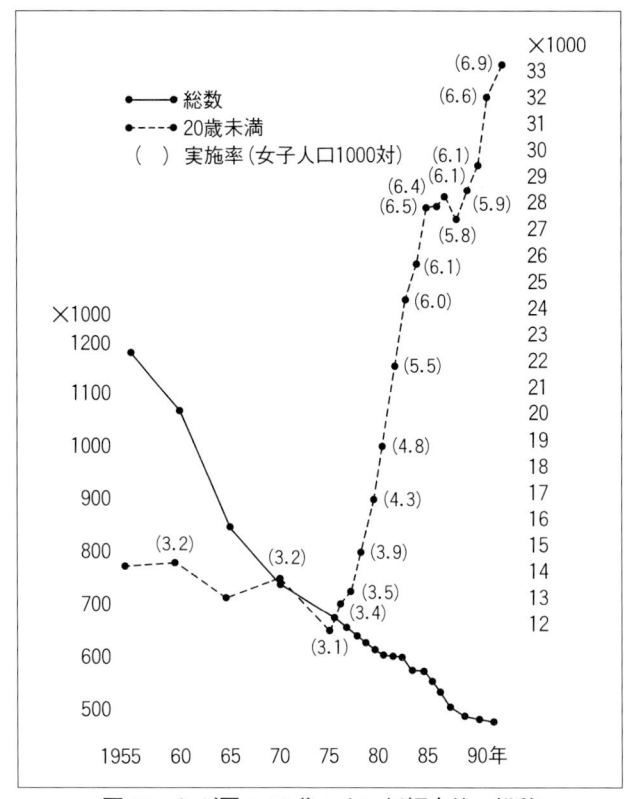

図50 わが国の10代の人工妊娠中絶の推移
(佐藤恒治：思春期妊娠とその問題点．小児・図説産婦人科VIEW7．思春期婦人科疾患とその管理（川越慎之助，他編集）．メジカルビュー社，1994より)

のきっかけが偶発的である場合が多い。
- 性交の相手は1人だけは，40％で60％弱の者は複数の相手と性交渉を行っている。
- 避妊を行ったものは20％ときわめて低率であり，避妊方法は80％がコンドーム，ピルが1％以下である。
- 月経が中止した時，「そのうちあると思った」が約半数であり，妊娠することはないと思って性行為を行っている。

これらの調査が明らかにするように，現在，多くの10代の若者が，適切な避妊を実施できないまま，無防備な性行為を行い，その結果として望まない妊娠をしている。そして，多くの場合，それらの望まない妊娠は「人工中絶」という形で問題の解決がはかられている。しかし，「人工妊娠中絶」は，若者のリプロダクティブ・ヘルスにとって深刻な問題であることは明らかであり，その防止については最大限の努力が払われる必要がある。

(2) 産科的な問題

　10代での妊娠，出産は，思春期の若者が一般的に身体的，精神的，社会的に未熟であるという点で，成人とは異なるさまざまな健康上の問題が存在する。

　日本産科婦人科学会の調査によると，10代の若者が，産婦人科医を受診した時の妊娠時期は11週以内が約60％であるが24％は12週以後であるという。この結果は，10代の未婚者が妊娠すると親には相談できず，医者にも行けず，1日1日と延ばすために受診が遅れること，そして，その傾向は低年齢になるほど著しいことを明らかにしている。

　出生児の体重に関しても，若年の母から生まれた者ほど少ない傾向があり，母親の年齢別にみた新生児状態は母親が低年齢になるに従って異常が多く，それらのほとんどは低体重児である。

　母体の異常に関しては，10代妊娠の特別な傾向は指摘されていないが，妊娠中毒症については若年妊産婦ほど多いことが指摘されている。これは本人の自覚がないこともあるが，10代の妊娠には社会的，経済的支援が少ないこと，家族の心理的支援が受けづらいことがその要因として指摘できる。

(3) 望まない妊娠への対応

　これらの望まない妊娠を予防するための方法として，まず第一に，性や生殖に関する正しい科学的な知識の提供がある。特に，避妊の知識や技術についての正しい理解が不可欠である。メディアの流す性情報が豊富な現在でも，科学的に正しい具体的な知識を得ることは困難であり，性教育をはじめとした体系的な取り組みが求められる。

　避妊方法については，10代の性行為は，前述のように複数の相手との性行為が多いこと，偶発的な性交渉が多いことなどから，コンドームがもっとも有効な避妊方法として考えられる。しかしながら，コンドームについては，適切に使用しないと失敗率が高いこと，男性側の意志が大切であることなどの問題点があり，それぞれのカップルや個人のニーズに合った選択をすることが重要である。

　また，近年，若者が，積極的に避妊にかかわれない要因として「ジェンダー（社会的，文化的性差）」が世界的に広く指摘され，その対応が検討されつつある。「女性が避妊に積極的なのは女性らしくない」，「避妊を考えることは男らしくない」といった社会的な性役割と避妊行動が強く関連することは多くの研究がすでに明らかにしており，思春期の若者への取り組みはこういった社会的，文化的な要因を配慮する必要がある。

　また，望まない妊娠を防止するだけではなく，思春期保健にとって，10代のカップルが，妊娠の結果，選択として出産を望んだ場合の支援も，忘れてはならない視点である。現在，日本の10代妊産婦のほとんどが，未婚で，中学校，高校に在学中である。そして，その多くが，妊娠の結果として，人工妊娠中絶を選択している。現在の日本では，10代の中学生や高校生が，経済的に自立することは非常に困難であり，子どもを育てながら学業を続けることは実質的には不可能な場合が多い。こういった現状のなかでは，若者に「正しい避妊教育」を行うことによって，望まない妊娠を防ぐことがもっとも重要であり，

そのための対策を急ぐ必要がある。しかしながら，教育現場や行政の支援を受けることによって，10代の若者が学業を続け，就職し，自立した生活を営める可能性があることは，諸外国ではすでに実証されている。

性や生殖に関わる選択の保証が，健康を享受する権利として尊重されることが重要であるならば，10代の若者の「子どもを産む権利，育てる権利」もまた最大限に保証されなくてはならない。

C. 性感染症とHIV/AIDS

(1) 思春期とHIV

1990年代に入って，HIV感染が世界的に広がりを見せているが，そのなかでも，特に「若者」の性行為による感染が深刻さを増している。WHOの推計ではすでに感染の半数以上が25歳以下の若者だといわれている。

こういった若者，特に未婚の若者がHIVに感染しやすい因子として，「性的に活発であること」，「パートナーが特定できないこと」，「情報を得ることが難しいこと」などがあげられる。

また，特に女性の場合，HIV感染については，年齢との関連が強いといわれている。10代の女性と45歳以上の女性は，いずれも他の年齢層に比べてHIV感染を受けやすい。思春期の女性の未成熟な子宮腟部は，成人女性の成熟したそれと比べて，HIVに対する防御効果が劣っている。一方，閉経期には腟の粘膜が薄くなり，乾いてくるので，この段階に達した女性の場合も防御機能が低下すると考えられる。思春期の少女と閉経期以降の女性の場合，その他の年齢層の女性と比較すると，腟粘液の生産が不活発で，この点も若年と高年の女性がHIV感染のリスクが高い理由だと思われる。

図51，図52は，現在の日本のHIV感染の状況を示したものである。現在のところ，感染の爆発は免がれてはいるが，徐々に感染は広がりつつある。特に，10代，20代の感染は確実に広がっている（図53）。日本では，10代の望まない妊娠の数に示されるように，現代の多くの思春期の若者が，「コンドームを適切に使用する安全な性行為」を実施していないことは容易に推測できる。未婚の若者の間で，クラミジアの感染が広がっている事実を併せても，今後，若者の感染が急速に広がることが危惧される。

(2) 性感染症とHIV/AIDSの予防

HIVを含む性感染症の予防は「安全な性行為」を実施することがその基本である。安全な性行為とは直接に体液が交換されない性行為のことであり，そのための具体的な情報やサービスが提供される必要がある。

WHO（世界保健機関）の世界エイズ対策部は，青少年が実行すべきより安全な性行動として

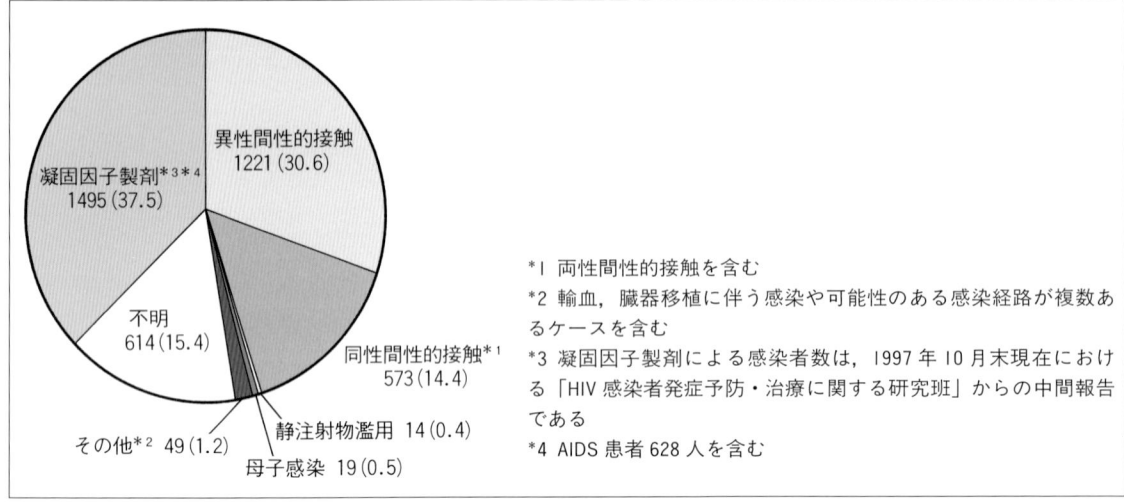

図51 HIV感染者の感染経路別累計報告件数（%）（1997年12月31日現在）
（厚生省：エイズ動向委員会. 1997より）

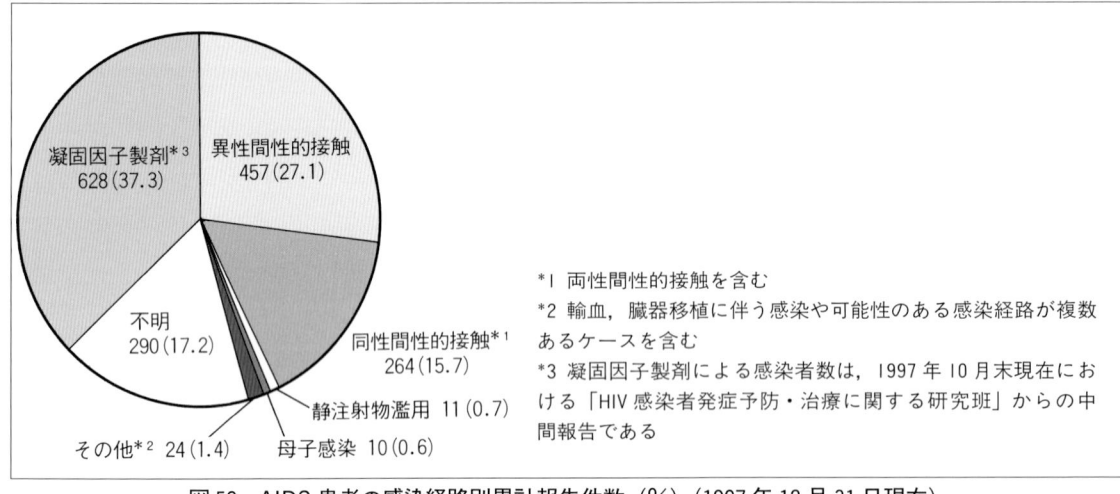

異性間性的接触 1221 (30.6)
凝固因子製剤*3*4 1495 (37.5)
不明 614 (15.4)
同性間性的接触*1 573 (14.4)
静注射物濫用 14 (0.4)
母子感染 19 (0.5)
その他*2 49 (1.2)

*1 両性間性的接触を含む
*2 輸血, 臓器移植に伴う感染や可能性のある感染経路が複数あるケースを含む
*3 凝固因子製剤による感染者数は, 1997年10月末現在における「HIV感染者発症予防・治療に関する研究班」からの中間報告である
*4 AIDS患者628人を含む

図52 AIDS患者の感染経路別累計報告件数（%）（1997年12月31日現在）
（厚生省：エイズ動向委員会. 1997より）

異性間性的接触 457 (27.1)
凝固因子製剤*3 628 (37.3)
不明 290 (17.2)
同性間性的接触*1 264 (15.7)
静注射物濫用 11 (0.7)
母子感染 10 (0.6)
その他*2 24 (1.4)

*1 両性間性的接触を含む
*2 輸血, 臓器移植に伴う感染や可能性のある感染経路が複数あるケースを含む
*3 凝固因子製剤による感染者数は, 1997年10月末現在における「HIV感染者発症予防・治療に関する研究班」からの中間報告である

　　1）望まないセックスに対しては「ノー」と言う
　　2）より安全なセックスの方法を話し合う（挿入しない, コンドームで予防する）
　　3）健康相談機関や信頼できる大人からアドバイスや援助を受ける
などをあげている。またこれらのことを実行するためには,
　　1）危険な状況を判断し, 自分の問題としてとらえる方法
　　2）より安全なセックスについて, 友人, 両親, 大人たちと話をする方法
　　3）断固とした態度でプレッシャーに対処する方法
　　4）コンドームの入手方法, 正しい使い方, 廃棄方法, 使用に際しての話し合い方

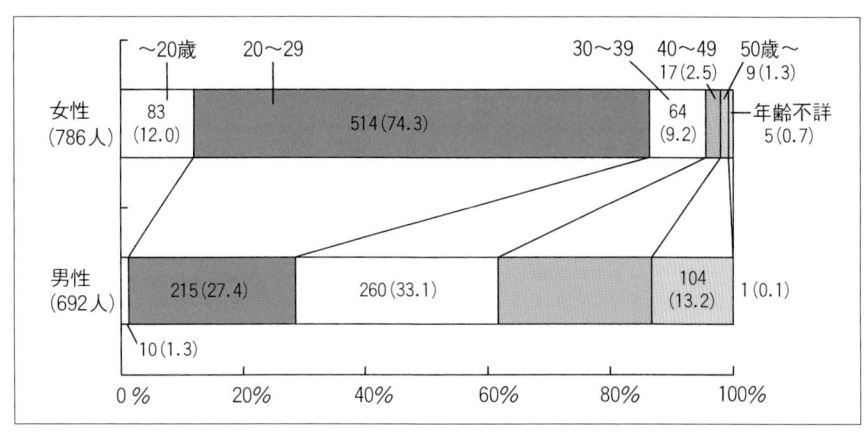

図 53 エイズ患者・HIV 感染者数（%）（1989 年 2 月〜1994 年 6 月末）
（厚生省：エイズサーベイランス委員会．1994 より）

5) どこで，どのようにして，援助やサポートが受けられるかという知識を身につけなければならない

ことが提案されている。

思春期の若者がこういったさまざまな方法を身につけていくためには，体系的な取り組みが必要である。現在は，学校での「エイズ教育」を実施する試みも模索されているが，今後も，さまざまな機会を提供するなかで，その対策を充実させることが一層必要となるであろう。

(3) HIV 感染者の支援

HIV 感染は，現在のところ感染から発症まで 8〜10 年以上の期間があり，薬の進歩によって，その期間はさらに延びることが予測されている。そのため，予防だけではなく，感染してからの生活をいかに考えていくか，そのための支援はいかにあるべきかといったことは，エイズ対策上，非常に重要な課題である。

現在では，感染者による自助グループの活動が広がりつつあり，具体的な支援が行われ始めている。感染者自身が，免疫力が低下するために起こり得る身体への負担とその対応を含めて，「知識」や「技術」を向上させることは，病気と共生していくための重要なプロセスである。

また，HIV 感染の場合，疾病による社会的な差別が大きな問題であり，医療の側面からの支援だけではなく，心理的，社会的な支援も模索する必要がある。特に，思春期は，学校生活の継続の問題があり，感染者が学業を続けるための具体的な支援は不可欠である。現在，世界的には感染した人々が妊娠や出産も行っており，そのためのサービスも提供されている。今後は，日本においてもそういったニーズが予測され，その対応をいかに考えていくかは，エイズ対策上の大きな課題である。

D. 学校保健

　児童の権利条約24条は,「締約国は,到達可能な最高水準の健康を享受すること並びに病気の治療及び健康の回復のための便宜を与えられることについての児童の権利を認める」を定め,健康を享受することが,児童の有する「人権」であることを宣言している。

　また,1994年,エジプトで開催されたカイロ国際人口・開発会議では,思春期の若者がリプロダクティブ・ヘルスに関する情報やサービスを受ける重要性が強調され,性や生殖に関する若者の自己決定権が承認された。

　本項では,この権利としての健康を享受するための基本的条件としての,保健（福祉）サービス,社会的支援について概説する。思春期の若者を含む児童の保健（福祉）サービスについては,従来から,「学校保健」がその主要な役割を担ってきた。しかし,近年,思春期の健康問題が多様化,深刻化するに従って,学校外,特に地域での取り組みが注目されつつある。そこで,本項では主に,「学校」と「地域」という視点での考察を行うこととする。

(1) 保健室の役割

　現在,日本の学校教育のなかでは,「学校保健法」が制定されており,制度上,中高校生を中心とする思春期の若者は,学校生活を通じて,健康に関する指導および相談が受けられることが保証されている。現代の思春期の若者の生活は,学校生活を中心に成り立っており,学校保健が思春期保健に果たす役割はきわめて重要である。

　そのなかでも,学校教育法施行規則第1条及び学校保健法第19条の規定により定められる保健室は,学校保健の機能を果たす中心的な場としての役割を担ってきた。

> 学校保健法19条　学校には,健康診断,健康相談,応急処置を行うために保健室をもうけるものとする。

　時代の変遷とともに,思春期の若者の心や身体の健康問題も変化し,保健室はさまざまな機能を果たしてきた。そのなかで,保健室への期待もさまざまに変化しているが,現在,以下のような保健室の機能が指摘されている。

1) 個人および集団の健康問題を把握する機能
2) けがや病気などの児童生徒の応急処置や休養の場としての機能
3) 心身の健康に問題を有する児童生徒の保健指導,健康相談,保健相談活動（ヘルスカウンセリングを含む）を行う機能
4) 情報収集,活用,管理を行う機能,伝染病及び疾病予防のための措置を行う機能,保健教育推進のための資料の収集,保管,調査を行う機能
5) 児童生徒の保健活動の場としての機能
6) その他

これらの保健室の機能のなかでも，特に，思春期保健（福祉）サービスの観点からは，心身の健康に問題を有する児童生徒の保健指導，健康相談を行う機能が注目される。

文部省が1990年に実施した調査では，学校生活の大半を保健室で過ごす「保健室登校」の児童が中学校，高校で増えていることが明らかになった。**図54**，**図55**は調査した1校あたりの1日平均保健室利用者数を示したものだが，その数が次第に増えていることがわかる。来室理由の背景としては，「体の問題や体の悩み」が全体で5割を超え，「心の問題や心の悩み」は13.4％であった。具体的な項目では，情緒不安定，家庭環境，いじめの順に多い。

これらの結果は，現在，保健室が学校での「心の避難所」としての役割を果たしており，中高生の抱えるさまざまな健康上の問題の相談を受ける場所として機能していることを示

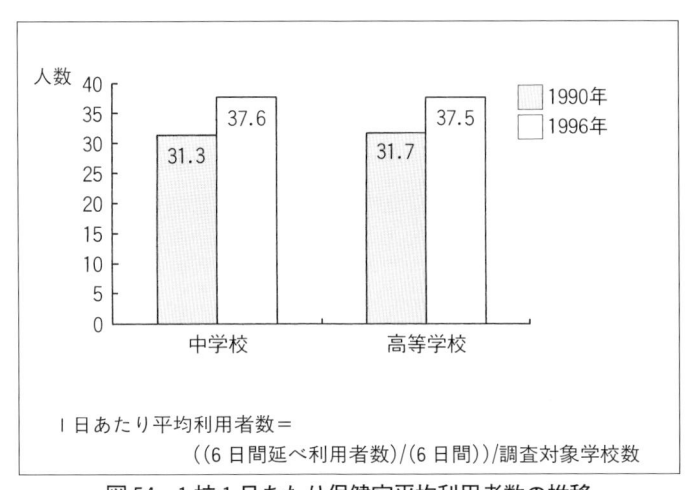

図54　1校1日あたり保健室平均利用者数の推移
（（財）学校保健会：保健室利用に関する調査報告書．1997より）

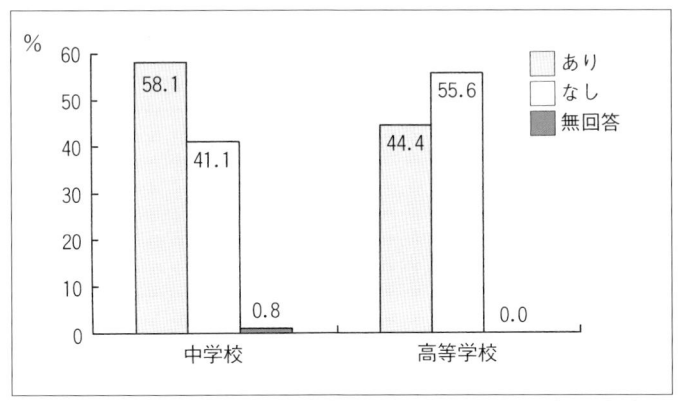

図55　過去1年間に「保健室登校」をしている児童生徒がいた学校の割合（％）
（（財）学校保健会：保健室利用に関する調査報告書．1997より）

している。

(2) 養護教諭の役割

現在の学校保健は、学校教職員の連携による組織的な心身の健康への取り組みであるが、近年、心の問題が深刻化するに従って、保健室での中心的な役割を果たす、保健主事、養護教諭への期待が高まっている。

これらの期待の一つとして、保健体育審議会の答申では、時代に沿った「養護教諭の新たな役割」のなかで、ヘルスカウンセリングへの積極的な実施を求めている。ヘルスカウンセリングは、「養護教諭の職務の特質や保健室の機能を十分に生かし、児童生徒のさまざまな訴えに対して、常に心的な要因や背景を念頭に置いて、心身の観察、問題の背景の分析、解決のための支援、関係者との連携など、心や身体の両面への対応を行う健康相談活動」であり、現在の中高校生の悩みに応える取り組みとして注目される。

また、この答申のなかでは同時に、これらの新たな役割を担う養護教諭の資質として、「保健室を訪れた児童生徒に接した時に必要な「心の健康問題と身体症状」に関する知識理解、これらの観察の仕方や受けとめ方などについての確かな判断力と対応力（カウンセリング能力）」をあげている。

最近の保健室に身体症状を訴えてくる生徒の多くは「器質性の疾患」というより「心の問題」からの心因性のものが多いことは、広く指摘されるところであり、今後、ますますこういったサインを見逃さない1人1人の資質の向上が求められてくる。

ベネッセ研究所が行った1997年の調査では、中学生の生徒8割が、「保健室の先生は信頼できる」と答え、その理由として「秘密を守る」、「成績のことを言わない」ことをあげている。また、悩みがある時に保健室を利用している生徒の割合が高い学校ほど、養護教諭の信頼が高いという結果も出ており、養護教諭の果たす役割の重要性を示す結果となっている。

(3) スクールカウンセラー

学校での心や身体の相談の聞き手として、養護教諭以外にも「スクールカウンセラー」といわれる専門職の活動が広がりつつある。スクールカウンセラーは「いじめや不登校」の対策として文部省が配置し、1995年度から開始された。初年度は全国で154校、次年度は513校、3年目には1065校と年々枠は広がっている。カウンセラーは、資格を持った臨床心理士、精神科医、大学教員、などがあたり、原則として、週2回、1回4時間ほど勤務する。基本的には「学校教職員」以外の外部からの学校へのかかわりであり、「教師や養護教諭には言えない悩み」を受けとめるという機能を有している。

現在、この事業は「調査研究委託」の位置づけで実施されており、各県での絶対数のばらつき、カウンセラー養成への時間など、課題も指摘されている。しかしながら、「相談の窓口を複数にし、異なった視点から多角的に問題解決にあたる」という意味で、その活動の広がりが期待される。

E. 地域における思春期保健・思春期相談施設

(1) 地域での取り組み

　思春期には，その心身の発達の特徴を含めて，大人とは異なる独自の健康ニーズが存在することは繰り返し指摘されるところである。そのニーズにきめ細かく応えていくためには，まず，当事者である若者の悩みを聞き，正確な情報を提供することのできる相談施設の存在が重要であることは言うまでもない。思春期の若者の心や身体の問題は多様であり，その対応には，個別の配慮が必要とされる。そのためには，「性教育」といった集団での知識の提供だけではなく，電話による個別の相談や，面談による細かな対応が求められてくる。学校保健では，すでに，こういった相談のニーズに応えるための取り組みが早くから行われていたが，近年，学校とは離れた地域での試みがさまざまに実施されている。

　表 46 は東京都にあるこれらの相談施設の一覧を示したものであるが，現在，さまざまな機関が窓口として，思春期の多様な問題に対応していることが示されている。

　また，地域の思春期保健では，さまざまな機関が，こうした個人のニーズに応じた情報やサービスの提供を行うだけではなく，さらに，必要な機関への紹介システムが存在することが重要である。問題が複雑で多様であるほど，その対応へは専門性が必要とされ，状況に応じて専門家へとつなげることで，速やかに問題へ対応することが可能となる。特に，学校や病院と地域の相談施設との連携は不可欠である。

　現在，世界の思春期保健は，さまざまな専門性を持つ人々が，多角的に一つの問題の解決にあたるチームでの取り組みが注目されており，今後，日本でもそういったシステムづくりが急がれている。そのためには，今後，地域の医師，看護婦，助産婦といった医療従事者のみならず，カウンセラー，ソーシャルワーカーなどの専門職が，さらに連携できるシステムの強化が望まれる。

(2) 厚生行政

　学校や地域での取り組みに比較し，厚生行政のなかで，「思春期」が，特別な対象として扱われるようになったのは比較的最近のことである。1981 年（昭和 56 年），家庭保健基本問題検討委員会は，報告書を提出し，今後の検討すべき具体的事項として「思春期」をあげている。報告書のなかでは，「思春期には複雑な医学的問題が生じるうえ，さらに思春期の人々の発達過程は，社会環境の諸因子と互いに作用し合って健康に害を及ぼす。それゆえ，今後の学校教育における全般的な健康教育のあり方についての検討も含め，この世代への保健教育や保健管理を，さらに充実させていくことが必要である」ことが述べられ，思春期への特別な配慮が強調されている。こうした思春期の関心の高まりのなかで，厚生省が最初に行った思春期保健の体系的な取り組みとしては，1984 年（昭和 59 年）にスタートした「健全母性育成事業」をあげることができる。

表 46　東京都内相談機関一覧（相談内容別）

	相談内容	青少年センター	女性情報センター	児童会館・相談室	児童相談所	女性相談センター	福祉事務所	母子保健サービスセンター	梅ヶ丘病院・相談室	精神保健センター	保健所	教育研究所	警視庁少年センター	少年鑑別所
性に関する相談	発達・保健	性発達，生理，妊娠など，性の悩みや不安などに関する相談		○	○		○		◎	○	○	○			
	異性との交流	男女交際，性的関係のある交際の悩みなどの相談	○	○	○	○	○		○				○	○	○
	性非行	不健全異性交遊，下着盗，買売春，婦女いたずらなどの行為がある場合				○							○	◎	○
	性的興味	避妊器具，ポルノ雑誌所持，異性の下着を隠し持っているなどの行為がある場合				○							○	○	○
	性的被害	強姦，いたずらされた，近親強姦等の被害を受けた場合		○			○							◎	
	性病	性病に関する相談							○			○			
性以外の相談	養護相談	両親の病気・死亡により児童を家庭で養育することが困難など，養護に関する相談				◎		○							
	非行関係相談	家出，窃盗，シンナーなどの薬物依存，不良交友などの行為がある場合	○			◎					○		○	○	◎
	教育に関する相談	長欠，不就学，学業不振・進路適正に関する相談	○			○					○		◎		○
	性格・行動に関する相談	しつけ・反抗・登校拒否・家庭内暴力・校内暴力・情緒障害等に関する相談	○			◎				◎	○	○	○		◎
	保健・医療に関する相談	精神障害・薬物等依存症・神経症などに関する相談				○				◎	○	○			
	心身障害相談	知的障害・肢体不自由・視力および聴力などの障害がある場合				◎		○			○	○			
	その他の相談	女性の悩み事相談		◎			◎	◎							

◎印は主に扱っている相談，○印は扱っている相談

（北村邦夫：思春期相談はどのようなルートでなされているか．助産婦雑誌 46(11)，1992 より）

　この「健全母性育成事業」の内容については，従来の母子保健対策からさらに発展させ，電話相談や，個別面接による相談事業を全国レベルで実施しようするものであり，1991年の段階で，すでに全国23都道府県に活動が広まっている．事業の対象は，「思春期の男女とその親」を主とし，現在では相談電話事業のみならず，思春期教室の実施，子どもの子育て体験教室，思春期クリニックへの運営費補助など，その活動も多岐にわたりつつある（表47）．

表47　健全母性育成事業

都市名	実施機関	個別相談の名称
●北海道	北海道看護センター	思春期電話相談事業
●宮城県	宮城県	思春期保健相談
●茨城県	保健所，県母子保健センター	思春期保健電話相談
栃木県	保健所・精神保健センター　市町村	精神保健相談，面接・電話相談
●埼玉県	埼玉県看護協会，保健所	グリーンテレフォン（思春期電話相談）
●東京都	（社）日本家族計画協会	「オープンハウス」
●神奈川県	神奈川県衛生部	神奈川県思春期保健相談室 保健所思春期保健相談
●新潟県	（社）新潟県女看保協会	「思春期のこころとからだの相談事業」
●富山県	富山県・富山県看護協会	思春期保健個別相談，「思春期テレフォン」
●石川県	8保健所	思春期保健電話相談
●長野県	9保健所	思春期クリニック
●愛知県	（社）愛知県医師会	思春期保健電話（面接）相談
滋賀県	大津保健所（モデル事業）	思春期専門保健相談
大阪府 大阪市	（財）母子衛生研究会大阪府支部	思春期保健電話相談
●兵庫県	兵庫県保健環境部健康課	思春期保健相談
●広島県	広島県	思春期ホットライン
●香川県	香川県	思春期相談
高知県	高知県	思春期保健電話（面接）相談
●福岡県	福岡県	思春期ホットライン
大分県 大分市	大分県 県看護協会，保健所	思春期保健電話相談 思春期保健電話相談
●川崎市	川崎衛生局，9保健所	思春期保健相談（電話，面接）

●は国からの補助を受けている都道府県
（北村邦夫：思春期相談はどのようなルートでなされているか．助産婦雑誌 46(11)，1992より）

　また，この事業は，地域保健の取り組みとして，医師や看護婦，保健婦らが中心となって進められている事業であるが，地域の思春期保健として，開始当初より医療従事者の関心を呼び，国の補助によらない，独自の取り組みを始める自治体も現れ始めている。そのなかには，特に，産科，婦人科領域の臨床現場で貴重な経験を有する地域の開業助産婦に活躍の場が与えられている例が数多く存在している。こういった助産婦は，現在，思春期保健の場で注目されるリプロダクティブ・ヘルスの分野における知識と技能を有する専門家として，性の相談，避妊指導などに重要な役割を果たしている。
　その他，医師会や看護協会の委託事業として始められた地域では，以前にもまして，地方自治体との連携が深まっていることがその事業の成果としてあげることができる。

(3) NGOの役割

近年，保健医療におけるNGO（非政府組織）の役割が世界的に注目を集めているが，日本の思春期保健の分野においても，その活動がさまざまに行われつつある。従来，NGOは，政府や行政の政策に意見する団体とのイメージも存在したが，現在では，「行政とのパートナーシップ」がうたわれ，政府主導では不十分な部分を補うという位置づけが強調されている（国連人口基金，1994）。そういった意味では，思春期保健は，「未婚の若者の性」という非常に微妙な問題への対応という側面を有し，地域の若者のニーズをより正確に把握しているといわれるNGOの利点が生かされる分野でもある。

日本家族計画協会は，そうしたNGOのさきがけとして，1982年より思春期の子どもたちを対象とした電話相談を，1984年には婦人科診療を中心とした思春期クリニックの運営を行ってきている。その活動や成果についてはすでにさまざまに紹介されているが，思春期の特別なニーズ，特にリプロダクティブ・ヘルスに関する分野でのニーズに応える民間レベルでの試みとして，注目される活動といえる。

また，ボランティアグループによる「いのちの電話サービス」や，エイズの支援団体が行っている「若い女性向けエイズパンフレット」の発行など，NGOとしての独自性を持って活動する試みも各地で始まっている。

しかしながら，一方で，北村（1992）が指摘するように既存の活動方法では「思春期相談やクリニック運営は，マンパワー，開設日時，施設スペース，診療収入など，どれをとっても不採算になることは明らか」であるなどの課題も存在する。こういった課題も含めて，今後，ますますこういったNGOの果たす役割が大きくなるにつれ，「民間への委託事業」など，行政との有効な連携をつくるための具体的な施策が求められている。

■ 文　献

1) 松本清一，他：思春期保健学．同文書院，1982
2) 高石昌弘，他：身体の発達改訂版．大修館書店，1981
3) 高石昌弘：思春期の身体発育．小児思春期婦人科学．診断と治療社，1989
4) 川越慎之介：小児・思春期における身体発達の特徴．小児・思春期婦人疾患とその管理．メジカルビュー社，1994
5) （財）日本性教育協会：青少年の性行動．1994
6) エリクソンET（村瀬孝男，訳）：ライフサイクル，その完結．みすず書房，1989
7) 清水将之：思春期のこころ．日本放送出版協会，1997
8) 清水将之：青年期と現代．弘文堂，1990
9) 日本学校保健会：学校保健の動向（平成9年度版）．1996
10) 北村邦夫：思春期女子の健康づくり．公衆衛生 60：10，1996
11) Institute for the Study of Drug Dependence: Drug and Youth Child, 1991
12) United Nations Population Fund: Programme of Action 1994
13) （財）日本性教育協会：青少年の性行動（第4回）．1994

14) (財) 日本性教育協会：若者の性はいま．青少年の性行動 第4回調査．1997
15) 北村邦男：思春期の健康相談．周産期医学 27(8)，1997
16) 佐藤恒治：思春期妊娠とその問題点．小児・図説産婦人科 VIEW 7．思春期婦人科疾患とその管理（川越慎之助，他編集）．メジカルビュー社，1994
17) 加藤秀一：現代のセクシュアリティー．(財) 日本性教育協会，1996
18) (財) 日本性教育協会：10代の性行動をどう見るか．1997
19) 北村邦夫：思春期とエイズ．婦人科の実際 44(4)，1995
20) 玉城英彦：若者とエイズ．保健の科学 37(5)，1995
21) WHO：エイズ，その実像．1994
22) United Nations Population Fund：Program of Action．1994
23) (財) 学校保健会：保健主事の手引き．1996
24) (財) 学校保健会：保健室における相談活動の手引き．1996
25) (財) 学校保健会：学校保健の動向．1997
26) (財) 学校保健会：保健室利用に関する調査報告書．1997
27) 北村邦夫：思春期相談はどのようなルートでなされているか．助産婦雑誌 46(11)，1992
28) 北村邦夫：思春期の健康相談．周産期医学 27(8)，1997
29) 北村邦夫：効果的な保健指導．助産婦雑誌 51(3)，1997
30) Sono Aibe, et al：Study on the prevention of unwanted teenage pregnancy, Japan Family Planing Association, 1996
31) 佐藤龍三郎，他：保健所および市町村における思春期教室のプログラム作成と評価に関する研究．思春期学（別冊）10(2)，1992

(兵藤　智佳/衞藤　隆)

第9章

障害児の保健福祉

■Ⅰ．障害児に対する保健福祉サービスの考え方

　障害児に対するサービスは，「予防」，「早期発見」，「早期支援」，「継続支援」の一連の流れが大前提である。すなわち，そこには「保健」と「福祉」の連携が自ずと不可欠ということになる。

　そもそも保健と福祉は，「ウエルビーイング」という共通の目標に向かって発展してきた。世界保健機構（WHO）の健康の定義にみる「身体的，精神的，社会的スピリチュアル（生きがい）なウエルビーイング（良好な状態）」をはじめ，日本国憲法にも公衆衛生（保健）と福祉は列挙され，連携は必然であるともいえる。

　保健福祉サービスの目指す「健康」は，病気の対極としてではなく，社会不適応やウエルビーイングの満たされない状態の対極として位置付ける。なぜならば，生活のなかでの共存を余儀無くされる成人病の激増，社会的なストレスの増大などに伴い，今や健康は身体的なものに留まらず，社会全体のなかでいかに自分を位置付け，生きがいを持ちながらより良く適応してウエルビーイングを実現していくかという概念にまで広がってきているからである。

　保健福祉サービスにおいては，予防・健康増進・リスクの早期発見が中心課題となる健常児はもちろん，特に障害をもつ子どもについても，生涯にわたる発達を加味しながら「より良く社会に適応しながらウエルビーイングを実現していく」という健康概念での取り組みが求められている。

　今や保健福祉サービスにおいて，従来の「成熟するまでの変化」としての発達の概念は時代遅れのものとなりつつある。長寿化した人生全体を「一生涯発達」として見据え，一生涯のなかで，ある時期がどのような意味を持ち，どのように次の時期に発展していくのかを明らかにする必要がある。

　また，社会情勢の急速な変動は，価値観の多様化を招いている。それに伴い，保健福祉サービスにおいても従来の一律の基準の設定にとどまらず，その時代・地域・個人に適合したものの重要性が強調されてきている。

　保健福祉サービスは，子どもとそれを取り巻く環境に視点を向けながら，人間の持っている能力を最大限に伸ばすことが可能な状態を「健康」とする。そして，発達の法則性や方向性を明らかにしながら，ウエルビーイングの達成に取り組むものである。したがって，

一生涯発達するものとして人間を捉え，生来的に生まれ持った独自の気質・体質に，生後のさまざまな環境要因が作用して展開していくメカニズムをきちんと理解する必要がある。

II. 障害児に対する保健福祉サービスの目的

障害児に対する保健福祉サービスの目的は，大きく三つに大別できる。すなわち，身体・精神に何らかの障害があったとしても，1)生活においてできることを少しずつでも増やしていくこと，2)発達状態に見合った生活を可能にすること，3)介護者の介護負担をできるだけ軽くすること，である。

歴史的には，障害児へのサービスは，明治時代より少数の民間篤志家により実施されてきた。児童福祉法（昭和22年）の制定以降は，医療と福祉の両側面から「療育」とした考え方に基づいて体系的に実施されてきている。

児童福祉法に基づいて，児童相談所，各種施設等が設置され，保護指導の措置制度が整備されてきた。当初は施設サービスが中心であったが，昭和40年代より在宅サービスの重要性が認識されるようになり，近年整備が進みつつある。

また平成12年6月の児童福祉法の一部改正に伴い，障害児への福祉サービスは平成15年より措置制度から支援費支給方式に変更されることになっている。

III. 障害児の在宅サービス

障害児の在宅サービスを**表48**に示す。主な在宅サービスとしては，1)相談，指導，2)療育指導，3)家庭環境の向上，4)経済援助，5)身体障害者手帳，療育手帳の交付，に分けられる。

「相談，指導」は，在宅重症心身障害児に対する訪問指導である。児童相談所により実施される「在宅重症心身障害児に対する訪問指導」と「在宅障害児指導事業（巡回指導バス）」，また全国重症心身障害児(者)を守る会，全国心身障害児福祉財団などによる「民間による相談指導事業」がある。

「療育指導」は，入所，通所施設の活用による療育の提供である。具体的には，「知的障害児通園施設」，「肢体不自由児施設通園部門」，「肢体不自由児通園施設」，「自閉症児施設」，「心身障害児総合通園センターへの通所」，「心身障害児通園事業による通所」，「障害児保育事業による保育所への通所」，「心身障害児短期療育事業」，「心身障害児（者）巡回療育相談等事業」，「心身障害児巡回（移動）教育相談」，「難聴幼児通園施設の利用」がある。

「家庭環境の向上」としては，福祉事務所を窓口に必要に応じ家庭奉仕員を派遣する「心身障害児家庭奉仕員の派遣」，浴槽，訓練用ベッド，特殊マット，テープレコーダー，特殊便器等を給付または貸与する「重度障害児（者）に対する日常生活用具の給付」，児童相談所を窓口に一時的に児童福祉施設等に収容，保護する「在宅重度心身障害児（者）緊急保護」がある。

「経済援助」としては，精神または身体に一定の障害を有する20歳未満の障害児を養育している者に手当てを支給する「特別児童扶養手当」，日常生活に常時介護を要するような在宅の重度障害児（者）に支給する「福祉手当」，地方自治体が実施主体となり，心身障害児（者）を扶養する保護者が生存中一定の掛金を毎月納付し，その死後残された心身障害児（者）に年金を支給する「心身障害者扶養共済制度」，NHK受信料の割引，税金の控除，公営住宅の優先入居等がある。

「身体障害者手帳，療育手帳の交付」は，身体障害児に対する身体障害者手帳，知的障害児に対する療育手帳により公的な障害認定を行うものである。障害の程度に応じて等級がつけられる。「身体障害者手帳の交付」は，視覚障害，聴覚障害，音声言語機能障害，平衡機能障害，肢体不自由児，心臓・腎臓・呼吸器の機能障害など身体に障害のある者は，都道府県知事（指定都市の市長）の定める医師の診断書を添えて，福祉事務所を経由して申請し，その障害の規程により（1級から6級まで）身体障害者手帳が交付される。この手帳により身体障害者福祉施策が受けられる。「療育手帳の交付」は，福祉事務所を経由して，都道府県（指定都市）から交付される。

表48 障害児の在宅サービス

1. 相談、指導
    ・在宅重症心身障害児に対する訪問指導（児童相談所）
    ・在宅障害児指導事業（巡回指導バス）（児童相談所）
    ・民間による相談指導事業
2. 療育指導
    ・知的障害児通園施設への通所
    ・心身障害児通園事業による通所
    ・自閉症児施設への通所
    ・心身障害児総合通園センターへの通所
    ・障害児保育事業による保育所への通所
    ・心身障害児短期療育事業
    ・心身障害児（者）巡回療育相談等事業
    ・心身障害児巡回（移動）教育相談
3. 家庭環境の向上
    ・心身障害児家庭奉仕員の派遣
    ・重度障害児（者）に対する日常生活用具の給付（浴槽、訓練用ベッド等）
    ・在宅重度心身障害児（者）緊急保護（一時的に児童福祉施設などに保護）
4. 経済援助
    ・特別児童扶養手当、福祉手当等
5. 身体障害者手帳、療育手帳の交付
    ・身体障害児に対する身体障害者手帳、知的障害児に対する療育手帳により公的な障害認定を行う。障害の程度に応じて等級がつけられる。

	【障害児施策】	【知的障害者施策】
早期発見 早期療育	・先天性代謝異常等検査 ・健康診査 　（乳児，1歳6か月児，3歳児） ・育成医療の給付	
通所事業 通園事業	・障害児各種通園施設・通園事業 ・重症心身障害児(者)通園事業	・知的障害者援護施設（通所） ・知的障害者日帰り介護・活動（デイサービス）事業 〔在宅の知的障害者が通所して文化的活動，機能訓練等を行い，自立を図るとともに生きがいを高める。〕 ・同　左
在宅サービス	・補装具の交付・修理 ・日常生活用具の給付等 ・訪問介護（ホームヘルプサービス）事業 〔日常生活を営むのに著しく支障のある障害児・者のいる家庭に訪問介護者を派遣して必要な介護，援助を行う。〕 ・短期入所（ショートステイ）事業 〔障害児・者を介護している家族が疾病等によって家庭における介護が困難となった場合に施設に一時的に保護する。〕 ・障害児(者)地域療育等支援事業 〔在宅の障害児，知的障害者及びその保護者に対して身近なところでの相談・指導及び在宅サービスの利用の援助等の提供を総合的に実施する。〕	・同　左 ・同　左 ・同　左 ・同　左
社会参加		・知的障害者地域生活援助事業 　（グループホーム） 〔知的障害者に対する日常生活上の援護を行い，地域での自立生活を援助する。〕 ・知的障害者生活支援事業 ・「障害者の明るいくらし」促進事業 ・知的障害者スポーツの振興 ・知的障害者通所援護事業 〔通所による援護事業（小規模作業所）に対し助成する。〕
就労関連		・職親制度 〔事業経営者が知的障害者を自己の下に預かり必要な訓練を行うことにより，自立更正を図る。〕
総合的サービス	 ・相談指導（児童相談所等）	・療育手帳制度 〔知的障害児・者に対し一貫した指導・相談を行うとともに，各種援助措置を受けやすくするために手帳を交付する。〕 ・相談指導（福祉事務所等）

図56　生涯にわたる在宅サービスの概要（厚生白書：平成12年版，2000より）

一方，知的障害については，一生涯発達の立場から，子どもと成人を一連のものとして，保健福祉サービスが提供されている。一貫したサービスの状況がわかりやすいよう図56に，「早期発見・早期療育」，「通所事業・通園事業」，「在宅サービス」，「社会参加」，「就労関連」，「総合的サービス」に分類したサービスの概要を示す。

障害児に対する保健福祉サービスは，特に生涯発達の視点がきわめて重要であり，科学的な将来予測とそれを踏まえたサービスの展開が求められる。

IV. 障害児の施設サービス

障害児の施設サービスには，障害の種類，利用の目的，利用の形態により多様なものが整備されている。いずれも児童福祉法を基礎にしており，児童相談所が窓口となる。法に基づいて設けられた施設を利用する場合は，現在は国と地方自治体から措置費の形で経費が支出されるが，保護者も収入に応じ負担金を払う必要がある。

施設サービスを利用する対象は18歳未満の障害児であるが，特例として20歳までの利用を認めている。例えば，重症心身障害児や重度知的障害児のように成人以降も児童福祉法で扱われ，利用が可能な場合もある。

近年，地域において障害児を療育することが主流となってきている。したがって，長期間，施設に入所することはなるべく避けて，地域の通所型の施設を利用しながら，家庭生活を継続するようなサービスの提供が進められている。また，できるだけ普通に，他の子どもと同じように地域に溶け込んで生活するため，幼児期には障害児通園施設ではなく，一般の保育園・幼稚園に通う場合が増加している。今後さらに，中軽度の障害をもつ幼児の多くは，このような統合保育の機会を利用すると見込まれている。

障害児通園施設についても，近年の年少化，多様化に対応し，総合型通所が現れ，小規模通所事業を充実するなど，さまざまな試みがなされつつある。また，保護者による養育の拒否や，養育が不可能な場合には，障害のある乳児の一部は，乳児院で一定期間サービスを提供する場合もある。

障害別にみると，知的障害児の場合，「知的障害児施設」，「自閉症児施設」，「重症心身障害児施設」，「国立療養所重症心身障害児病棟」への入所，身体障害児の場合，「重症心身障害児施設」，「国立療養所委託病棟」，「盲ろうあ児施設」への入所ができる。「肢体不自由児施設」では，幼少の肢体不自由児に対して，早期療育の立場から，通所形式による療育を目的とする医師による診断，指導がなされている。また，機能回復訓練と同時に，母親等は家庭における指導，訓練方法などを習得することができる。「肢体不自由児療護施設」への入所では，病院に収容することを必要としない肢体不自由児であって，家庭における養育が困難な子どもを対象としている。

一方，「心身障害児（者）施設地域療育事業」として，知的障害児施設，盲ろうあ児施

設，肢体不自由児施設，重症心身障害児施設などの人的・物的機能を施設入所者にとどまらず，広く在宅障害児（者）のためにも活用し，施設を地域社会にオープンなものとする事業が進められている。その内容は，1)心身障害児短期療育事業，2)知的障害者生活能力訓練事業，3)心身障害児（者）巡回療育相談等事業，4)在宅重度心身障害児（者）緊急保護事業，の四つである。

以下に障害児の施設サービスについて概説する(図57)。

A．入所（入園）施設

(1) 肢体不自由児施設

肢体不自由児施設は，肢体に不自由のある子どもを治療するとともに，独立生活に必要な知識・技能を与えるものである。医療，訓練，教育，生活指導などの総合的な療育指導を行う目的で設置されており，病院機能を備えた児童福祉施設である。原則として各県に1ヵ所以上ある。

近年，中軽度の肢体不自由児の療育の場は家庭，地域に移ったこと，また障害児数が減少したことにより，長期の入園児は減少し，一方，入所するのは重度・重複障害児が中心となっている。

入所にとどまらず，外来訓練，地域巡回等の事業に力を入れている施設が多い。医療については，従来，整形外科医療が中心であったが，近年では小児科が広く導入されている。脳性麻痺早期訓練や母子入所指導などを実施している施設もある。

特に進行性筋萎縮症については，肢体不自由児として国が指定する国立療養所で療育が行われている。

(2) 重症心身障害児（者）施設

重症心身障害児（者）施設は，重度の知的障害及び重度の肢体不自由が重複している子どもを入所させて，これを保護するとともに，治療および日常生活指導をする児童福祉施設である。重症心身障害児は成人になっても児童福祉法の対象とされ，入所の継続が可能になっている。

重症心身障害児（者）は，専用施設の他に，国立療養所の重症心身障害児病棟に入る場合もある。

(3) 肢体不自由児療護施設

肢体不自由児療護施設は，病院に入院することを要さない肢体不自由のある子どもであって，家庭における養育が困難な者を入所させ，これを保護するとともに独立生活に必要な知識技能を与える児童福祉施設である。

第9章　障害児の保健福祉

- 施設福祉施策
  - 児童のための施設
    - 児童福祉施設
      - **知的障害児施設**
        知的障害の児童を入所させて，保護するとともに，独立自活に必要な知識技能を与える施設
      - **自閉症児施設**
        自閉症を主たる症状とする児童を入所させて保護するとともに，独立自活に必要な知識技能を与える施設
      - **知的障害児通園施設**
        知的障害の児童を日々保護者のもとから通わせて，保護するとともに，独立自活に必要な知識を与える施設
      - **盲児施設**
        盲児（強度の弱視を含む）を入所させて，保護するとともに，独立自活に必要な指導または援助をする施設
      - **ろうあ児施設**
        ろうあ児を入所させて，保護するとともに，独立自活に必要な指導または援助をする施設
      - **難聴幼児通園施設**
        難聴の幼児に対し，早期に聴力及び言語能力の機能訓練を実施，残存能力の開発と障害の除去を行うとともに，家庭で一貫した適切な指導訓練が行えるよう母親等に対し指導訓練の技術等について指導する施設
      - **肢体不自由児施設**
        上肢，下肢または体幹の機能障害のある児童を入所させて治療するとともに，独立自活に必要な知識・技能を与える施設
      - **肢体不自由児通園施設**
        上肢，下肢または体幹の機能障害のある児童を入所させて治療するとともに，独立自活に必要な知識・技能を与える施設
      - **肢体不自由児療護施設**
        上肢，下肢または体幹の機能障害のある児童で家庭における養育が困難な者を入所させる施設
      - **重症心身障害児施設**
        重度の知的障害及び重度の肢体不自由が重複している児童を入所させて保護するとともに，治療及び日常生活の指導をする施設
      - **心身障害児総合通園センター**
        障害の相談・指導・診断・検査・判定等を行うとともに，時宜を失うことなく障害に応じた療育訓練を行う施設，複数の児童福祉施設の複合体
      - **心身障害児通園事業**
        市町村が通園の場を設けて，障害児に通園の方法により指導を行い，地域社会が一体となって育成助長を図る事業
    - 国立療養所
      - **進行性筋萎縮症児病床**
        進行性筋萎縮症児・者を入院させて治療及び日常生活の指導を行う
      - **重症心身障害児病床**
        重度の知的障害及び重度の肢体不自由が重複している児童を入所させて，治療及び日常生活の指導を行う
  - 知的障害者のための施設
    - 知的障害者援護施設
      - **知的障害者更生施設（入所）**
        知的障害者を入所させて，保護するとともに，その更生に必要な指導訓練を行う施設
      - **知的障害者更生施設（通所）**
        知的障害者を通所させて，保護するとともに，その更生に必要な指導訓練を行う施設
      - **知的障害者授産施設（入所）**
        知的障害者で雇用されることが困難な者を入所させて，自活に必要な訓練を行うとともに，職業を与えて自活させる施設
      - **知的障害者授産施設（通所）**
        知的障害者で雇用されることが困難な者を通所させて，自活に必要な訓練を行うとともに，職業を与えて自活させる施設
      - **知的障害者福祉ホーム**
        就労している知的障害者が，家庭環境，住宅事情等の理由により住居を求めている場合に低額な料金で入居させ，社会参加の助長を図る施設
      - **知的障害者通勤寮**
        就労している知的障害者を職場に通勤させながら一定期間利用させて対人関係の調整，余暇の活用，健康管理等独立自活に必要な指導を行う施設
      - **知的障害者援護施設自活訓練事業**
        知的障害者援護施設の入所者に地域での自立生活に必要な基本的生活の知識・技術を一定期間集中して個別的指導を行うことにより，知的障害者の社会参加の円滑化を図る事業
      - **知的障害者福祉工場**
        一般企業に就労できない知的障害者を雇用し，社会的自立を促進する施設
      - **在宅知的障害者日帰り介護・活動（デイサービス）センター**
        地域において就労が困難な在宅の知的障害者が通所して文化的活動，機能訓練等を行うことにより，その自立を図るとともに生きがいを高めることを目的とする施設

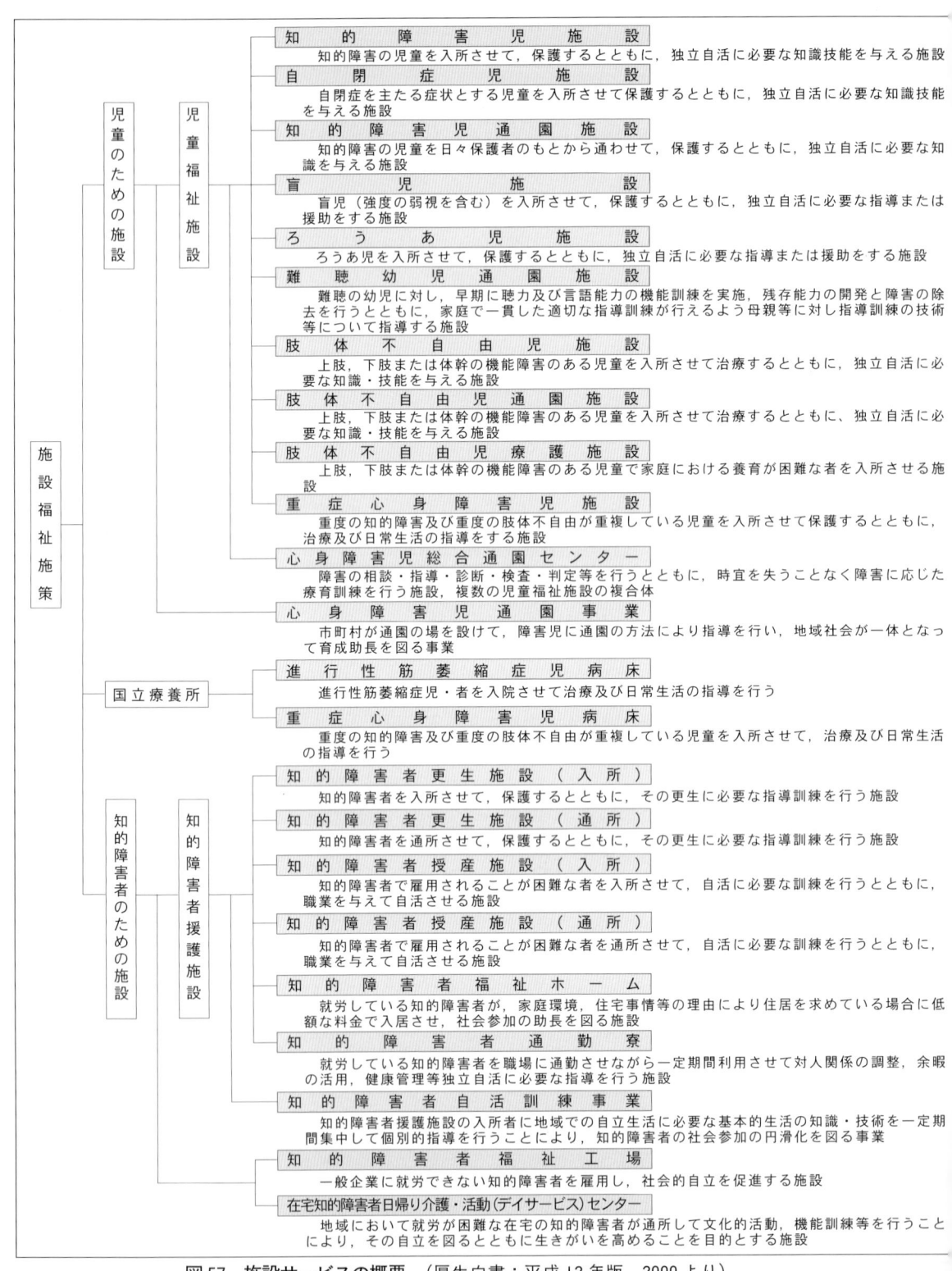

図57　施設サービスの概要　（厚生白書：平成12年版，2000より）

(4) 知的障害児施設

　知的障害児施設は，知的障害児を入所させてこれを保護するとともに，独立自活に必要な知識技能を与えることを目的とする児童福祉施設である。施設数は昭和50年代後半から漸減してきている。就学年齢までは在宅養育が中心となり，卒業後の利用が多くなってきている。

　重度の知的障害児については重度棟を設けて受け入れている。重度の場合は成人になっても入所を継続することができる。一方，重度の場合，15歳からでも成人施設に入ることが可能である。

(5) 自閉症児施設

　自閉症児施設は，自閉症児に対する医療，心理指導および生活指導を行うものである。

(6) 盲児施設

　盲児施設は，盲児（強度の弱視児を含む）を入所させて，これを保護するとともに，独立生活に必要な指導または援助をすることを目的とした児童福祉施設である。

　近年は視覚障害児の発生の減少と地域における療育が主流となるなかで，入所児と施設数が漸減するとともに，視覚障害にさまざまな障害の重複した重複障害児の比率が増えつつある。

(7) ろうあ児施設

　ろうあ児施設は，ろうあ児（強度の難聴児を含む）を入所させて，これを保護するとともに独立生活に必要な指導または援助をするものである。障害発生の減少と地域療育の流れで利用児が減少し，重複障害児の比率が増加している。

(8) 情緒障害児短期治療施設

　情緒障害児短期治療施設は，軽度の情緒障害のある子どもを短期間入所させ，または保護者のもとから通わせて，その情緒障害を治すことを目的とした児童福祉施設である。入所だけの施設と通所を兼ねた施設がある。

B. 通所（通園）施設

(1) 肢体不自由児通園施設

　肢体不自由児通園施設は，肢体不自由のある子どもを通所によって治療するとともに，独立生活に必要な知識技能を与えるものである。

　近年は肢体不自由児の発生減少，統合保育の普及などで重複障害児の比率が増加し，さらに年少児への個別総合療育などへの変化が見られる。したがって肢体不自由児に限って

いる施設は少ない。

(2) 知的障害児通園施設

知的障害児通園施設は，知的障害児を日々保護者のもとから通わせて，これを保護するとともに，独立自活に必要な知識技能を与える児童福祉施設である。近年は3歳未満の幼児が増加し，学齢前幼児の多くは統合保育に加わることが多い。

(3) 難聴幼児通園施設

難聴幼児通園施設は，強度の難聴の幼児を保護者のもとから通わせて指導訓練を行う施設である。難聴が乳児期から発見され，補聴器等による早期の適切な指導が実施される。昭和50年から設定されているが，重複障害と統合保育との関係が課題となっている。単一型と総合通園センターの一部として設けられているところがある。

(4) 心身障害児総合通園センター

心身障害の相談，指導，診断，判定等どを行うとともに，時宜を失することなくその障害に応じた療育訓練を行うことにより，心身障害児の早期発見，早期療育の整備を図ることを目的とする。

設置は，都道府県，政令指定都市または人口30万人以上の市である。医療を含め総合的な相談，検査，診療が行えることと，肢体不自由児通園施設，知的障害児通園施設，難聴幼児通園施設の三つを併設することで多様な障害に対応可能なことが特色である。情緒障害児短期治療施設を付設したり，児童相談所や教育相談所を内部に持つところもあり，都市型地域の総合型中心機関となっている。

(5) 心身障害児通園事業

障害の種類が確定していない乳幼児，または重複障害児などは特定の通園施設における療育対象になりにくいため，あらゆる障害に柔軟に対応できる施設が求められている。また小規模な自治体では施設整備が困難であり，小グループでの通園事業を工夫する必要がある。

したがって，心身障害児通園事業は，これらの背景に基づき設置された主に小規模な通園を指す。多くの地域で障害児の通園療育の主要機関となっている。近年では大きな自治体でも総合通園センターの設置の代わりに，障害児療育を総合的かつ柔軟に行う目的でこの形態をとり，専門療育体制を充実させている場合が多い。

措置入所の形式をとらないので，保育園との両立を可能とすることもでき，療育指導上の柔軟性が高い。

(6) 重症心身障害児通園事業

重症心身障害児（者）の療育においても，施設入所から在宅療育に主流が移行しつつあ

る。したがって，地域在宅療育を援助するため，主に養護学校卒業以後の年長の重症心身障害児（者）を地域で通所させ，専門指導を継続し，かつ家庭への負担を軽減させる目的で設置されている。

■Ⅴ．障害児に対する保健福祉サービスの今後の方向性

　障害児に対する保健福祉サービスにおいては，障害児，家族，地域環境を含め，今後さらにシステムとしての取り組みが重要な課題となろう。そのためには，障害児をはじめ，その家族，地域を含めたエコロジカルな視点から，さまざまな保健福祉サービスの連携と統合化を図る必要がある。
　今後，障害児に対する保健福祉サービスを充実させるために，以下の点が重要である。

1．　早期からの障害児の「生活」側面を十分に配慮したサービスの必要性
　障害の発見の初期においては，障害に対するショックや，治療や訓練等のかかわりの比重が高くなることから，どうしても障害自体のみに目が奪われがちとなる。しかし，障害児の一生涯にわたる発達を踏まえ，将来，社会により良く適応し生活していくためには，早期からの「生活」側面を意識した適切な働きかけがきわめて重要である。障害児に対する保健福祉サービスにおいては，早期からの障害児の「生活」側面を十分に配慮したサービスをさらに充実させる必要がある。

2．　障害児を支える家族へのサービスの必要性
　障害児の「生活」側面に焦点をあてたサービスを実施するためには，障害児の家族を含めた生活の特徴，および問題点を把握する必要がある。さらに，単に個々のサービスの提供に終わるのではなく，障害児と家族に対するサービスが一貫性のある継続した形で提供され，さらにサービスの質的な向上を十分に図る仕組みを作り上げる必要がある。

3．　地域を基盤としたサービスの必要性
　障害児に対する保健福祉サービスは，単に障害児個人へのサービスが目標ではなく，個人を取り囲む環境としての家族・地域社会全体を対象とするものである。障害児，家族，地域のダイナミックなかかわりを十分に踏まえ，地域を基盤としたサービスを提供するシステム作りは必須である。

4．　対応する専門職の専門性向上の必要性
　障害児への保健福祉サービスにおいては，単に障害児の社会適応の促進，健康化にとどまらず，家族，および地域社会全体の健康化に対する取り組みが望まれる。そのためには，対応する専門職の専門性をさらに向上するための方策が必須である。
　障害児の保健福祉サービスにおける基本は，「人間のすばらしい可能性・多面性」への信頼である。たとえ障害を持っていても，多くの行動は代わりの行動で可能であり，さまざまな動きを実際に創造することができる。すべての行動において，人間が，その人なり

に自分の持っている身体に一番都合のよい行動パターンをとるのが，自然なことである。ともすると，社会的には，ある一定の行動パターンをより良いものとして強要しがちであるが，必ずしもそうでないことを常に念頭におくべきである。

善意から発せられたとしても，障害児への保健福祉サービスにおいて，多数の立場で少数の行動を強制し，枠組みに無理にあてはめようとすることは決してあってはならならない。さまざまな方法をとる者の存在を認める柔軟な考え方が必要である。

障害児の可能性を伸ばす機会を奪わないよう，最大限，より良いサービスを実施し，さまざまな機会に挑戦していくよう励ますことが必要であることは言うまでもない。自分の状況を認め，その事実から目をそむけることなく，自分自身の可能性に挑戦して積極的に生きていこうとしていく方向へのサービスが重要である。

障害児の「生活」側面に対するサービスという観点は，以前より強調されてはきたものの，実際のサービスは初期の医学的な対応がなされた後も，障害部位にのみ目を奪われる傾向が強い。また，精神的な不安定さも加わって，必ずしも子どもの発達に見合った十分な働きがなされずに，後になって後悔する場合も多い。

日常生活における障害児への「働きかけの機会」や「年齢相応に準備する必要のある環境」は，障害のあるなしにかかわらず必須である。障害児の場合，障害があるために，一般の子どもが普通に出会うさまざまな経験の機会を，必要以上に制限された状態にあることが多い。これは，障害児の将来の社会適応という視点からとらえると，一般の子どもとの隔たりをますます広げるものである。

早期から障害児の「生活」側面に焦点をあてた保健福祉サービスを確立することが強く期待されよう。

■文　献

1) 高山忠雄，編：保健福祉学．川島書店，1998
2) 高山忠雄，安梅勅江：保健，医療，福祉におけるグループインタビュー法の理論と実際．川島書店，1998
3) 安梅勅江：少子化時代の子育て支援と育児環境評価．川島書店，1996
4) 高橋重宏，編：子ども家庭白書．川島書店，1996
5) 平山宗宏，編：小児保健．日本小児医事出版社，1992

〈安梅　勅江〉

第10章

保健福祉行政・法規

I. 子どもに対する保健福祉施策の理念

　子どもに対する保健福祉施策の理念は，昭和22年に制定された児童福祉法にみることができる。すなわち，「すべての子どもたちの健やかな誕生と育成と愛護，ならびに生活の保障の必要性が明示され，国及び地方公共団体と保護者がともに子どもの育成の責任を負うこと」としている。

　また，昭和26年5月5日に宣言された「児童憲章」では，「日本国憲法の精神にしたがい，児童に対する正しい観念を確立し，すべての児童の幸福をはかるために，この憲章を定める」とし，理念をさらに具体的な形で提示している。

　さらに，1989年11月20日には，国際連合において「児童の権利に関する条約」が採択された。そこでは，それまでの「受け身的な存在」である子どもの規定を越えて，「意見表明権」，「自由権規定」など，「権利行使の主体」としての子どもの捉え方を表面に打ち出した点で画期的なものとなっている。すなわち，子どもに対する保健福祉施策の理念は，それまでの受動的な権利の保障だけでなく，能動的な権利の保障にも比重がおかれることとなってきたのである。

　一方，近年，家庭や地域において子どもを養育する機能が低下してきており，戦後は中心的な施策であった施設への入所や里親への委託といった「代替」的なサービスに加え，一般の子どもや家庭へのサービスが強く求められている。すなわち，保護者と地域社会がともに支えあって子育てする，という視点が必要になってきている。

　このように，これからの子どもへの保健福祉施策の理念においては，子ども自身の意見を最大限に反映させ，「子どもの権利保障」を図るとともに，広い意味での「家庭へのサポート」という視点が重要といえよう。

II. 子どもに対する保健福祉施策の背景

　日本の子どもの数は，毎年，減少傾向にある。その原因としては，女性の社会参画と社会全体のライフスタイルの変化に伴う晩婚化傾向，子育てに対する経済的・時間的な負担

感の高まり，価値観の転換などが考えられている。

これは，就労と子育ての両立をサポートする体制の不備，子どもの教育問題，住宅事情，職場中心主義による家庭の軽視や固定的な男女の役割意識などが背景となり，子どもを産み育てることに対する負担感がこれまで以上に増していることが大きな要因とされている。

平成2年には，これらに対応し，「健やかに子どもを生み育てる環境づくりに関する関係省庁連絡会議」が設けられ，子育てに対する社会的なサポートについて，総合的な保健福祉施策を継続的に展開している。

また，平成6年12月には文部・厚生・労働・建設の4大臣合意による「今後の子育て支援のための施策の基本的方向について（エンゼルプラン）」が策定され，今後10年間における子育て支援に関する施策の基本的な方向と重点を置く施策が定められている。

また，厚生省児童家庭局においては，平成3年7月から企画課に児童環境づくりに関する総合的な企画・調整などを行う組織として「児童環境づくり対策室」が設置されている。そして，「子どもが健やかに生まれ育つための環境づくり」に向けて，さまざまな取り組みが総合的に推進されている。平成6年12月には，エンゼルプランの具体化と一環として，緊急に整備すべき保育対策等について大蔵・厚生・自治の3大臣合意により，平成11年度までの目標を定めた「当面の緊急保育対策等を推進するための基本的な考え方（緊急保育対策等5ヵ年事業）」が策定されている。

その後，少子化の進行に伴うさまざまな対策が検討され，平成11年には「新エンゼルプラン」が策定され，平成16年度の目標を定め，各施策を推進しているところである。

これらの環境づくりは，これまで個人の問題と位置づけられてきた「子育て」を，地域社会，企業，行政，さらには国民一人ひとりの取り組みによって見直そうという動きである。まさに，子どもに対する保健福祉施策は，今，大きな転換期を迎えているといえよう。

III. 保健福祉制度の法的背景

現行の保健福祉関連法は図58のように，「社会福祉」，「保健医療」，「教育」，「雇用・就業」，「所得保障」，「その他」に大別される。

領域別にもう少し詳細な，法律の制定年度に沿った流れを表49に示す。ここでは，「社会福祉一般」，「保護・援護」，「心身障害者保健福祉」，「生涯保健福祉」，「消費生活等」，「その他」に分類して整理している。これだけ多数の法律が何らかの形で保健福祉サービスにかかわっていることがわかる。

また，制度の機能別に，主な法律および行政の窓口を表50に示す。さまざまな法律がかかわる背景から，保健福祉施策には各種省庁が関連している。多様な窓口が存在するものの，これらの情報の一元化，ネットワーク化が課題となっている。

子どもに関する保健福祉施策に直接関係する基本的な法律は，以下の6法となっている。

Ⅲ. 保健福祉制度の法的背景

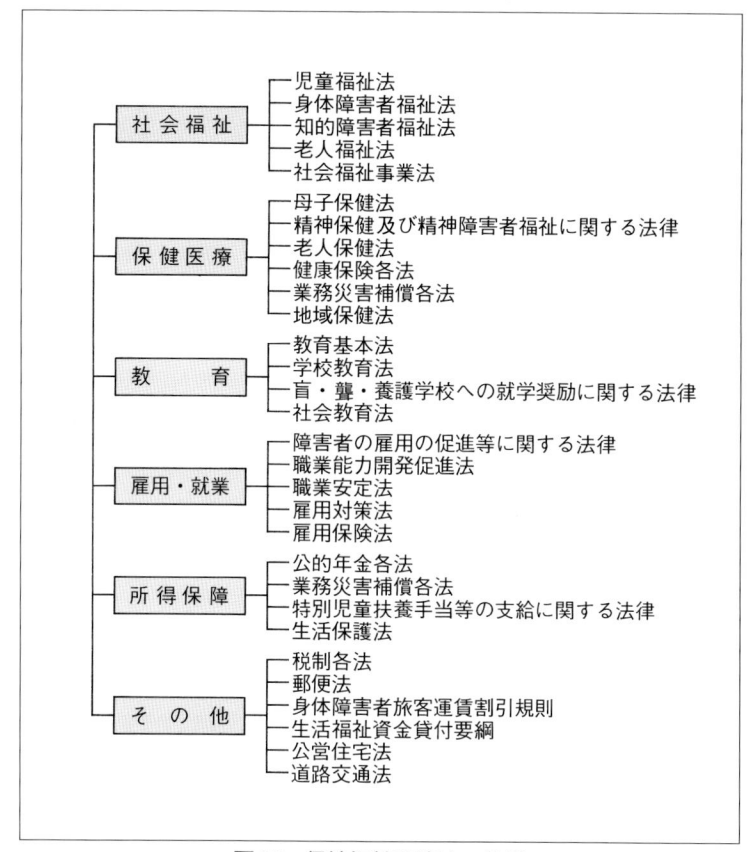

```
┌─社会福祉──┬─児童福祉法
│          ├─身体障害者福祉法
│          ├─知的障害者福祉法
│          ├─老人福祉法
│          └─社会福祉事業法
│
├─保健医療──┬─母子保健法
│          ├─精神保健及び精神障害者福祉に関する法律
│          ├─老人保健法
│          ├─健康保険各法
│          ├─業務災害補償各法
│          └─地域保健法
│
├─教 育────┬─教育基本法
│          ├─学校教育法
│          ├─盲・聾・養護学校への就学奨励に関する法律
│          └─社会教育法
│
├─雇用・就業─┬─障害者の雇用の促進等に関する法律
│          ├─職業能力開発促進法
│          ├─職業安定法
│          ├─雇用対策法
│          └─雇用保険法
│
├─所得保障──┬─公的年金各法
│          ├─業務災害補償各法
│          ├─特別児童扶養手当等の支給に関する法律
│          └─生活保護法
│
└─その他───┬─税制各法
           ├─郵便法
           ├─身体障害者旅客運賃割引規則
           ├─生活福祉資金貸付要綱
           ├─公営住宅法
           └─道路交通法
```

図 58　保健福祉関連法の体系
（厚生省：社会保障の手引. ぎょうせい, 1998 より）

① 児童福祉法（昭和 22 年）
② 児童扶養手当法（昭和 36 年）
③ 特別児童扶養手当等の支給に関する法律（昭和 39 年）
④ 母子及び寡婦福祉法（昭和 39 年）
⑤ 母子保健法（昭和 40 年）
⑥ 児童手当法（昭和 46 年）

　この他にも，社会福祉事業法，身体障害者福祉法，知的障害者福祉法，生活保護法，民生委員法など，数多くの法律が複雑に絡み合って施策の体系ができ上がっている。
　子どもに対する保健福祉施策を中心に，その内容の 1 例をあげると以下のとおりである（表 51）。

表49　現行保健福祉関係法令　平成12年7月1日現在

法令番号	法令名	法令番号	法令名
1. 社会福祉一般		**6. その他**	
昭和23年法律第198号	民生委員法	(1) 保健・年金	
26　　　　45	社会福祉法	大正11年法律第70号	健康保険法
27　　　305	日本赤十字社法	昭和14　　　73	船員保険法
36　　　155	社会福祉施設職員等退職手当共済法	＊22　　　50	労働者災害補償保険法
59　　　 75	社会福祉・医療事業団法	＊28　　245	私立学校教職員共済法
62　　　 30	社会福祉士及び介護福祉士法	29　　115	厚生年金保険法
2. 保護・援護		＊33　　128	国家公務員等共済組合法
明治32年法律第93号	行旅病人及行旅死亡人取扱法	＊33　　 99	農林漁業団体職員共済組合法
昭和25　　144	生活保護法	33　　192	国民健康保険法
27　　127	戦傷病者戦没者遺族等援護法	34　　141	国民年金法
28　　161	未帰還者留守家族等援護法	36　　180	年金福祉事業団法
32　　109	引揚者給付金等支給法	＊37　　152	地方公務員等共済組合法
34　　　7	未帰還者に関する特別措置法	＊42　　135	石炭鉱業年金基金法
38　　 61	戦没者等の妻に対する特別給付金支給法	＊45　　 78	農業者年金基金法
38　　168	戦傷病者特別援護法	＊49　　116	雇用保険法
40　　100	戦没者等の遺族に対する特別弔慰金支給法	(2) 衛生	
41　　109	戦傷病者等の妻に対する特別給付金支給法	昭和22　　101号	地域保健法
42　　 57	戦没者の父母等に対する特別給付金支給法	22　　217	あん摩マッサージ指圧師，はり師，きゅう師等に関する法律
平成 6　　 30	中国残留邦人等の円滑な帰国の促進及び永住帰国後の自立の支援に関する法律	22　　233	食品衛生法
		23　　156	母体保護法
		23　　201	医師法
6　　117	原子爆弾被爆者に対する援護に関する法律	23　　202	歯科医師法
		23　　203	保健婦助産婦看護婦法
		23　　205	医療法
3. 心身障害者保健福祉		25　　123	精神保健及び精神障害者福祉に関する法律
昭和24年法律第283号	身体障害者福祉法	26　　 96	結核予防法
35　　 37	知的障害者福祉法	27　　248	栄養改善法
40　　137	理学療法士及び作業療法士法	＊35　　 30	じん肺法
45　　 44	心身障害者福祉協会法	35　　145	薬事法
45　　 84	障害者基本法	35　　146	薬剤師法
46　　 64	視能訓練士法	3　　 36	救急救命士法
62　　　6	義肢装具士法	(3) その他	
平成 9　　131	精神保健福祉士法	大正12年法律第48号	恩給法
4. 生涯保健福祉		昭和21勅令第447号	人口動態調査令
昭和22年法律第164号	児童福祉法	21厚生省令第42	死産の届出に関する規程
36　　238	児童扶養手当法	＊22法律第18	統計法
38　　133	老人福祉法	＊22　　 49	労働基準法
39　　129	母子及び寡婦福祉法	＊22　　 67	地方自治法
39　　134	特別児童扶養手当等の支給に関する法律	＊22　　141	職業安定法
		23　　129	社会保険診療報酬支払基金法
40　　141	母子保健法	＊23　　266	社会保障制度審議会設置法
46　　 73	児童手当法	24　　151	厚生省設置法
平成元　　 64	民間事業者による老後の保健及び福祉のための総合的施設の整備の促進に関する法律	＊24　　162	労働省設置法
		＊27　　148	統計報告調整法
		＊31　　118	売春防止法
5　　 38	福祉用具の研究開発及び普及の促進に関する法律	＊34　　137	最低賃金法
		＊35　　123	障害者の雇用の促進等に関する法律
11　　 52	児童買春，児童ポルノに係る行為の処罰及び児童の保護等に関する法律	＊44　　 60	同和対策事業特別措置法
		＊45　　137	廃棄物の処理及び清掃に関する法律
5. 消費生活等		47　　 95	廃棄物処理施設整備緊急措置法
昭和22年法律第118号	災害救助法	＊47　　 85	自然環境保全法
23　　200	消費生活協同組合法	57　　 80	老人保健法
28　　 13	消費生活協同組合資金の貸付に関する法律	平成 5　　 91	環境基本法
		9　　104	臓器の移植に関する法律
＊36　　223	災害対策基本法	9　　123	介護保険法
＊45　　 94	国民生活センター法	11　　 97	厚生労働省設置法
平成 2　　 15	過疎地域活性化特別措置法		

注）＊印は共管のもの及び厚生省以外の省庁主管で社会福祉行政に密接な関係を有するもの．

表50 保健福祉に関する行政窓口

分野	制度の機能	主な法律	行政の窓口
保健医療	予防, 早期発見 早期療育 治療一般 (保健事業を含む) 公費負担医療	・母子保健法 ・児童福祉法 ・健康保険各法 ・老人保健法 ・精神保健法 ・身体障害者福祉法, 児童福祉法等 ・地域保健法	・保健所, 市区町村 ・児童相談所, 福祉事務所 ・社会保険事務所, 市区町村 ・市区町村 ・保健所 ・福祉事務所, 保健所
教育	保育, 就学前養護 普通教育 特殊教育 社会教育	・児童福祉法, 学法教育法 ・学校教育法 ・学校教育法 ・社会教育法	・福祉事務所, 教育委員会 ・教育委員会 ・教育委員会 ・市町村長
雇用・就業	職業訓練 職業紹介 雇用促進 福祉的就労	・職業能力開発促進法 ・職業安定法 ・障害者の雇用の促進等に関する法律 ・身体障害者福祉法, 知的障害者福祉法	・公共職業安定所 ・公共職業安定所 ・公共職業安定所 ・福祉事務所
社会福祉	障害児の保護育成 身体障害者の更生援護 知的障害者の更生援護 老人福祉	・児童福祉法 ・身体障害者福祉法 ・知的障害者福祉法 ・老人福祉法	・福祉事務所, 児童相談所 ・市区町村, 身体障害者更生相談所 ・福祉事務所, 知的障害者更生相談所 ・市区町村
その他	経済的保障 住宅, 都市環境整備 交通環境整備 通信環境整備 文化環境整備 人権擁護	・生活保護法 ・年金・手当各法 ・税金の減免 ・公営住宅法, 都市計画法等 ・道路交通法, 鉄道事業法等 ・有線電気通信法及び公衆電気通信法施行法, 郵便法等 ・図書館法, スポーツ振興法等 ・人権擁護委員会法, 民法等	・福祉事務所 ・社会保険事務所, 市区町村 ・市区町村, 税務署 ・市区町村 ・警察署, 地方運輸局等 ・電話取扱局, 郵便局等 ・市区町村 ・裁判所

(厚生省:社会保障の手引き. ぎょうせい, 1998より)

表51 子どもに対する保健福祉関係法規の例

母子保健法	母子保健全般
児童福祉法	児童福祉施設，育成医療，療育，助産施設への入所措置
心身障害者対策基本法	心身障害発生予防
生活保護法	分娩費（助産費），出産手当金，育児手当金の支給
保健所法	母子保健についての保健所の業務
性病予防法	婚姻時・妊娠時の健康診断
戸籍法	婚姻届，出生届
死産の届出に関する規程	死産
優生保護法	優生手術，人口妊娠中絶，優生保護相談所等
刑法	人口妊娠中絶（堕胎ノ罪）
労働基準法	産前産後の休業，育児時間，生理休暇等
男女雇用機会均等法	妊娠中及び出産後の健康管理に関する配慮及び措置等
医療法	病院，診療所，助産所
予防接種法	乳幼児の予防接種
栄養改善法	特殊栄養食品，集団給食
結核予防法	結核健康診断，予防接種，結核罹患児の医療
精神保健法	精神障害児（者）の医療
学校保健法	就学時及び定期健康診断

IV. 保健福祉サービスの種類

　保健福祉サービスの種類には人的サービス，経済的サービス，物的サービス，情報サービスの4種類がある。

A. 人的サービス

　人的サービスとは，相談・指導サービス，ホームヘルパーの派遣，デイケアサービスや社会参加促進のための各種事業等を示す。人的サービスには，大別してホームヘルパー等，実際に介護・家事等の援助をする〈ハンドワーク〉と，相談援助等〈トークワーク〉がある。

　子どもに対する保健福祉サービスを進めていくうえで，〈トークワーク〉すなわち，「相談活動」の意義はきわめて大きい。特に，利用者のニーズが多様化する昨今においては，1) 問題の早期発見，2) 対象者の抱える問題，ニーズの整理，明確化，3) ニーズと具体的なサービスとの結びつけ，4) 対象者の自己決定や自己実現への援助，などに対する相談活動の重要性はますます高まっている。

　相談活動は，子育てをしている家庭や子ども自身を社会的に支援し，子どもたちの健全な育成を支えるための基礎的，予防的なサービスである。現在，子どもと家庭に関する相

Ⅳ．保健福祉サービスの種類

表 52　子ども・家庭に関するおもな相談援助機関

①児童家庭福祉・母子保健相談機関

相談機関	相談領域等
児童相談所	児童問題各般（相談・調査・判定・指導・一時保護・児童福祉施設入所措置等），電話相談，ひきこもり等児童福祉対策事業
福祉事務所（家庭児童相談室，母子相談員）	児童，妊産婦の相談・調査・指導，母子・寡婦相談等
保健所	乳幼児，妊産婦の保健相談，身体障害児・難病児の療育指導，思春期，肥満，健全母性育成事業，育児学級等
母子福祉センター	母子家庭等電話相談事業，特別相談事業等，母子・寡婦相談
母子健康センター，市町村保健センター	母子保健相談，健康診査，乳幼児の育成指導事業等
児童家庭支援センター	児童問題各般の相談指導，各種連絡調整等
児童養護施設等	都市家庭在宅支援事業等
児童館	子どもと家庭の相談事業 健全育成，非行の予防等
保育所	地域子育て支援センター，保育所地域活動事業，乳幼児のしつけ，育児相談等
障害児総合通園センター	障害に関する各種相談
児童委員（主任児童委員）	各般，発見，通告，相談，指導（心配ごと相談）

その他
　心身障害児施設等の児童福祉施設，社会福祉協議会，民間相談機関「いのちの電話」，児童虐待防止センター，企業等

②その他の児童家庭関係相談機関

領域	相談機関	相談領域等
精神保健	精神保健福祉センター	思春期相談，精神保健福祉相談等
精神保健	保健所	精神保健相談等
教育	教育相談所 教育委員会等	教育相談，家庭教育相談等（非行，不登校，障害，乳幼児の子育て等）
非行	少年サポートセンター	非行関係相談等
労働	勤労青少年ホーム	生活相談，職業相談等
労働	2020テレフォン	育児サービス情報等
労働	ファミリー・サポート・センター	地域における相互保育等
非行	警察署ヤングテレフォン等	少年相談，非行相談等
非行・人権	少年鑑別所	非行相談
非行・人権	保護観察所	非行相談（保護司）
非行・人権	人権擁護委員会等	人権相談
司法	家庭裁判所	非行，家庭相談

その他
　子ども病院，民間相談機関，青少年相談員，BBS等ボランティア

（柏女霊峰：現代児童福祉論（第4版），誠信書房，p168 2001 より）

談活動は，福祉，医療，保健，教育，警察，司法，矯正，労働などさまざまな分野で幅広く展開されている（表52）。

　これらの機関はそれぞれの機関固有の機能と専門性があり，必要に応じて，他の適切な機関との連携のもとに対応する方法がとられている。そのなかでも，児童相談所は相談機関の要としての役割を果たしている。その機能および関係機関との連携は図59のように示される。

　人的サービスは，公的，民間，または第3セクター等実施主体を問わず，さまざまな事業のなかで，人の手を介する支援をすべて含むものである。したがって，そこには多種多様な専門職がかかわっている。その範囲は，社会福祉士，介護福祉士，看護職，医師，理学療法士，作業療法士，運動療法士，言語聴覚士，視能訓練士，臨床心理士，義肢装具士，教師，職業相談員など，医療，福祉，教育における職業領域にわたっている。

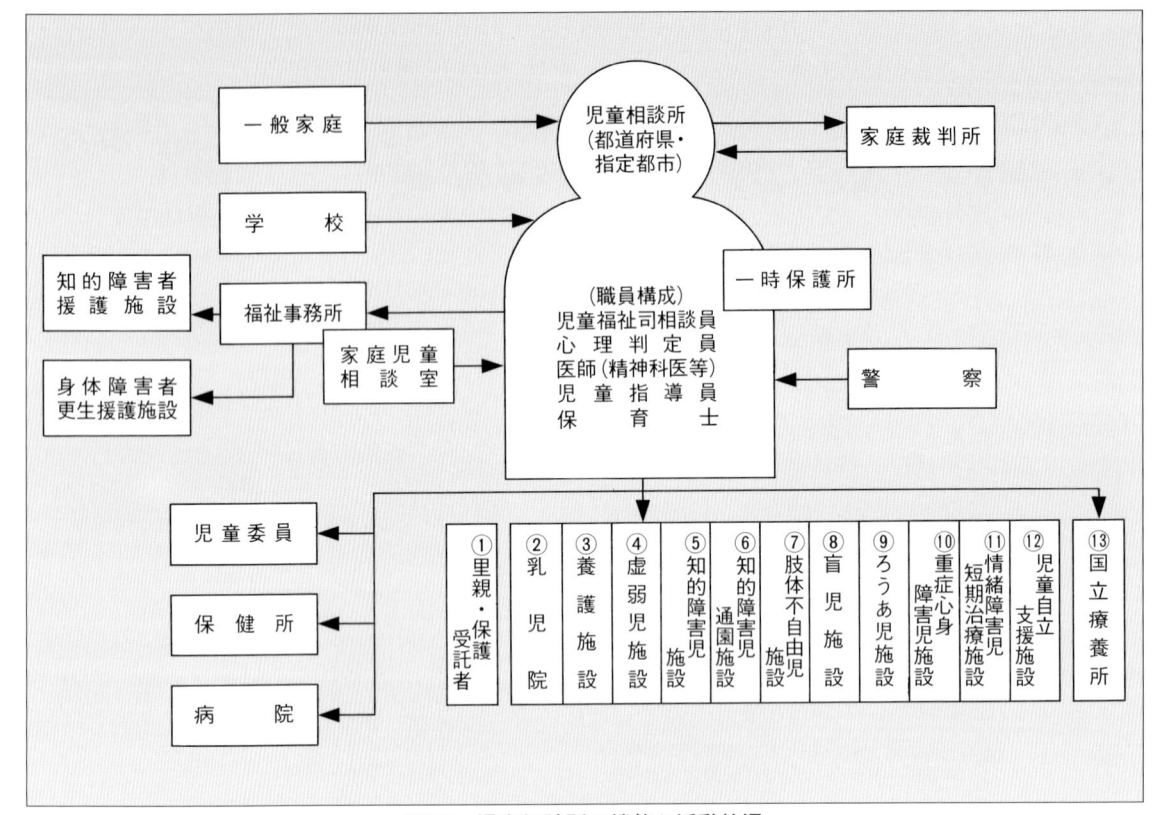

図59 児童相談所の機能と活動状況
(厚生省児童家庭局，監修：目で見る児童福祉．児童問題研究会，1994より)

以下，おのおのの専門職の役割について概説する．

(1) 社会福祉士（ソーシャルワーカー）

ソーシャルワーカー（SW）は，メディカル・ソーシャルワーカー（MSW），リハビリテーション・ソーシャルワーカー（RSW），社会福祉主事などと呼ばれ，所属する場所によりその呼称が異なり，その役割にも多少の相違がある．

支援を必要とする者は，疾病や外傷などの身体面での障害はもとより，心理面・社会生活面でもさまざまな障害を被ることが多い．それら心理面・社会面の障害が，障害克服意欲や社会復帰に大きく影響するため，ソーシャルワーカーは，個人の社会生活上の困難な問題を明確化し，適切な援助方法を検討し，対象者とともに解決を図ることを目的とする．

したがって，ソーシャルワーカーの担当範囲は，職業，教育，家庭，経済等，幅広い領域にわたり，対象者の社会的不利を軽減するよう援助する．また，関連施設機関の連絡調整を行い，一貫性のある支援を可能にする．

1987年には，社会福祉の専門性のさらなる向上を図るため，社会福祉士制度が成立した．社会福祉士は，「社会福祉士の名称を用いて，専門的知識及び技術をもって，身体上

もしくは精神上の障害があることまたは健康上の理由により日常生活を営むのに支障がある者の福祉に関する相談に応じ，助言，指導，その他の援助を行うことを業とする者」とされ，相談援助サービスの専門職として位置づけられている。

しかし，現状においては，すべての病院にソーシャルワーカーが配置されている状況には至っておらず，他の職種がその代役を果たさざるを得ない場合も多い。

(2) 精神保健福祉士

精神保健福祉の現状については，精神障害者の長期入院やいわゆる社会的入院の問題等が指摘されており，精神障害者の社会復帰を促進することが緊急の課題となっている。精神障害者が社会復帰を果たすうえで障害となっている諸問題の解決を図るため，医師等の医療従事者が行う診療行為に加えて，退院のための環境整備などについてのさまざまなサービスを提供する専門職として，精神保健福祉士が資格化された。精神保健福祉士は，精神障害者の保健及び福祉に関する専門的知識及び技術をもって，精神障害者の社会復帰に関する相談援助を行うものである。

現在，精神科ソーシャルワーカーとして，精神病院や社会復帰施設において，精神障害者やその家族の相談，援助等に従事している者は約2600人である。今後，精神病院等の医療機関，精神障害者社会復帰施設及び保健所または精神保健福祉センター等の公的機関において精神保健福祉士が配置されるよう，約1万人の精神保健福祉士の養成を目標としている。

(3) 介護福祉士（介護専門職）

寝たきり老人等，日常生活に何らかの不自由にある者に対する介護，家事援助等を実施する。介護福祉士は「介護福祉士の名称を用いて，専門的知識及び技術をもって身体上または精神上の障害があることにより日常生活を営むのに支障がある者に入浴，排泄，食事その他の介護を行い，また家族介護者の介護に関する相談に応ずることを業とする者」とされ，介護サービスの専門職として位置づけられている。

(4) 看護職

看護は，対象者の状態の悪化および日常生活における機能障害の進行を防ぎ，残存機能の保持に十分配慮するものである。

したがって，保健婦（士）を含む看護職は，疾病または障害を持ちながらも，健康な生活を継続するため，地域でのアドバイス等，重要な役割を果たす職種の一つである。障害者の日常生活に密着した身体面の支援はもとより，精神面の支援も期待されている。

(5) 医 師

発病または障害の発生後等に，まず対応するのは多くの場合，医師である。受傷の場合は，救命処置後，直ちに将来に残る可能性の高い後遺症等を最低限に抑えるための支援を

開始する。

身体状況を診断し，現在および将来にわたる身体面での状態を評価する。医学的な治療は，機能障害・能力低下が可能な限り軽減されることを目的に実施される。

拘縮や褥瘡等，2次障害と呼ばれる疾患を予防するため，併発の危険性の高い合併症につき配慮し，残存機能の強化に努める。

(6) 理学療法士（PT）

理学療法士は，主として運動機能障害，または運動能力低下のある者に対し，機能回復訓練を行う。

筋力，関節可動域，四肢の変形等の評価を行い，2次的合併症による機能障害を取り除きながら，残存機能の活用を図るとともに，代償となる機能の獲得に努めるものである。

理学療法士が実施する支援の例としては，下肢機能障害の場合，歩行訓練・車椅子操作訓練等を，体幹機能障害の場合，坐位保持および歩行バランス訓練等を行う。さらに，医師の指示により，物理療法として，牽引，電気，温熱等を行うこともある。

(7) 作業療法士（OT）

作業療法士は，主として上肢機能の障害者に対し，機能回復訓練を実施する。

障害状況の評価の後に，訓練計画を立て，簡単な上肢訓練から食事，更衣，排泄，入浴等，日常生活訓練動作へと，徐々に複雑になるよう段階を経て訓練を行う。さらに進んだ段階においては，職業能力評価・職業前訓練・家事動作訓練等を行い，社会復帰を目指した準備を行う。

作業療法士が実施する支援の例としては，脳血管障害による片麻痺者の利き手交換等の上肢訓練や，上肢切断に対する義肢訓練等があげられる。さらに，必要に応じ，退院後の家庭生活に必要な家事動作訓練を行ったり，トイレ・浴室等の住宅改造に対する助言指導を行ったりする。

(8) 言語聴覚士（ST）

言語聴覚士は，言語，音声，聴覚障害を持つ障害者に対して，機能評価及び適切な訓練により機能を回復させ，コミュニケーション能力を向上するよう指導する役割を果たす。法的な資格制度が整備され，今後の展開が期待されている。

言語聴覚士が実施する支援の例としては，脳血管障害による失語症，脳性麻痺や口蓋裂による発声と発音の障害された構音障害，正常な言語発達が阻害された言語発達遅滞等に対し，評価及び訓練を行うことなどがあげられる。

さらに，幼児では障害の早期発見，早期訓練に努めることに加え，聴力障害者の聴力の回復を目的とした補聴器訓練，聴能言語訓練，聴力の管理を担当する。

⑼ 運動療法士

　運動療法士は，日本ではいまだ数的に少なく，法的な身分も確立されていない。理学療法士・作業療法士の基礎的な訓練の後，またはそれら基礎的な訓練と併行して，全身を動かすスポーツを通じて全身の調整訓練を行い，耐久力の向上，および体力増強を図るものである。

　さらにスポーツを通じて，精神的な開放感を得ることが可能であり，身体的な効果はもとより，著しい心理的な効果のあるものとして，今後さらに発展が期待される分野である。

　すでに社会復帰した者を対象として，さまざまなスポーツ大会が開催されている。わが国においては，年1回の国民体育大会に引き続き，身障国体とも呼ばれる身体障害者スポーツ大会が開催されている。国際的には4年に1回，オリンピック前後に開かれるパラリンピック等がある。それらへの障害者の出場の際の指導も，運動療法士が担当している。

⑽ 視能訓練士（ORT）

　視能訓練士は，先天・後天性の別なく，視力障害に対し，視機能を検査し，評価及び訓練を行う。また視能訓練士の業務の一つとして，一般病院の眼科で行われる視力検査もある。

　視覚障害者の残存視力を有効に活用すると同時に，福祉機器の使用により，視力回復の可能性のある場合は，必要に応じてそれらの機器を用いた訓練を行う。

　機器等による視力の活用が困難な弱視者，または全盲者に対しては，視覚障害生活訓練専門職による日常生活動作の訓練が行われている。

⑾ 臨床心理士

　臨床心理士の役割は，発病や受傷後の障害受容を促進したり，抑うつ予防等，障害による心理的問題に対する評価・判定を行い，適切な支援を行うことである。

　臨床心理士は，訓練を可能な限り効果的とするよう，訓練計画を策定する際の重要な資料として，対象者の心理面での課題等を報告する。

　また，対象者に対する直接的な心理指導を行い，心理的，情緒的な問題等に対応する役割を果たす。

⑿ 義肢装具士（PO）

　義肢装具士は，切断または麻痺等により，四肢や体幹の機能障害のある者に対し，医師の指示により義肢または装具を作製する。

　義肢装具の適合性を高めることにより，これらの障害者の能力低下を著しく減少し，社会的不利を軽減することが可能となる。

⒀ 教　師

　特に，就学年齢にありながら疾病または障害を持つ者に対しては，教育的な支援が重要

192 第10章 保健福祉行政・法規

表53 保健福祉専門職の養成状況

平成12年(2000)2月現在

区分	根拠法規	免許付与者	指定権者	養成機関形態	修業年限	入学資格
社会福祉士	社会福祉士及び介護福祉士法	厚生労働大臣	厚生労働大臣	大学	4年	高校卒
				短大・各種学校	2～3年	高校卒
				専修・各種学校	2～3年	高校卒
介護福祉士	社会福祉士及び介護福祉士法	厚生労働大臣	厚生労働大臣	大学	4年	高校卒
				短大	2年	高校卒
				専修・各種学校	2年	高校卒
医師	医師法	厚生労働大臣	文部科学大臣	大学	6年	高校卒
歯科医師	歯科医師法	厚生労働大臣	文部科学大臣	大学	6年	高校卒
薬剤師	薬剤師法	厚生労働大臣	文部科学大臣	大学	4年	高校卒
保健婦	保健婦助産婦看護婦法	厚生労働大臣	文部科学大臣	短期大学専攻科	1年	短大卒で看護婦国家試験有資格者
			厚生労働大臣	専修・各種学校	1年	看護婦国家試験受験有資格者
助産婦	保健婦助産婦看護婦法	厚生労働大臣	文部科学大臣	大学	4年	高校卒
				短期大学3年課程	3年	高校卒の准看護婦
				高等学校専攻科	2年	高校卒の准看護婦
				専修・各種学校 3年課程	3年	高校卒
				専修・各種学校 2年課程	2年	准看護婦業務経験3年以上又は高校卒の准看護婦
				専修・各種学校 2年課程	2年	准看護婦業務経験3年以上又は高校卒の准看護婦
准看護婦	保健婦助産婦看護婦法	都道府県知事	都道府県知事	高等学校	3年	高校卒
				各種学校	2年	中卒
診療放射線技師	診療放射線技師法	厚生労働大臣	文部科学大臣	大学	4年	高校卒
				短期大学	3年	高校卒
				専修・各種学校	3年	高校卒

区分	根拠法規	免許付与者	指定権者	養成機関形態	修業年限	入学資格
臨床検査技師	臨床検査技師、衛生検査技師等に関する法律	厚生労働大臣	文部科学大臣	大学	4年	高校卒
				短期大学	3年	高校卒
			厚生労働大臣	専修・各種学校	3年	高校卒
理学療法士	理学療法士及び作業療法士法	厚生労働大臣	文部科学大臣	大学	4年	高校卒
				短期大学	3年	高校卒
			厚生労働大臣	専修学校高等部専攻科	3年	高校卒
				専修・各種学校	3年	高校卒
作業療法士	理学療法士及び作業療法士法	厚生労働大臣	文部科学大臣	大学	4年	高校卒
				短期大学	3年	高校卒
			厚生労働大臣	専修・各種学校	3年	高校卒
視能訓練士	視能訓練士法	厚生労働大臣	厚生労働大臣	専修・各種学校	3年	高校卒
				専修・各種学校	1年	大学卒で2年以上修業し指定の科目を修めたもの
言語聴覚士	言語聴覚士法	厚生労働大臣	厚生労働大臣	大学	4年	高校卒
				短期大学	3年	高校卒
				専修・各種学校	3年	高校卒
				専修・各種学校	2年	大学卒で2年以上修業し指定の科目を修めたもの
歯科衛生士	歯科衛生士法	厚生労働大臣	文部科学大臣 厚生労働大臣	専修・各種学校	2年	高校卒
歯科技工士	歯科技工士法	厚生労働大臣	文部科学大臣 厚生労働大臣	専修・各種学校	2年	高校卒
臨床工学技士	臨床工学技士法	厚生労働大臣	文部科学大臣	大学	3年	高校卒
			厚生労働大臣	専修・各種学校	3年	高校卒
				専修・各種学校	1年	大学卒で2年以上修業し指定の科目を修めたもの
義肢装具士	義肢装具士法	厚生労働大臣	厚生労働大臣	専修・各種学校	3年	高校卒

であり，教師の果たす役割は大きい。

　日常における学習活動の観察を通じて，現在または将来の支援に関する助言や指導が可能となる。

⑭　職業相談員

　就職し経済的な自立を得ることは，人間にとってきわめて大きな意味を持つ。職業指導員は，職業能力評価，作業評価，職場開拓等の指導や助言を与え，社会復帰後の就業に資する役割を果たすものである。

　これら専門職の養成状況を表53に示す。一貫性のあるサービスを実現するためには，これらの専門職種のチームワークが特に重要であるといえる。

B．物的サービス

　物的サービスとは，補装具の交付，日常生活用具の給付・貸与等を示す。昨今はレンタルも普及している。

　この物的サービスは，より豊かで文化的な生活を指向する近年の社会情勢を反映して，急速にその需要を伸ばしてきている。従来主流であった経済的・人的サービスが受ける側の主体性を生かし切れない与えるサービスであるのに対して，物的サービスは対象者が主体的に生活に取り組み，より積極的な生活支援・自立を目指した保健福祉サービスとして新たにその意義が注目されている。

　さらにここ数年は補装具や日常生活用具から一歩進んだコンピュータやロボットなどより高次の機能をもつ機器にも関心が深まるなど，物的サービスに対するニーズも多様化してきている。

　このように物的サービスは，個人の身体能力・生活能力の向上や，社会参加・社会的自立の促進，訓練の効率化等の福祉の向上にとどまらず，コミュニティー領域における活用も大きく期待されている。

C．経済的サービス

　経済的サービスとは，手当，医療費，年金の支給，税控除等を示す。子育てに対する経済的サービスの代表的なものは，以下に示すとおりである（図60）。

　　　1．児童手当
　　　2．児童扶養手当，特別児童扶養手当，障害児福祉手当
　　　3．健康保険制度によるもの
　　　　 a．出産手当金
　　　　 b．出産育児一時金

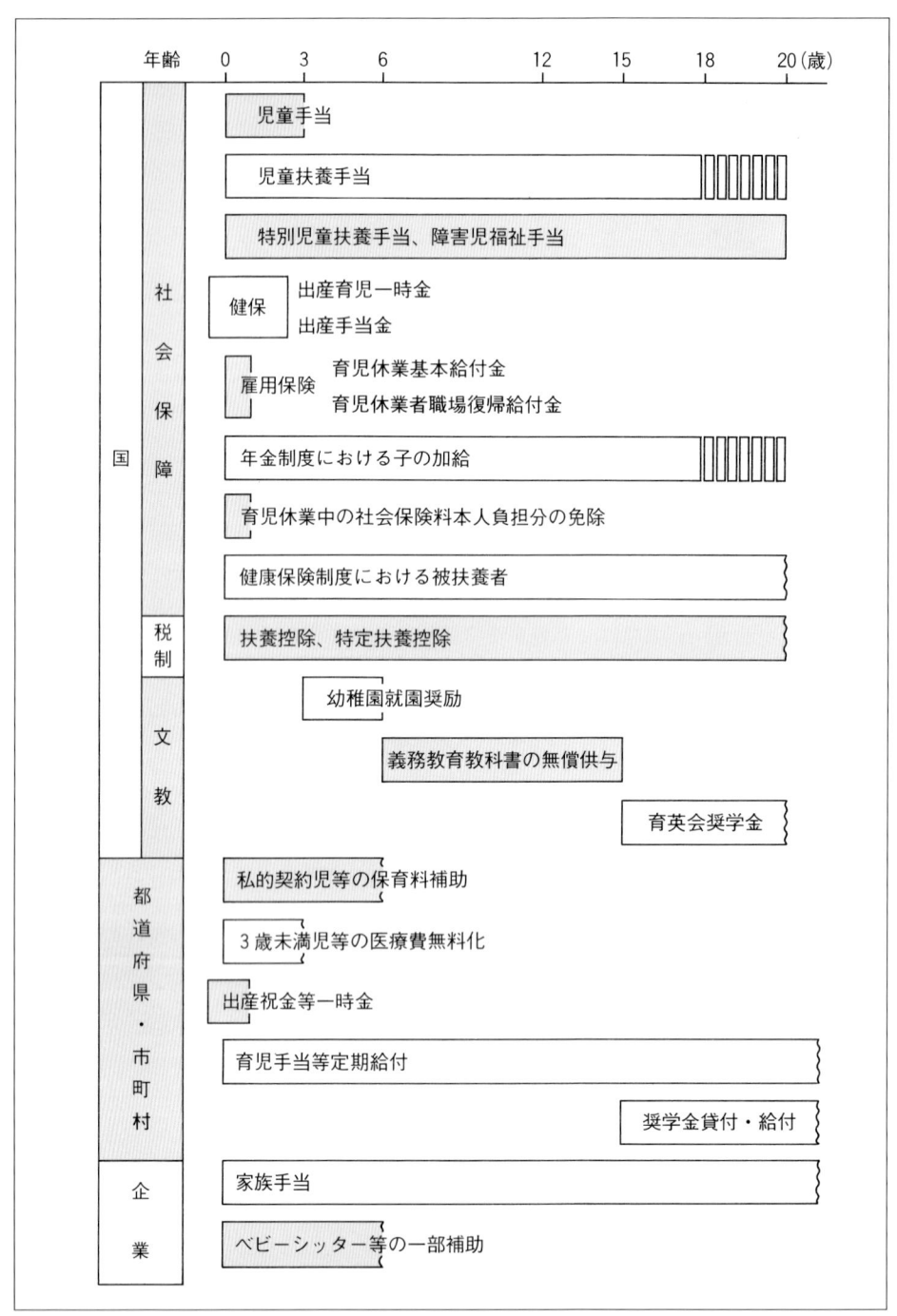

図60 子育てに関する経済的支援策の概要

(綱野・新保:家庭機能にかかわる経済的支援の展望. 日本総合愛育研究所紀要 第28集, 日本総合愛育研究所, 1992より)

4. 雇用保険制度によるもの
   a. 育児休業基本給付金
   b. 育児休業者職場復帰給付金
5. 年金制度によるもの
   a. 遺族年金（厚生）年金および子の加給
   b. 育児休業中の社会保険料本人負担分免除
6. 税控除
   扶養控除，特定扶養親族控除，勤労学生控除
7. その他
   幼稚園就園奨励費，育英会奨学金，都道府県・指定都市における経済的支援，家族手当等事業主による支援等

子育てに関わる費用は膨大であり，その経済的な負担が近年の少子化の一因とも指摘されている。子育ては次代を形成するための社会として共通のコストともいえ，これを社会的に評価し，子育てに対する経済的サービスを拡充していくことが求められている。

D. 情報サービス

ニーズの多様化に対応し，複合的な保健福祉サービスが求められる昨今，情報サービスは，その潤滑剤として，なくてはならないものであり，利用可能な施設・サービスの情報収集・提供に大きな期待が寄せられている。

情報は，多種多様な形態をとっており，それらのもともとの情報の形を，専門職が加工・処理することにより初めて有効となる。

確固とした加工・処理機能を情報サービスに組み込むことにより，対象者が，必要な際，必要なだけ，容易に利用可能な情報サービスが実現されるといえよう。

今後さらに，人的サービス，物的サービス，経済的サービス，情報サービスの有機的な連携が重要である。

■V. 子どもに対する保健福祉サービスの実施体制

子どもに対する保健福祉サービスの実施体制を図61に示す。

国レベルの行政機関としては，厚生労働省が中心になり，保健福祉サービス全般についての総合企画，予算配分，地方行政の指導監督などを行っている。

都道府県・政令指定都市は，児童相談所や福祉事務所，保健所など関係行政機関の設置・運営，児童福祉施設への入所・設置認可，市町村の指導監督などの業務を行っている。

第10章 保健福祉行政・法規

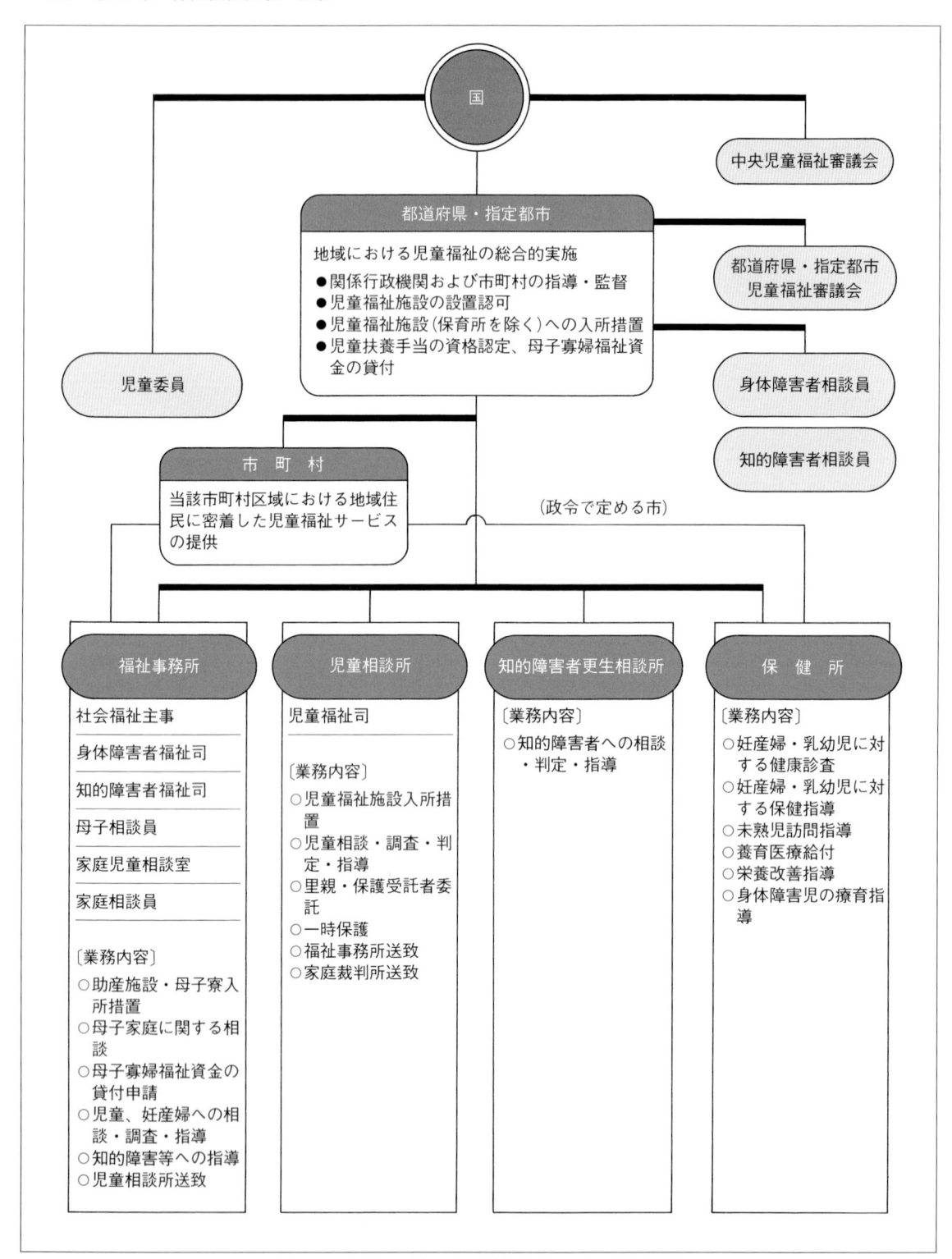

```
                              ┌──────────┐
                              │    国    │
                              └────┬─────┘
                                   │                    ┌──────────────┐
                                   │                    │中央児童福祉審議会│
                                   │                    └──────────────┘
                    ┌──────────────────────────┐
                    │    都道府県・指定都市      │
                    │ 地域における児童福祉の総合的実施 │
                    │ ●関係行政機関および市町村の指導・監督 │    ┌──────────────┐
                    │ ●児童福祉施設の設置認可    │────│都道府県・指定都市│
                    │ ●児童福祉施設（保育所を除く）への入所措置 │    │ 児童福祉審議会 │
                    │ ●児童扶養手当の資格認定、母子寡婦福祉資 │    └──────────────┘
                    │  金の貸付            │
  ┌────────┐      └──────────────┬───────────┘    ┌──────────────┐
  │ 児童委員 │                      │                │ 身体障害者相談員 │
  └────────┘                      │                └──────────────┘
                                   │                ┌──────────────┐
                    ┌──────────────────────┐       │ 知的障害者相談員 │
                    │      市  町  村      │       └──────────────┘
                    │ 当該市町村区域における地域住 │
                    │ 民に密着した児童福祉サービス │  （政令で定める市）
                    │ の提供               │
                    └──────────┬───────────┘
```

福祉事務所	児童相談所	知的障害者更生相談所	保健所
社会福祉主事 身体障害者福祉司 知的障害者福祉司 母子相談員 家庭児童相談室 家庭相談員 〔業務内容〕 ○助産施設・母子寮入所措置 ○母子家庭に関する相談 ○母子寡婦福祉資金の貸付申請 ○児童、妊産婦への相談・調査・指導 ○知的障害等への指導 ○児童相談所送致	児童福祉司 〔業務内容〕 ○児童福祉施設入所措置 ○児童相談・調査・判定・指導 ○里親・保護受託者委託 ○一時保護 ○福祉事務所送致 ○家庭裁判所送致	〔業務内容〕 ○知的障害者への相談・判定・指導	〔業務内容〕 ○妊産婦・乳幼児に対する健康診査 ○妊産婦・乳幼児に対する保健指導 ○未熟児訪問指導 ○養育医療給付 ○栄養改善指導 ○身体障害児の療育指導

図61　子どもに対する保健福祉サービス実施体制
（厚生省，編：厚生白書．2000）

V．子どもに対する保健福祉サービスの実施体制　197

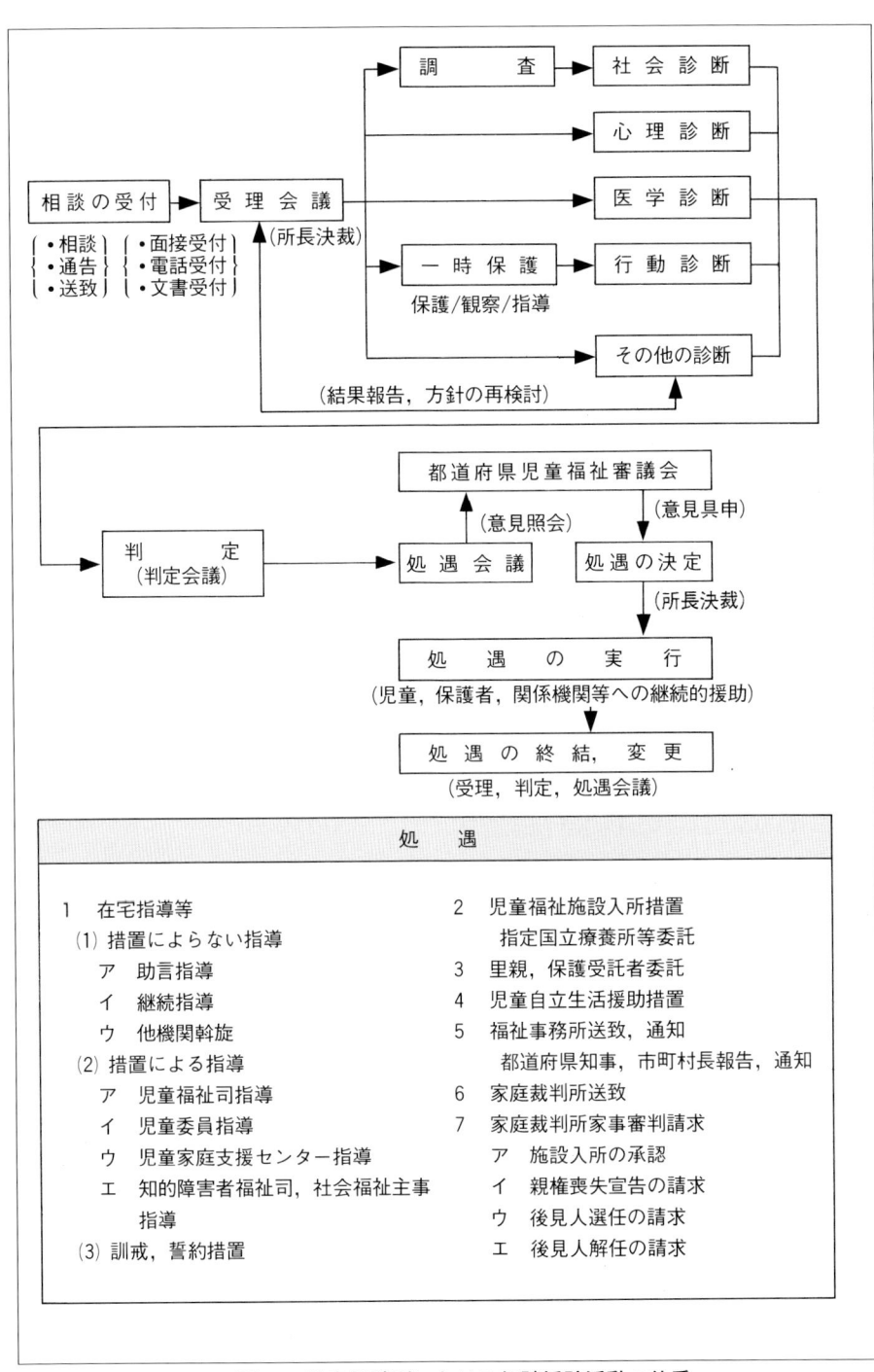

```
相談の受付 → 受理会議 → 調査 → 社会診断
{・相談}{・面接受付}  (所長決裁)  → 心理診断
{・通告}{・電話受付}         → 医学診断
{・送致}{・文書受付}    → 一時保護 → 行動診断
                   保護/観察/指導
                        → その他の診断
       (結果報告，方針の再検討)

→ 判定 → 処遇会議 → 処遇の決定
  (判定会議)  ↑(意見照会)  ↓(意見具申)
        都道府県児童福祉審議会
              ↓(所長決裁)
           処遇の実行
    (児童，保護者，関係機関等への継続的援助)
           処遇の終結，変更
           (受理，判定，処遇会議)
```

処　　遇	
1　在宅指導等	2　児童福祉施設入所措置
(1) 措置によらない指導	指定国立療養所等委託
ア　助言指導	3　里親，保護受託者委託
イ　継続指導	4　児童自立生活援助措置
ウ　他機関斡旋	5　福祉事務所送致，通知
(2) 措置による指導	都道府県知事，市町村長報告，通知
ア　児童福祉司指導	6　家庭裁判所送致
イ　児童委員指導	7　家庭裁判所家事審判請求
ウ　児童家庭支援センター指導	ア　施設入所の承認
エ　知的障害者福祉司，社会福祉主事	イ　親権喪失宣告の請求
指導	ウ　後見人選任の請求
(3) 訓戒，誓約措置	エ　後見人解任の請求

図62　児童相談所における相談援助活動の体系
(厚生省児童家庭局，編：児童相談所運営指針．1999 より)

また，市町村は，保育所への入所，各種健全育成施策などの住民に密着したサービスを提供している。

子どもに対する保健福祉サービスの実施機関には，福祉事務所（家庭児童相談室），児童相談所，知的障害者更生相談所，保健所等がある。これらは密接な関連を保ちつつ，それぞれ独自の役割と機能を果たしている。

児童相談所は，都道府県および政令指定都市に設置されており，1）児童に対する相談，2）調査，3）判定，4）指導，5）一時保護を実施するとともに，知事や政令指定都市市長の委託を受けて，6）施設入所，7）里親委託などを行っている（**図62**）。

保健所は，1）乳幼児保健に関するものとして，①新生児・未熟児訪問指導，②乳幼児健康相談・健診・育児相談，③3歳児健診，④肢体不自由児相談・指導，⑤歯科検診（齲歯予防塗布），⑥栄養相談・指導，⑦各種医療給付（養育医療，療育医療，育成医療，小児慢性特定疾患治療研究）の申請・受理，2）母性保健に関するものとして，①妊産婦健診，②妊婦教室（両親学級），③妊産婦訪問指導，を実施している。

児童福祉施設は保育所，児童養護施設，知的障害児施設，児童館，児童遊園，児童家庭支援センターなど20種類がある（**表54**）。これらの運営に要する経費は，保護者が負担した額を除いた額を，国，地方自治体で負担している。

■Ⅵ. 子どものための保健福祉サービスの体系

子どものための保健福祉サービスは，子どもの発達に応じた形で，母子保健対策，保育対策，児童健全育成対策，養護・非行・情緒障害などの保護を要する子どもの対策，障害児対策，母子家庭対策などが総合的に実施されている（図63）。

A. 母子保健対策

母子保健対策としては，妊娠の届け出および母子健康手帳の交付，妊産婦および乳幼児の保健指導，健康審査等が実施されている（**表55**）。また医療対策として妊娠中毒症対策，未熟児養育医療，育成医療などが実施されている。それらの実施機関としては**表56**，**図64**に示すとおりである。

B. 保育対策

保育対策としては，保育所が中心的な役割を担い，国レベルでは厚生労働省が所管し，具体的な措置事務等については市町村が行っている。なお幼稚園教育行政は文部科学省が所管している。

VI. 子どものための保健福祉サービスの体系

表54 児童福祉施設の種類

施設名	施設の目的および対象者	施設に配置すべき職種および職員	施設名	施設の目的および対象者	施設に配置すべき職種および職員
助産施設	保健上必要があるにもかかわらず，経済的理由により入院助産を受けることができない妊産婦を入所させて助産を受けさせる。	医師（嘱託）する職員，助産婦（第一種と第二種とではやや異なる）	難聴幼児通園施設	強度の難聴の幼児を保護者のもとから通わせて指導訓練を行う。	所長，児童指導員，保母，難聴訓練担当職員，言語指導担当職員，医師（嘱託），栄養士，調理員，事務員
乳児院	乳児を入院させて，これを養育する。	所長，医師（嘱託），看護婦（一部保母・児童指導員で代替可能）（嘱託），X線技師，栄養士，調理員等，少年指導員	肢体不自由児施設	肢体不自由のある児童を治療するとともに，独立自活に必要な知識技能を与える。	所長，医療法に規定する病院としての職員，児童指導員，保母，職業指導員，理学療法士，作業療法士
母子生活支援施設	配偶者のない女子またはこれに準ずる事情にある女子およびその者の監護すべき児童を入所させて，これらの者を保護するとともに，その自立を支援する。	所長，母子指導員，保母，医師（嘱託），調理員等，事務員	肢体不自由児通園施設	肢体不自由のある児童を通所によって治療するとともに，独立自活に必要な知識技能を与える。	所長，医療法に規定する診療所としての職員，児童指導員，保母，看護婦，職業指導員，理学療法士，作業療法士
保育所	日々保護者の委託を受けて，保育に欠けるその乳児または幼児を保育する。	所長，保母，医師（嘱託），調理員等	肢体不自由児療護施設	肢体不自由児であって，家庭における養育が困難な者を入所させて，これを保護するとともに独立自活に必要な知識技能を与える。	所長，児童指導員，保母，職業指導員，医師（嘱託），栄養士，調理員等，事務員
児童養護施設	乳児を除いて，保護者のいない児童，虐待されている児童その他，環境上養護を要する児童を入所させて，これを養護するとともに，その自立を支援する。	所長，児童指導員，保母，職業指導員，医師（嘱託），栄養士，調理員等，事務員	重症心身障害児施設	重度の知的障害および重度の肢体不自由が重複している児童を入所させて，これを保護するとともに治療および日常生活指導をする。	所長，医療法に規定する病院としての職員，児童指導員，保母，心理療法を担当する職員，理学療法士，作業療法士
知的障害児施設	知的障害の児童を入所させて，これを保護するとともに独立自活に必要な知識技能を与える。	所長，児童指導員，保母，介助員，職業指導員（嘱託），栄養士，調理員等	情緒障害児短期治療施設	軽度の情緒障害を有する児童を短期間入所させ，または保護者のもとから通わせて，その情緒障害を治す。	所長，医師，看護婦，児童指導員，保母，心理療法を担当する専門員，職員，栄養士，調理員等
自閉症児施設	自閉症児に対する医療，心理指導および生活指導を行う。	所長，医療法に規定する病院としての職員，児童指導員，保母，介助員，職業指導員，医師（嘱託），栄養士，調理員等，事務員（第一種と第二種とではやや異なる）	児童自立支援施設	不良行為をなし，またはなすおそれのある児童を入所または通所させて，これを指導するとともにその自立を支援する。	所長，児童自立支援専門員，児童生活支援員，職業指導員，医師（嘱託），栄養士，調理員等，事務員
知的障害児通園施設	知的障害の児童を保護者のもとから通わせて，これを保護するとともに独立自活に必要な知識技能を与える。	所長，児童指導員，保母，医師（嘱託），栄養士，調理員等，事務員	児童館	児童に健全な遊びを与えて，その健康を増進し，または情操を豊かにする。	児童厚生員
盲児施設	盲児（強度の弱視児を含む）を入所させて，これを保護するとともに独立自活に必要な知識技能を与えるため必要な指導または援助をする。	所長，児童指導員，保母，介助員，職業指導員，医師（嘱託），栄養士，調理員等，事務員	児童遊園	児童に健全な遊びを与え，健康を増進し情操を豊かにするとともに，事故による傷害の防止を図る。	児童厚生員
ろうあ児施設	ろうあ児（強度の難聴児を含む）を入所させて，これを保護するとともに独立自活に必要な知識技能を与えるため必要な指導または援助をする。	所長，児童指導員，保母，介助員，職業指導員，医師（嘱託），栄養士，調理員等，事務員	児童家庭支援センター	地域の児童の福祉に関する問題につき相談に応じ，必要な助言を行うとともに指導を行う。	相談・支援担当ソーシャルワーカー，心理技術担当者

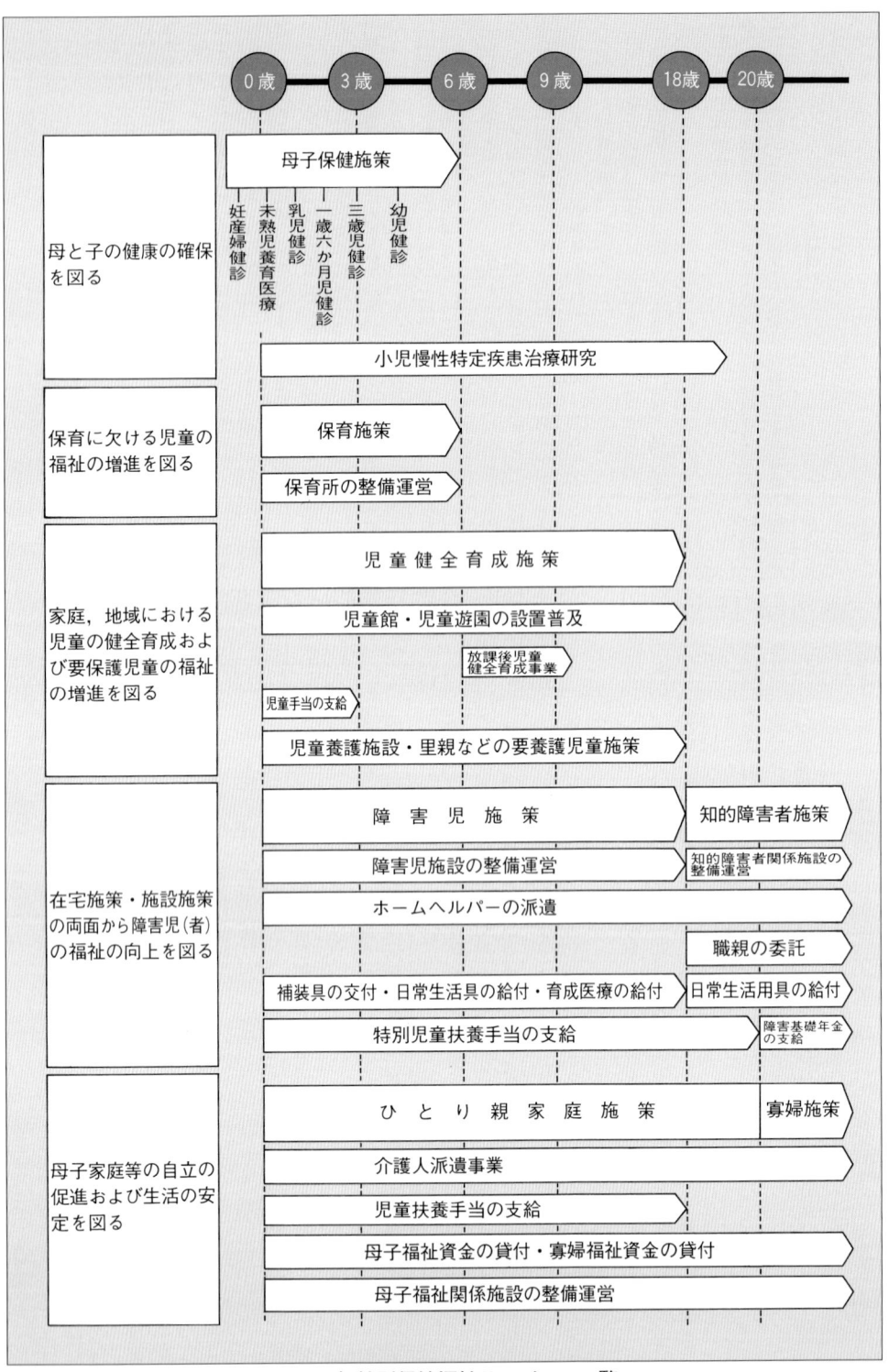

図63 年齢別保健福祉サービスの一覧
(厚生省児童家庭局, 監修:目で見る児童福祉. こども未来財団, 1996 の図を筆者改変)

表55 主な母子保健施策

(2000(平成12)年4月現在)

区分	思春期	結婚	妊娠	出産	1歳	2歳	3歳
健康診査等				↑妊産婦健康診査 (35歳以上の超音波検査)	↑乳幼児健康診査 ｜ 先天性代謝異常等検査,新生児聴覚障害検査	↑1歳6か月児健康診査 神経芽細胞腫検査		↑3歳児健康診査
				←──── B型肝炎母子感染防止対策 ────→			
保健指導等			←──── 保健婦等による訪問指導等 ────────────────→				
			←── 妊娠の届出及び母子健康手帳の交付				
	←─ 母子健康相談指導事業 ─────────────────────────────→						
	(婚前学級)(新婚学級)		(両親学級)	(育児学級)			
	←─ 母子保健地域活動事業 ─────────────────────────────→						
	←→ 思春期における保健福祉体験学習事業 健全母性育成事業			←──── 休日健診・相談等事業 ────────→			
				←── 母子栄養管理事業 ──→			
				←── 出産前小児保健指導(プレネイタルビジット)事業			
				←─ 産後ケア事業 ─→			
	←─ 共働き家庭子育て休日相談等 支援事業 ────────────────────→						
	←─ 海外在留邦人に対する母子 保健情報の提供事業 ──────────────→						
	←─ 生涯を通じた女性の健康支援事業(不妊に悩む夫婦の相談・一般健康相談) ──→						
				←── 乳幼児発達相談指導事業 ──────→			
				・多胎児の情報提供			
	←─ 思春期保健相談等事業 ・思春期クリニック ・遺伝相談,研修		子どもの心の健康づくり対策 ・児童虐待防止市町村ネットワーク ──→				
			←── 遺伝相談モデル事業 ──────────→				
療養援護等				←──── 未熟児養育医療 ────→			
				←── 妊娠中毒症等の 療養援護			
				←── ｛小児慢性特定疾患治療研究事業 小児慢性特定疾患児手帳の交付事業 療育の給付,療育指導費 病棟保母配置促進モデル事業｝ ──→			
	←──────── 子ども家庭総合研究 ─────────────────────→						
医療対策等			・母子保健医療施設整備事業(小児医療施設・周産期医療施設の設備) ・総合周産期母子医療センター運営費 ・周産期医療ネットワーク(対策費)(運営協議会,システム設備等) ・母子保健強化推進特別事業					
保育サービス等					←── 乳幼児健康支援一時預かり事業 ──→		
				病後児保育・産褥期ヘルパー・訪問型一時保育			

(厚生白書. 2000)

表56　母子保健福祉施設（保健関連，福祉関連は表54参照）

- 保健所（都道府県，政令指定都市，東京都特別区）
　　市町村の連携調整・指導・助言，未熟児訪問指導，養育医療等専門的サービス
- 母子保健センター（市町村）
　　市町村母子保健事業の拠点，母子保健に関する各種の相談，母性および乳幼児の保健指導，助産
- 市町村保健センター（市町村）
　　地域住民への直接的な支援として健康相談，健康教育，健康診査の拠点
　　母子健康手帳の交付，健康診査，訪問指導，予防接種など

	市町村（市町村保健センター） ○基本的母子保健サービス		都道府県（保健所） ○専門的母子保健サービス
健康診査等	・妊産婦，乳幼児，1歳6か月児，3歳児の健康診査		・先天性代謝異常検査等
保健指導等	・母子保健手帳の交付 ・婚前学級，母親学級，育児学級等	← 技術的援助	・不妊専門相談，女性の健康教育等
訪問指導	・妊産婦，新生児訪問指導		・未熟児訪問指導
療養援護等			・未熟児養育医療，小児慢性特定疾患治療研究事業等
医療対策			・周産期・小児医療施設整備等

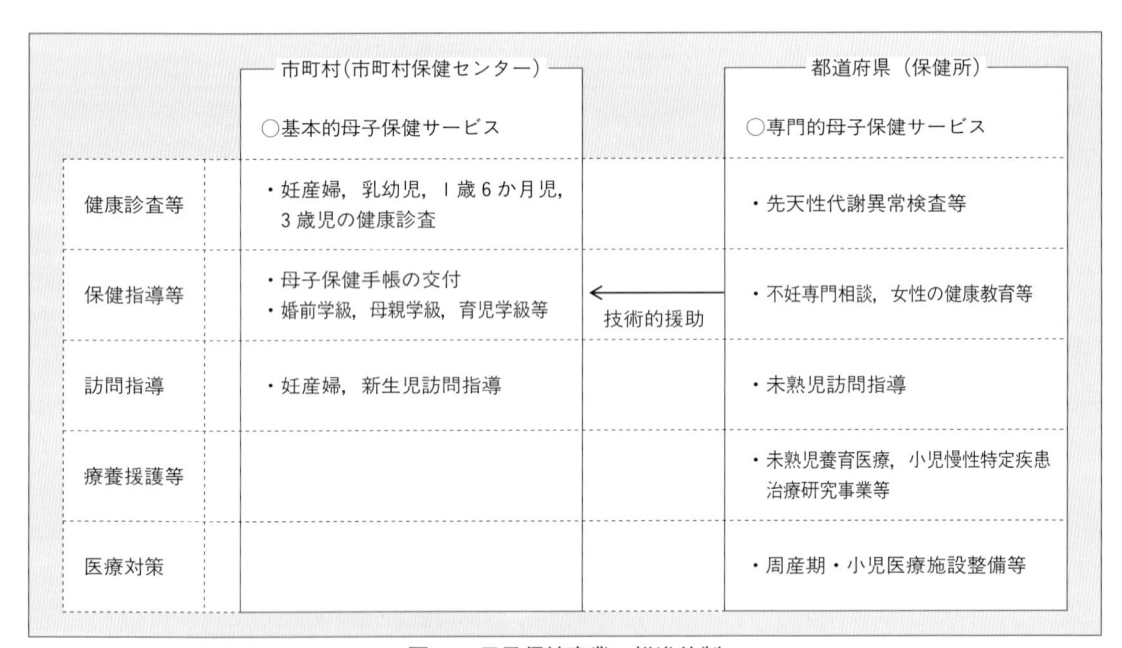

図64　母子保健事業の推進体制

　保育所は保護者の労働や疾病等により家庭での保育に欠ける乳幼児を保育することを目的としている．全国に約2万2500ヵ所設置され，利用人数は約192万人となっている（図65，図66）．昭和55年頃，大幅に保育所数，利用人数ともに増加したが，少子化に伴い昨今は微減傾向である（図67）．
　保育所を設置する場合には，都道府県知事への届け出（公営）または知事の認可（民営）が必要である．保育所の設置や職員配置等については，児童福祉施設最低基準が定められており，保育所を設置する際には，設置整備に必要な一定額の費用が国と都道府県から助成される．
　保育所への入所は保護者の申請により実施される．保育所入所の仕組みを図68に示す．また保育所に入所できる基準は，表57のとおりである．
　これらの基準に基づいて保育所に入所した子どもに対しては，保育の計画に基づいて通

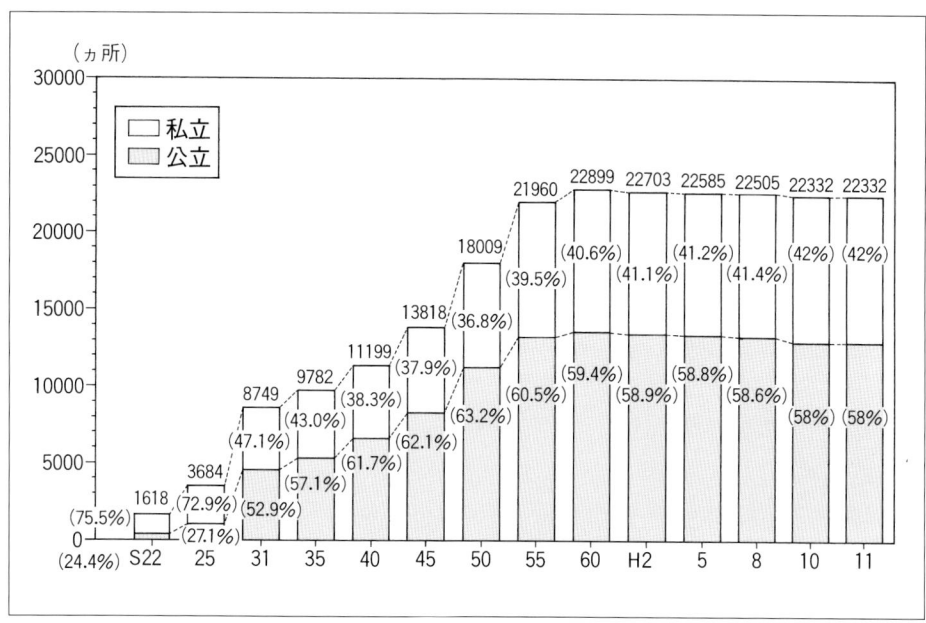

Ⅵ. 子どものための保健福祉サービスの体系　203

図65　公私別保育所施設数の推移

＊注（　）内は，公私立別の構成比
昭和22年は「児童福祉法成立資料集」，昭和25年は「保育年報」，昭和31,35,40年は「社会福祉施設調査報告」，昭和45年以降は「厚生省報告例」

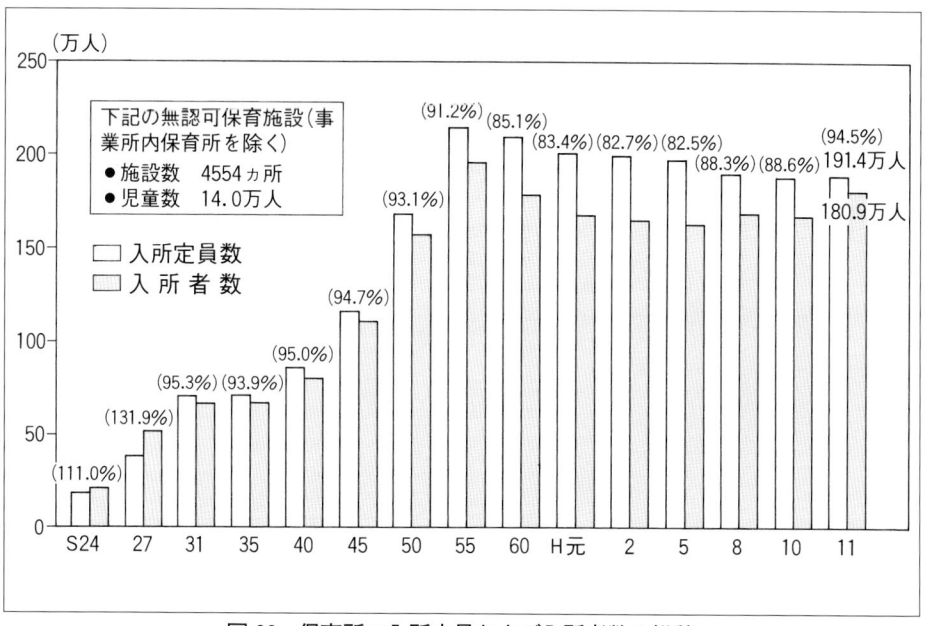

図66　保育所の入所定員および入所者数の推移

＊注（　）内は，入所率
昭和24年は「保育年報」(2月1日現在)，昭和27年は「社会統計年報」(12月末日現在)，昭和35,40,45年は「社会福祉調査報告」(12月末日現在)，昭和50年以降は「厚生省報告例」(4月1日現在)

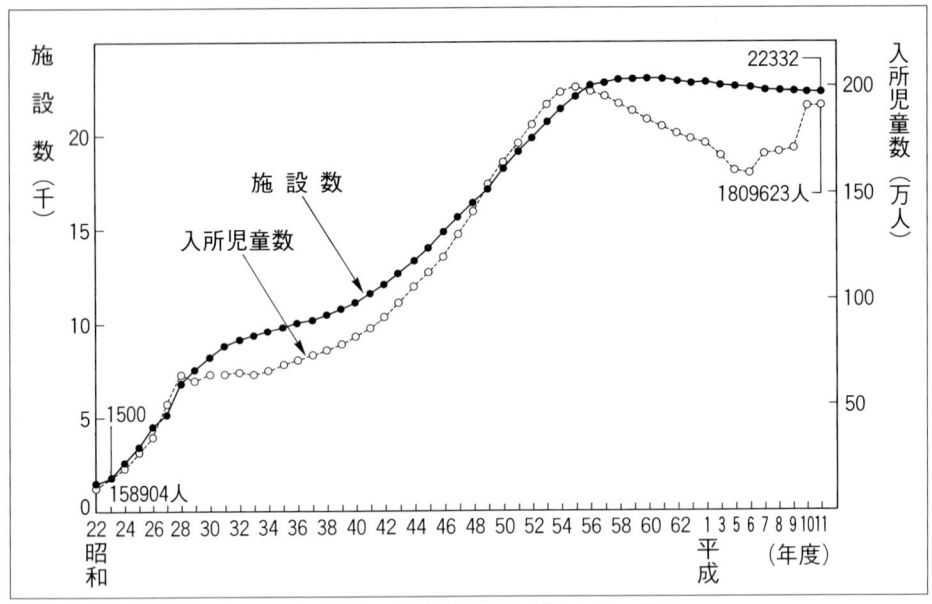

図67 保育所の施設数・入所児童数の推移
※注)児童福祉施設としての保育所
厚生省統計情報部「社会福祉施設調査」(3月1日現在)

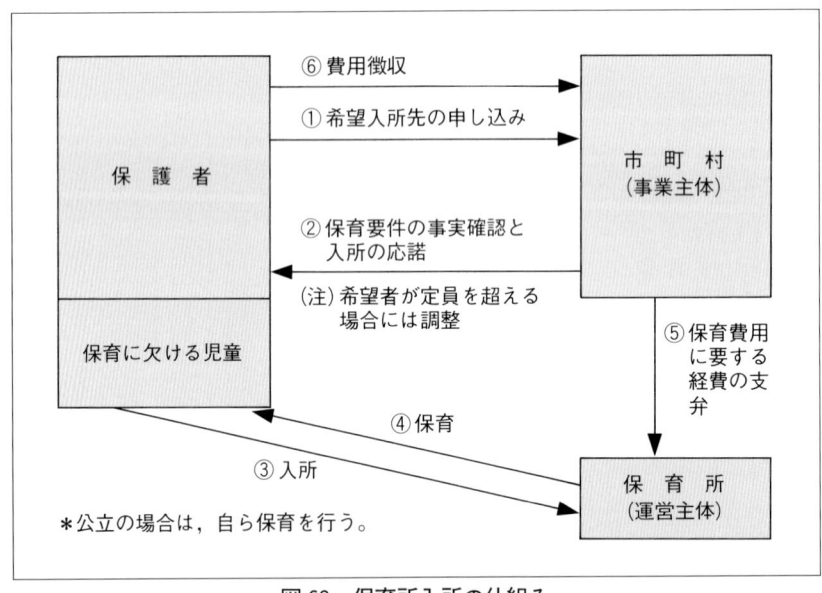

図68 保育所入所の仕組み

表57 保育所に入所できる基準

保育所へ入所できる児童は，両親いずれも（両親と別居している場合には児童の面倒をみている者）が次のいずれかの事情にある場合です。
(1) （家庭外労働）児童の親が家庭の外で仕事をすることが普通なので，その児童の保育ができない場合
(2) （家庭内労働）児童の親が家庭で児童と離れて日常の家事以外の仕事をすることが普通なので，その児童の保育ができない場合
(3) （親のいない家庭）死亡，行方不明，拘禁などの理由により親がいない家庭の場合
(4) （母親の出産等）親が出産の前後，病気，負傷，心身に障害があり，その児童の保育ができない場合
(5) （病人の看護等）その児童の家庭に長期にわたる病人や，心身に障害のある人があるため，親がいつもその看護にあたっており，その児童の保育ができない場合
(6) （家庭の災害）火災や，風水害や，地震などの不幸があり，その家庭を失ったり，破損したため，その復旧の間，児童の保育ができない場合

常1日8時間程度の保育が行われる。保育の内容や方法については，保育所保育指針に示されている。

入所児童の生活費や職員の人件費など保育所を運営するのに要する費用は，保護者から保育料および国と地方公共団体の補助により賄われている。

最近では女性の社会参加の増大等に伴い保育ニーズが多様化しており，通常の保育以外に乳児保育，延長保育，一時的保育，病児保育等，特別保育サービスが推進されている他，育児相談あるいは世代間交流，異年齢交流等の地域活動事業が積極的に行われている（表58）。

また，保育サービスについては，公的な保育所制度以外にも企業所内保育施設やベビーシッター事業等の民間育児サービスなども普及してきている。

C. 児童健全育成対策

児童健全育成対策としては，相談活動や地域における健全育成の拠点である児童館，児童センターの設置・運営，母親クラブなどの地域組織活動，就学児の放課後対策としての児童クラブ事業，子どものやさしい街づくり事業などが実施されている。

具体的には，以下のとおりである。

(1) 児童厚生施設（屋外型の児童館と屋内型の児童遊園）の設置・運営の援助

地域における子どもの遊び活動の拠点として，児童館，児童遊園が設置されている。児童館には体力増進機能をもつ児童センターや，県内全域の児童を対象とする都道府県立児童厚生施設があり，最近は，中学生や高校生も利用できる大型児童センターも設けられている。児童遊園は小規模の屋外型の遊び場である。

児童厚生施設のモデル施設として，屋外型としては「こどもの国」(1959年，横浜市)，

表 58　特別保育事業の概要と歩み（事業の名称は平成 9 年度）

事業名	概　要
時間延長型保育サービス事業 （→平成 10 年度より延長保育等促進基盤整備事業）	・保育所の開設時間は保育所長が地域の実情に考慮しながら決定することとなっているが，昨今の保育時間延長ニーズに対応して昭和 56 年から実施し，段階的に充実を図っている。 ・午後 7 時までを A 型特例，8 時までを A 型，10 時までを B 型，12 時までを C 型に分類し，きめ細かいメニューを設定。
夜間保育	・夜間保育も昭和 56 年度からモデル事業が開始され，平成 7 年から一般化された。
開所時間延長促進事業	・平成 7 年度より実施された特別事業。長時間の開設に対応するための保母確保を容易にし，早朝夕刻のニーズに対応しようとしたもの。
乳児保育 （→平成 10 年度より一般事業）	・乳児の保育は感染症や疾病等の危険性から特別の配慮をもって保育を行うことを徹底させるため，昭和 44 年度から事業が実施された。 ・当初は家庭における乳児の保育が経済的に難しい場合のみを対象としていたが，平成元年からは国民的なニーズの発生に対応した事業として位置付けが見直され，3 人以上の乳児を入所させる保育所に対して最低基準に定める配置基準の他に乳児担当保母の加配を認めた。 ・平成 6 年度から緊急保育対策等 5 ヵ年事業に基づき，その定員数の充足が図られ，平成 7 年度からは産後休暇・育児休業明け等に伴う年度途中入所を拡大するモデル事業を開始した。
低年齢児保育促進事業	・平成 7 年度から実施され，低年齢児保育実施の保育所の保母加配を図る。
一時的保育事業 （→平成 10 年度より一時保育）	・平成 2 年に創設された事業。女性のパート就労形態の多様化や職種の専門化などに伴う一時的・非定型的保育ニーズに対応するための事業。 ・週 3 日程度の保育を限度とした非定型的保育サービス事業と保護者の傷病等に対応した緊急保育サービス事業。 ・平成 8 年度からは保護者の育児に伴う心理的，肉体的負担を解消するなど私的理由による場合も利用できる事業が追加された。
地域子育て支援センター事業	・地域の子育て家庭に対する育児不安などについての相談，子育てサークル等への支援等地域の子育てニーズに幅広く対応し，地域の子育て基盤を拡充することが目的。
障害児保育	・集団保育が可能で家庭での保育に欠ける障害児については，できる限り保育所を利用することが，子どもの福祉の向上のために望ましいとされることから，昭和 49 年度に一定の保育所を指定して障害児保育事業を開始。 ・現在はすべての保育所について保育に欠ける中程度の障害児が入所措置された場合，障害児 4 人につき 1 人の保母が配置される補助が実施されている。

（厚生省資料，児童環境づくりハンドブック：平成 9 年度版，厚生省児童家庭局育成環境課監修，「児童福祉論」（全国社会福祉協議会），p.111-p.115，1998 等をもとに作成）

屋内型としては「こどもの城」（1979年，東京都）が設置されている。

(2) 放課後児童対象事業

働く母親が増えており，小学校低学年の子どもが学校の放課後に安全で活発な生活ができるような拠点が求められている。そこで，放課後児童対象事業として，市町村が20人規模の「児童クラブ」を児童館や公共施設に設置し，専任指導職員を配置した場合に，その経費を国が援助する事業が実施されている。

(3) 子どもにやさしい街づくり事業

都道府県や市町村が「子どもにやさしい街づくり」推進会議を設置し，児童館等を拠点として広域で遊び場の整備，遊休地等の開放，健全育成に関する啓発普及活動等の他，相談活動，高校生等のジュニアボランティアの育成，キャンプ活動，高齢者や父親とのふれあいイベント等の事業を計画的，選択的に実施する事業である。

(4) 地域組織活動の支援

母親クラブや青年グループ等のボランティアによる，子どもの事故防止のための奉仕活動，家庭養育に関する研修活動，親子の交流活動などへの補助事業である。

(5) 優良児童劇巡回事業

中央児童館福祉審議会により推薦された優れた児童劇等を全国の児童館で巡回公演するとともに，児童厚生員や子どもたちと劇遊びのワークショップを行う事業である。

D. 養護を必要とする子どもへの対策

保護者のない子どもや虐待されている子どもなどに対しては，児童相談所を中核とする指導や乳児院・児童養護施設などの児童福祉施設への入所，里親委託措置がとられている。また，養子縁組も活用されている。

すべての子どもは，家庭で両親の愛情のもとに育てられることがもっとも自然で望ましいことであるが，現実には，死別，生別，保護者からの遺棄，虐待，保護者が長期拘禁されている子ども等，家庭での養育が困難な子どもが存在している。これらの子どもにとっては，特別に設けられた施設や他の家庭で育てられるほうがよい場合がある。

したがって，これらの子どもに対しては，福祉事務所長または都道府県の各種のサービス（措置）を行う。その経緯を図69に示す。保護者の同意を得て，児童養護施設や乳児院に子どもを入所させたり，里親のもとで養育を行う措置である。なお，保護者が子どもの入所等に同意しない時には，家庭裁判所の承認を得てこの措置をとることがある。

第10章 保健福祉行政・法規

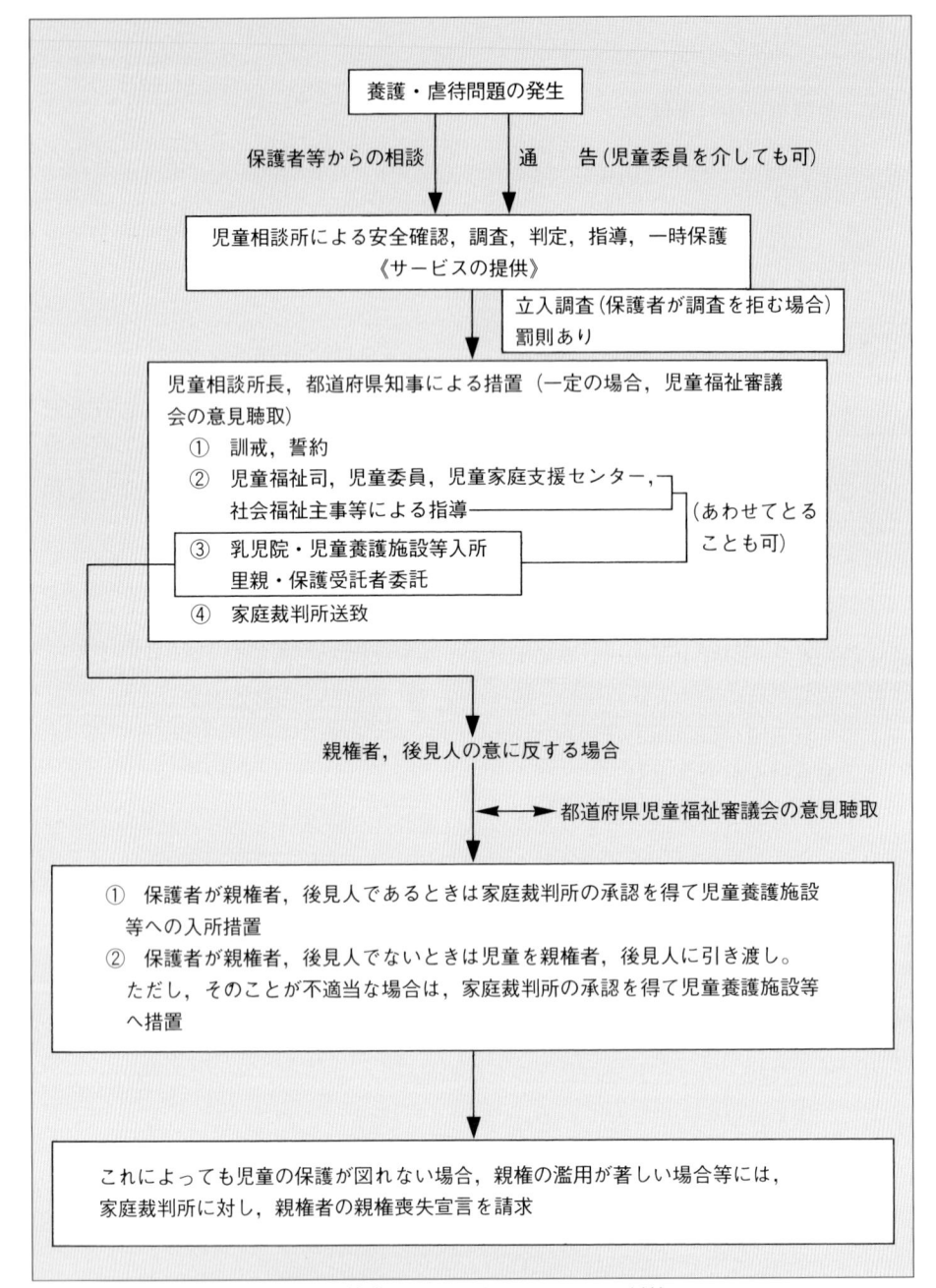

```
         養護・虐待問題の発生
              │
  保護者等からの相談  通 告（児童委員を介しても可）
              ▼
  児童相談所による安全確認，調査，判定，指導，一時保護
  《サービスの提供》
              │      立入調査（保護者が調査を拒む場合）
              │      罰則あり
              ▼
  児童相談所長，都道府県知事による措置（一定の場合，児童福祉審議
  会の意見聴取）
    ① 訓戒，誓約
    ② 児童福祉司，児童委員，児童家庭支援センター，
       社会福祉主事等による指導                  （あわせてとる
    ③ 乳児院・児童養護施設等入所                  こともも可）
       里親・保護受託者委託
    ④ 家庭裁判所送致

         親権者，後見人の意に反する場合
              │  ◀━━ 都道府県児童福祉審議会の意見聴取
              ▼
  ① 保護者が親権者，後見人であるときは家庭裁判所の承認を得て児童養護施設
     等への入所措置
  ② 保護者が親権者，後見人でないときは児童を親権者，後見人に引き渡し。
     ただし，そのことが不適当な場合は，家庭裁判所の承認を得て児童養護施設
     へ措置
              ▼
  これによっても児童の保護が図れない場合，親権の濫用が著しい場合等には，
  家庭裁判所に対し，親権者の親権喪失宣言を請求
```

図69 養護を必要とする子どもへの対策
（柏女霊峰：現代児童福祉論（第4版）．誠信書房，2001，p.193の図を改変）

E. 非行傾向のある子どもへの対策

　非行については，14歳未満の場合，児童相談所を中心として指導を行うとともに，必要に応じて児童自立支援施設等への入所措置を行っている。
　非行とは，一般的には法律的・社会倫理的規範からの逸脱行動を指し，窃盗・覚醒剤の吸引等，刑法や特別法に触れる犯罪行為，家出などの犯罪までは至らないがその前段階ともいえる行為を含む。
　これらの非行傾向のある子どもへの対策は，少年法と児童福祉法が取り扱っている。少年法は，少年（未成年者）自身の行った行為に対する教育的な処分を行うためのものである。一方，児童福祉法上の保護児童は，「保護者がいないか保護者に監護させることが不適当な児童」であり，不良行為を犯したかまたは犯す傾向のある子どもを対象とし，少年法と比較すると保護者の責任を重視している。
　児童相談所の措置により，これらの子どもを入所させ，指導や社会的自立を支援する専門施設は児童自立支援施設である（第7章「学童の保健福祉」図42参照）。児童自立支援施設（旧教護院）は，明治33年に感化法の施行により設けられた最初の児童福祉施設（感化院）である。それまで犯罪者と同様な取り扱いをしていた非行傾向の子どもに対し，子どもは家庭監護の被害者であり，愛情によって育てなおすことを旨として，夫婦の職員による家族舎として総合的な指導を行ったものである。主な指導内容は，学習，生活習慣，将来計画設計等であり子どもの長所を伸ばし，生活目標を追求するなかで，非行傾向を是正していくよう配慮されている。

F. 情緒障害を示す子どもへの対策

　情緒障害児に対しては，児童相談所などによるカウンセリング，心理療法等の指導の他，必要に応じて情緒障害児短期治療施設への入所措置などが実施されている。
　情緒障害とは，家庭では話ができるのに学校等ではまったくコミュニケーションがとれない，学校に行く気はあるのに，いざ出かけようとすると腹痛等により登校できない，理由もわからず不安になりその他のことが考えられない等の情緒の不安定な状況を示す。これはあくまでも，行政的な呼称であり，医療的な概念と必ずしも一致するものではない。
　昨今，情緒障害として小中学校での登校拒否（不登校）が増加し，社会問題化している。この背景には，学校生活の問題の他，子どもの家庭的な要因や，子ども自身の心理的な要因も強く影響しているとされている。1991年度から，これら不登校児への対策のさらなる充実に向けた取り組みがなされている。
　情緒障害への対策は，児童相談所では，継続的に相談を受ける他，一時保護所を利用した指導や夏休み等を利用したキャンプ指導等を行っている。また，子どもの年代に近いボランティアが訪問援助するメンタルフレンド事業が実施されている。

情緒障害を示す子どもへの専門治療施設は，昭和36年に児童福祉法に設けられた情緒障害児短期治療施設である。ここでは，子どもの生活指導を中心に担当する児童指導員・保母に加え，おもに心理的指導を担当する心理治療員，精神科医，学校教員が，専門的立場からチームを組んで子どもに対応している。また，最近は，家族における人間関係の改善のための家族療法事業が導入され，地域に密着した治療施設の性格が強くなっている。
　情緒障害を示す子どもへの対策は，情緒障害を示す子どもに焦点をあてるのみではなく，家庭内の問題にも注目し，子どもの社会性の向上，自我形成の促進から問題解決を図ることである。

G. 障害児対策

　障害児対策としては，ノーマライゼーションの理念に基づき，各種手当の支給，補装具・日常生活用具の給付，ホームヘルパーの派遣，相談指導等の在宅サービス，各種心身障害児施設への入所等，施設サービスが実施されている（図70）。

H. 母子家庭等への対策

　母子家庭等については，生活相談，各種資金の貸付，就労援助，所得保障，税制上の優遇措置などが実施されている（表59）。また，母子家庭のための施設として，母子寮，母子福祉センター，母子休養ホームがある。
　寡婦，父子家庭に対しても，これらに準じた対応がなされている。
　母子家庭は社会的，経済的に不安な状態に置かれる場合が多い。そこで，母子家庭における子どもの健全な発達，および保護者の健康で文化的な生活を保障する必要がある。母子家庭等の対策は，自立のための施策，所得保障，税制上の措置に大別できる。
　自立のための施策としては，母子相談を専門に行う母子相談員が都道府県に置かれ，生活全般に関する相談を担当している。また児童相談所や福祉事務所等でも母子家庭の相談を行っている。また，母子家庭の経済的な自立を図るため，事業開始や子どもの修学，技能習得，住宅等の各種の資金を低利子または無利子で貸し付ける母子寡婦福祉資金貸付制度が設けられている。就労援助対策としては，就業相談，職業訓練手当の支給等の制度があり，また住宅対策としては，公営住宅の優先入居等の制度が設けられている。
　母子家庭のための福祉施設としては，母子家庭の母子を入所させ，母子を一体として生活指導をする母子寮，生活や生業についての相談指導を行う母子福祉センター，レクリエーションや休養のための母子休養ホームが設けられている。
　母子家庭の保護者の一時的な疾病等により，日常生活に支障のある場合に，子どもの保育や保護者の介護にあたる介護人派遣制度がある。また児童養護施設等におけるショートステイや保育所への優先入所などの制度がある。
　所得保障としては，死別母子世帯に対する国民年金制度による遺族基礎年金，厚生年金

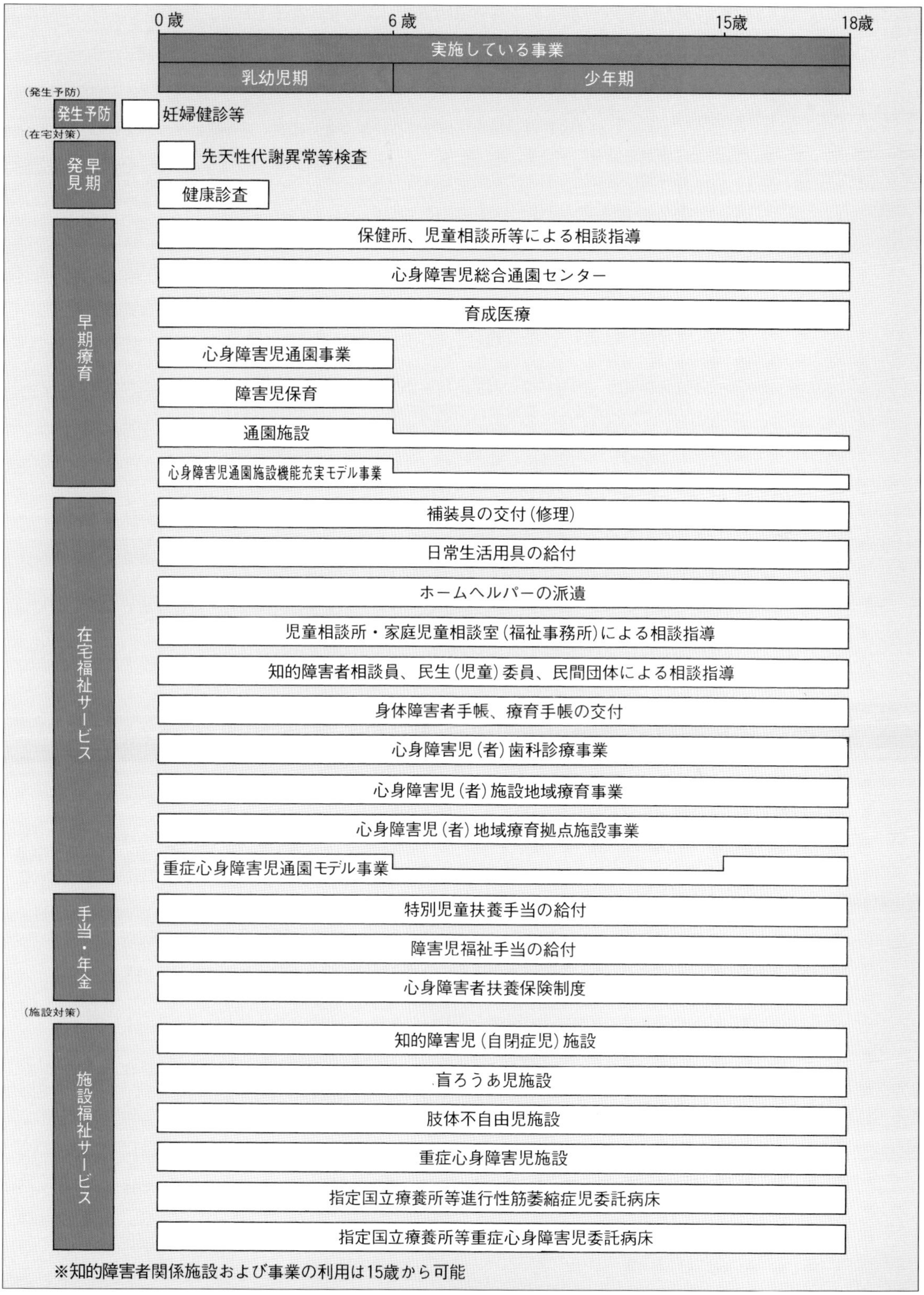

Ⅵ．子どものための保健福祉サービスの体系

	0歳	6歳	15歳	18歳
	実施している事業			
	乳幼児期	少年期		

（発生予防）
- 発生予防：妊婦健診等

（在宅対策）
- 早期発見：
  - 先天性代謝異常等検査
  - 健康診査
- 早期療育：
  - 保健所、児童相談所等による相談指導
  - 心身障害児総合通園センター
  - 育成医療
  - 心身障害児通園事業
  - 障害児保育
  - 通園施設
  - 心身障害児通園施設機能充実モデル事業
- 在宅福祉サービス：
  - 補装具の交付（修理）
  - 日常生活用具の給付
  - ホームヘルパーの派遣
  - 児童相談所・家庭児童相談室（福祉事務所）による相談指導
  - 知的障害者相談員、民生（児童）委員、民間団体による相談指導
  - 身体障害者手帳、療育手帳の交付
  - 心身障害児（者）歯科診療事業
  - 心身障害児（者）施設地域療育事業
  - 心身障害児（者）地域療育拠点施設事業
  - 重症心身障害児通園モデル事業
- 手当・年金：
  - 特別児童扶養手当の給付
  - 障害児福祉手当の給付
  - 心身障害者扶養保険制度

（施設対策）
- 施設福祉サービス：
  - 知的障害児（自閉症児）施設
  - 盲ろうあ児施設
  - 肢体不自由児施設
  - 重症心身障害児施設
  - 指定国立療養所等進行性筋萎縮症児委託病床
  - 指定国立療養所等重症心身障害児委託病床

※知的障害者関係施設および事業の利用は15歳から可能

図70　障害児対策

（厚生省児童家庭局，監修：目で見る児童福祉．日本児童問題調査会，1993より）

表 59　母子家庭への支援施策の概要（平成 9 年度まで）

就労援助	・昭和 47 年より，母親の就労を促進するため，種々の講習会などの開催を通して，就労に役立つ知識や技術の習得を進めている。
相談事業	・母子家庭への相談は専門の職員（母子相談員）による個別相談が必要であるとのことから，母子及び寡婦福祉法の第 7 条に基づき，都道府県が福祉事務所を通じて事業を実施している。 ・母子相談員による対応では十分に支援できない専門的な相談（法律，事業経営など）については，特別相談事業が昭和 48 年から実施されている。平成 10 年度より本事業の対象を父子家庭にまで拡大することとなった。
母子福祉資金の貸付	・昭和 28 年に創設 ・貸付金の種類 ①事業開始資金（事業を開始するのに必要な設備費，什器，機械等の購入資金） ②事業継続資金（事業を継続するために必要な商品，材料等を購入する運転資金） ③修学資金（高等学校，大学，高等専門学校または専修学校に修学させるための授業料，書籍代，交通等に必要な資金） ④技能習得資金（自ら事業を開始し，または会社等に就職するため，知識，技能を習得するのに必要な資金） ⑤修業資金（④の趣旨の子の場合） ⑥就職支度資金（母または子が就職するために直接必要な被服等の購入資金） ⑦療養資金（母または子の医療に必要な資金） ⑧生活資金（④または⑦の場合における及び母子家庭になって間もない母の生活を安定点継続するのに必要な資金） ⑨住宅資金（住宅を建設し，購入し，補修し，保全し，改築しまたは増築するのに必要な資金） ⑩転宅資金（住宅を転居するための住宅の貸借に際し必要な資金） ⑪就学支度資金（就学，修業するための被服等の購入に必要な資金） ⑫結婚資金（子の婚姻に関し，必要な資金） ⑬児童扶養資金（児童扶養手当の全部または一部の支給制限を受け，前年の収入が一定額未満である配偶者のない女子）
児童扶養手当制度	・昭和 36 年 11 月，児童扶養手当法に基づき制定，実施。 ・離別など死別以外の理由により母子家庭になった世帯に対して支給。 ・当初は母子福祉年金と同額であったが，死別から離別へと母子家庭発生の理由の変化により母子福祉年金受給者が減少，児童扶養手当受給者の急増という現象が起きた。 ・母子福祉年金の補完的位置付けから母子家庭への積極的な福祉支援策として趣旨及び内容の見直しが昭和 59 年に図られ児童扶養手当法の一部改正が行われた。
母子生活支援施設（旧 母子寮）	・配偶者がいないか，またはこれに準ずる事情にある女性とその人が監護の責任を負っている児童とを入所させて保護することを目的とする施設。 ・母子家庭のうち，自立するために一定期間，保護や指導援助を必要とするものが入所の対象。祖母と孫等の家庭もこれに準ずる。 ・児童の福祉のために母に子と共に生活する場を与え，相談に応じ自立を助ける。
ひとり親家庭医療費助成	・医療費の一部を助成することにより，ひとり親家庭における受診機会の増大，保健の向上を図るもの。 ・市町村による実施。
公営住宅への優先入居	・都道府県及び市町村レベルでは，公営住宅（都民住宅，市民住宅など）の優先入居などの支援を実施。 ・東京都では，ひとり親家庭に対する都民住宅への優先入居の他，母子寮転出者に対する都営住宅の優先入居，母子アパート受付・入居などを行っている。

（髙橋重宏，編：子ども家庭福祉論．放送大学教育振興会，1998 より）

制度による遺族年金,離婚等による生別母子世帯への児童扶養手当制度が設けられている。税制上の措置としては,母子世帯に対して所得税や住民税において優遇措置を講じる場合がある。

父子家庭については,父子家庭の保護者あるいは子どもの一時的な疾病に対応する父子家庭介護人派遣事業,父子家庭の保護者が仕事から帰宅するまでの間,子どもを児童養護施設等で預かり,生活指導や夕食を提供する事業,保護者の疾病等のため施設に一時保護する事業等が設けられている。その他,税制上,配慮のある場合もある。

1997年の児童福祉法の改正により,子育て・自立支援システムの構築,子どもの最善の利益の尊重,保育制度・保育システムの見直し,児童福祉施設の機能の見直し・自立支援の強化等がうたがわれている。

子どもに対する保健福祉サービスにおいては,1)子育てに対する社会的サービスの充実,2)自立を促進するためのサービスの充実,3)保健福祉サービスの連携・システム化,をさらなる重点課題として,大いに展開が期待されているといえよう。

文 献

1) 高山忠雄,編:保健福祉学.川島書店,1998
2) 高橋重宏,編:子ども家庭福祉論.放送大学教育振興会,1998
3) 高橋重宏,編:子ども家庭白書.川島書店,1996
4) 厚生省,編:厚生白書.ぎょうせい,2000
5) 厚生統計協会,編:国民衛生の動向.厚生統計協会,2000
6) 厚生省,編:社会保障の手引き.ぎょうせい,2000

(安梅 勅江)

第11章

国際協力と母子の保健福祉

　21世紀となり子どもの保健と福祉はますます重要性を帯びてきた。そのなかで最近，情報・科学の進歩にわれわれの心がついていけない，あるいは心の絆が逆に後退してきたような現実がある。子どもでも同じことと思われる。もしかしたら大人以上に直感的に感じているのかもしれない。すなわち，大人の社会では国際間の紛争，とりわけ民族間の争い，宗教戦争ともいえるようなものがあり，子どもも巻き込まれていること，学校などの教育に興味がなくなったとか，友達と遊ぶよりパソコンと付き合いが長くなり人嫌いになったとか，慢性的な精神疲労で活力低下あるいは"キレる"といわれる現在の出現などさまざまな心の病からくるものが多くなってきている。
　ここでは現在の世界の子どもに取り巻く問題点とその対策についてグローバルな立場から述べる。

■I．国際連合，世界保健機構，ユニセフ

A．国際連合

(1) 沿　革

　国際連合（以下，国連）は破壊と荒廃をもたらした第二次世界大戦直後の1945年，国際関係を安定させ，平和により強固な基盤を与えるために創設された。その基礎となる国連憲章は第二次大戦末期にサンフランシスコで開催された「国際機関創設のための連合会議」で起草され，草案は中国，フランス，ソ連，イギリス，アメリカの5ヵ国により作成された。この5ヵ国はその後も国連安全保障理事会の常任理事国として，国連運営の重要な鍵を握っている。
　国連の創設によって，人類の歴史上，空前の規模に達する国際協力の枠組みが開始され，その後，50年の間にその加盟国は3倍に達している。保健医療分野における国連の活動も国際保健機構（WHO）をはじめ多くの国連組織により行われており，その活動は「平和の創造と平和の維持」という国連の果たすべき使命の重要な一端を担っている。

I. 国際連合，世界保健機構，ユニセフ　215

```
主要委員会 ○
常設・手続委員会 ○
その他の総合下部機関 ○
```

● 国連インド・パキスタン軍事監視団（UNMOGIP. 1948）
● 国連休戦監視機構（UNTSO. 1946）
● 国連キプロス平和維持軍（UNIFICYP. 1964）
● 国連兵力引き離し監視軍（UNDOF. 1975）
● 国連レバノン暫定軍（UNDOF. 1975）など

○ 軍事参謀委員会
○ 軍縮委員会

信託統治理事会　安全保障理事会
国際司法裁判所　総会　事務局
経済社会理事会

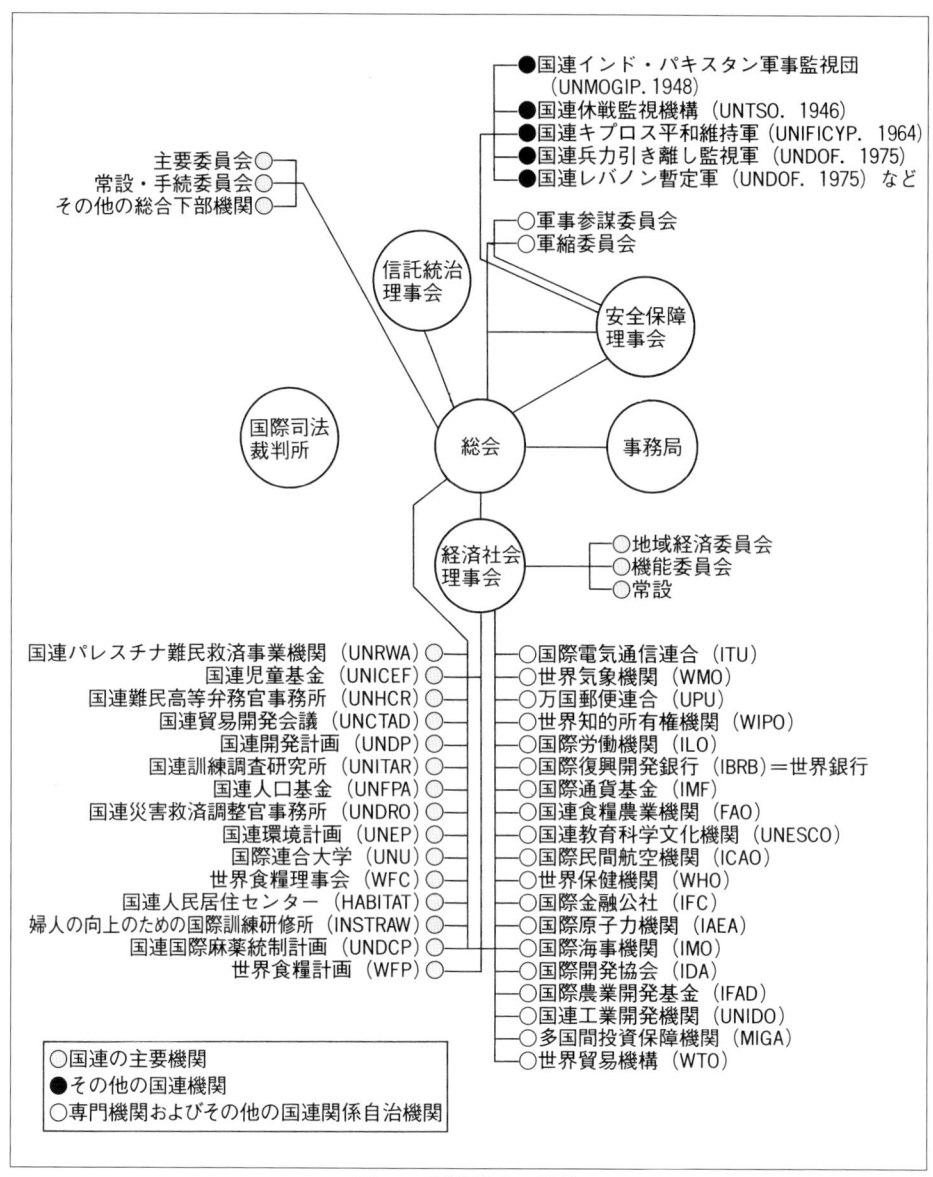

○ 地域経済委員会
○ 機能委員会
○ 常設

国連パレスチナ難民救済事業機関（UNRWA）○　　○ 国際電気通信連合（ITU）
国連児童基金（UNICEF）○　　　　　　　　　　○ 世界気象機関（WMO）
国連難民高等弁務官事務所（UNHCR）○　　　　○ 万国郵便連合（UPU）
国連貿易開発会議（UNCTAD）○　　　　　　　○ 世界知的所有権機関（WIPO）
国連開発計画（UNDP）○　　　　　　　　　　○ 国際労働機関（ILO）
国連訓練調査研究所（UNITAR）○　　　　　　○ 国際復興開発銀行（IBRB）＝世界銀行
国連人口基金（UNFPA）○　　　　　　　　　　○ 国際通貨基金（IMF）
国連災害救済調整官事務所（UNDRO）○　　　　○ 国連食糧農業機関（FAO）
国連環境計画（UNEP）○　　　　　　　　　　○ 国連教育科学文化機関（UNESCO）
国際連合大学（UNU）○　　　　　　　　　　○ 国際民間航空機関（ICAO）
世界食糧理事会（WFC）○　　　　　　　　　　○ 世界保健機関（WHO）
国連人民居住センター（HABITAT）○　　　　　○ 国際金融公社（IFC）
婦人の向上のための国際訓練研修所（INSTRAW）○　○ 国際原子力機関（IAEA）
国連国際麻薬統制計画（UNDCP）○　　　　　　○ 国際海事機関（IMO）
世界食糧計画（WFP）○　　　　　　　　　　　○ 国際開発協会（IDA）
　　　　　　　　　　　　　　　　　　　　　　○ 国際農業開発基金（IFAD）
　　　　　　　　　　　　　　　　　　　　　　○ 国連工業開発機関（UNIDO）
　　　　　　　　　　　　　　　　　　　　　　○ 多国間投資保障機関（MIGA）
　　　　　　　　　　　　　　　　　　　　　　○ 世界貿易機構（WTO）

```
□ 国連の主要機関
● その他の国連機関
○ 専門機関およびその他の国連関係自治機関
```

図 71　国際連合の機構
（小早川隆敏，編：国際保健医療協力入門．国際協力出版会，1998 より）

(2) 組織と機構

　国際憲章は，憲章が定める義務を受け入れ，これらの義務を履行する意志と能力があると認められるすべての平和愛好国が国連に加盟できると規定されている。
　次の六つの主要機関が設置されている（図 71）。

a. 総　会（General Assembly）

　総会は国連の主たる審議機関で，全加盟国の代表によって構成されている。

各国がそれぞれ1票の投票権を持っている。総会の主な任務と権限は，①国際の平和と安全の維持に関する協力の原則について審議，勧告をする，②国際の平和と安全に関するすべての問題を審議し，その紛争あるいは事態が安全保障理事会によって審議されている場合を除き，それについて勧告を行う，③国際的な政治協力や国際法の発達と法典化を促進し，すべての人々のために，研究に着手して勧告を行う，④国連の予算を審議，承認するとともに，加盟国への分担金の割りあてを行う。

b．安全保障理事会（Security Council）

安全保障理事会は憲章に基づき，国際平和と安全の維持について主たる責任をもっている。理事会の構成は，常任理事国である，中国，フランス，ロシア，イギリス，アメリカ合衆国の5ヵ国と2年任期で総会によって選出される10ヵ国の非常任理事国である。国連憲章は安全保障理事会の主な任務と権限を次のように定めている。①国連の原則と目的に従って国際の平和と安全を維持する，②国際的な摩擦に発展しかねない紛争や事態を調査する，③そうした紛争の調停手段や解決方法を勧告する，④侵略を防止あるいは阻止するために加盟国に対して，経済制裁もしくは武力行使を含まないその他の措置をとるよう勧告する，⑤侵略行為に対して軍事行動をとる。

c．経済社会理事会（Economic and Social Council）

国連およびその専門機関，研究所などのいわゆる「国連家族」と呼ばれる機構の経済的・社会活動を調整する主要機関として創設された。54ヵ国で構成され，任期は3年である。主な任務と権限は次のとおりである。①加盟国や国連機構全体に対して，世界的あるいは学際的な性格をもつ国際経済・社会問題，に関する政策勧告を行う，②国際的な経済，社会，文化，教育，保健，その他の関連分野で調査や報告を行い，勧告する，③専門機関と国連との関係を明確にする協定を結ぶ，④専門機関との協議，それに対する勧告，総会ならびに加盟国に対する勧告を通じて，専門機関の活動を調整する，⑤理事会が取り扱う事項と関連する非政府機関（NGO）と協議する。

d．信託統治理事会（Trusteeship Council）

信託統治地域を監督し，その住民の生活の向上を図り，いずれは自治あるいは独立を達成できるように奨励することにある。現在，信託地域はすべて独立し理事会の任務は終了した。

e．国際司法裁判所（International Court of Justice）

国連の主要な司法機関である。国際司法裁判所は，その規定の当事国すべてが利用でき，国連の全加盟国も自動的にそれに含まれる。国際司法裁判所は，国連総会および安全保障理事会が別個に行う投票によって選出される15人の裁判官によって構成され，オランダのハーグに設置されている。

f．事務局（Secretariat）

国連本部および世界各地に勤務する国際的な職員で構成され，国連の多岐にわたる日常業務を遂行する。国連の他の機関の要請に応じる他，それらの機関が決定した計画や政策の実施にもあたる。事務総長は安全保障理事会の勧告に基づき，5年任期で総会が任命す

(3) 保健医療分野における国連の活動

保健医療の面では世界保健機関（World Health Organization；WHO），国際児童基金（United Nations Children's Fund；UNICEF）がある。この二つについては別項で述べる。その他に国際難民高等弁務官事務所（United Nations High Commissioner for Refugee；UNHCR）があり国内・国際間の紛争による難民の保健・教育・救済・社会活動を提供した。その財源は保健サービスにも用いられ種々の診療所をもっている。

a．国連開発計画（United Nations Development Programme；UNDP）

開発に資金を提供する援助機関である。保健・医療分野のプロジェクトでもWHOと協力して実施している。

b．世界銀行（World Bank）

加盟国の出資によって設立された国際的銀行・国際的出資を促し，それに便宜を与えることを目的とする。

c．国連人口基金（United Nations Population Fund；UNFPA）

人口の分野で開発途上国へ援助を提供する最大の国際基金である。人口と家族計画のニーズへの対応能力を国際的な観点から強化すること，人口要因に対する関心を高めること，人口に関する政策と計画の作成について各国政府を援助すること，その実施について財政援助を提供することなどである。資金のほぼ半分は，母子保健と家族計画の分野に配布される。

d．国連環境計画（United Nations Environment Programme；UNEP）

環境の保護活動とともに，バイオテクノロジー，健康と化学物質の安全性に関する問題を扱っている。

B．世界保健機構

(1) 沿革

WHOは，1946年ニューヨークで開かれた国際保健会議が採択した世界保健機関憲章によって設立された保健衛生分野を担当する国連の専門機関のひとつである。現在191ヵ国の加盟があり，スイスなど国連そのものに加盟していない国も加盟している。

(2) 組織

世界保健総会，執務理事会ならびに本部事務局の3者から構成されている。この他，世界各地に，地域委員会と地域事務局からなる地域的機関がある（図72）。

a．世界保健総会（World Health Assembly）

加盟国代表で構成されるWHOの最高の意志決定機関で，毎年1回（通常5月）スイ

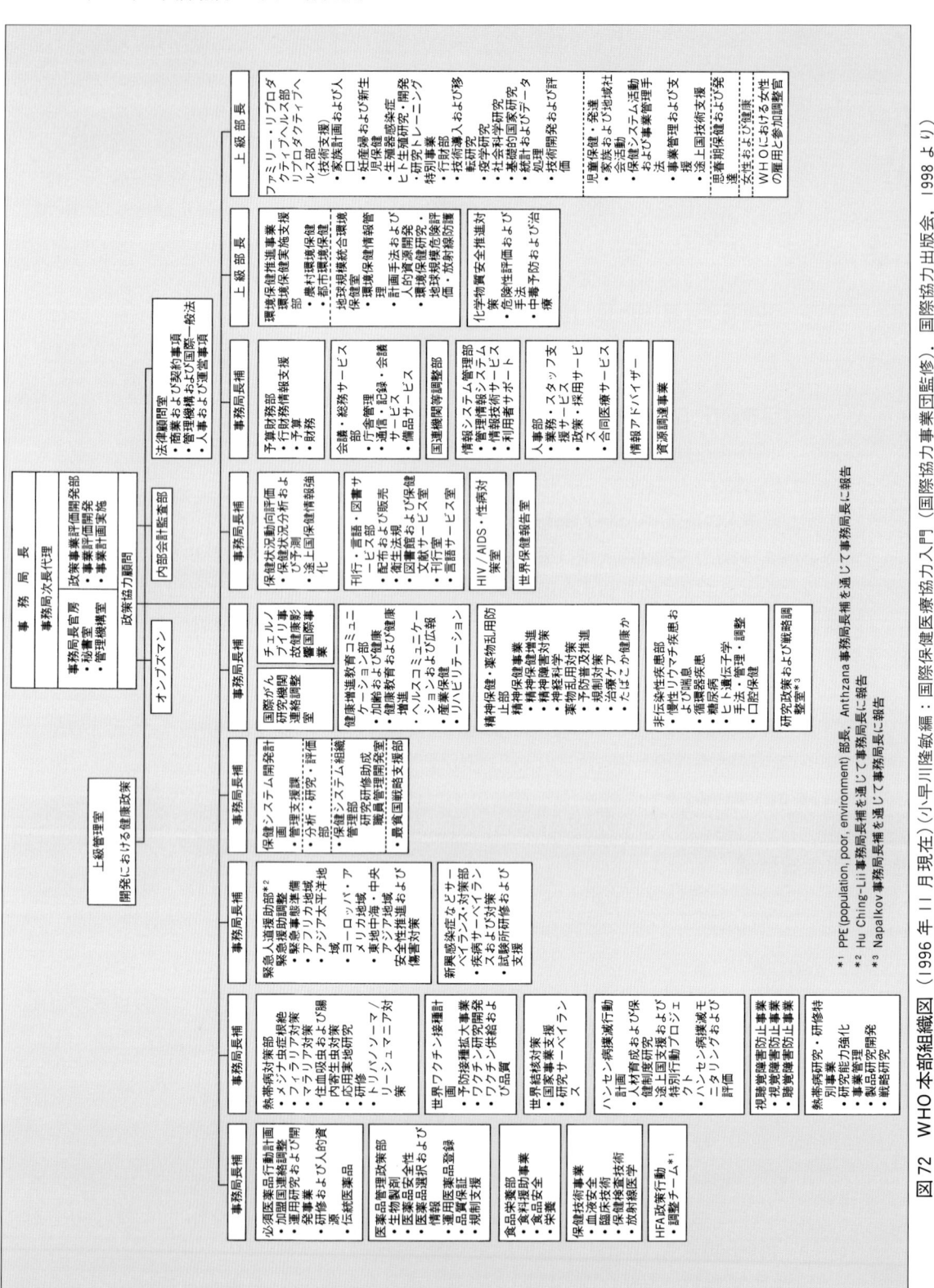

218 第11章 国際協力と母子の保健福祉

図72 WHO本部組織図（1996年11月現在）（小早川隆敏編：国際保健医療協力入門（国際協力事業団監修），国際協力出版会，1998より）

スのジュネーブで開催される。WHOの方針，計画，予算を決定する。また，組織上，執行理事会および事務局の上部機関としてその指導・監督にあたることになっており，事務総長（Director-General）の任命も行う。

b．執行理事会（Executive Board）

　世界保健総会が選出した31ヵ国の31人の理事から構成され，総会が決定した政策を実施し，補足していくWHOの幹事的役割を持つ。WHO本部において毎年2回会議が開催される。任期は3年。

c．本部事務局（Secretariat）

　スイスのジュネーブに設けられ，医学，薬学，疫学，衛生工学，統計学などの技術専門家と，法律，会計などの事務的専門家ならびに秘書などの一般職員によって構成されており，事務総長の指揮のもとに地域事務局と連携しながら全世界的な業務を担当している。またWHO活動報告書や予算書のとりまとめ，作成などを行い，執行理事会や世界保健総会に提出も行う。

d．地域委員会（Regional Committee）・地域事務局（Regional Office）

　WHOでは，世界の地域を六つに分け，それぞれに地域委員会ならびに地域事務局を置いている。地域内での委員会は毎年9月頃開催され，各地域内の政策，事業計画，予算などを算定し，これに基づき，地域事務局が域内各国に対する技術援助を行っている。また，地域事務局長は実質的には地域委員会で選出される仕組みになっている。こうした点で，WHOは国連組織のなかでもっとも地方分権化が進んだ組織である。

e．専門家諮問部会（Advisory Board）・専門家委員会（Special Committee）

　WHOの事業を技術的に適正かつ科学的進歩に遅れることがなく実施するため，保健，医療，環境衛生，薬事などの幅広い分野における世界の権威から意見を聞くことを目的として設けられた（表60）。

f．WHO指定研究所センター（WHO Collaborating Center）

　WHOはフランスのリヨンにある国際癌研究機関以外は独自の研究組織を持たないため，世界の一流研究機関をWHOの指定研究協力センターとし，常に最新の保健医療分野の知見を得るとともに，研究員の受け入れ，専門家の派遣などWHO事業への協力を依頼している。全世界で約1200の研究所が指定を受けており，日本では50の施設が指定を受けている。

(3) 財　　政

　WHOの財政的基礎は加盟国が加盟の義務として支払う分担金と，加盟国やNGOなどが特定の事業に任意に拠出する任意拠出金からなっている。近年の経済低迷などで分担金の支払いを遅延したり未払いになる加盟国がある。現在では分担金より任意拠出金の割合が上回っている。

表60　WHO専門家諮問部会

1. 事故予防	20. 老人保健	40.1 寄生虫症：フィラリア症
2. 急性細菌性疾患	21. 船員保健	2 寄生虫症：一般寄生虫症
3. 急性下痢性疾患および他の腸管感染症	22. 健康増進教育	3 寄生虫症：リーシュマニア症
4. 生物製剤基準	23. 医科および技術政策	4 寄生虫症：住血吸虫症
5. ブルセラ症	24. 保健状況および動向評価	5 寄生虫症：トリパノソーマ症
6. がん	25. 血液製剤	41. 聴覚障害予防
7. 心血管疾患	26. ヒト遺伝学	42. 公衆衛生行政
8.1 慢性変性疾患：糖尿病	27. ヒト生殖学	43. 狂犬病
2 慢性変性疾患：リウマチ	28. 免疫学	44. 放射線
9. コミュニケーションと広報	29. 国際薬局方	45. リハビリテーション
10. 保健のための人材開発	30. ハンセン病	46. 呼吸器感染症
11. 薬物依存・アルコール問題	31. マラリア	47. タバコか健康か
12. 医薬品評価	32. 母子保健	48. トラコーマ・失明予防
13. 医薬品政策および管理	33. 精神保健	49. 伝統医学
14. 救急人道援助	34. 神経科学	50. 結核
15. 環境保健	35. 看護	51. 媒介動物対策
16. 環境汚染	36. 栄養	52. 性病
17. 食品保健	37. 産業保健	53. ウイルス病
18. 保健および医生物学情報	38. 歯科保健	54. ウイルス病（抗ウイルス剤，インターフェロン）
19. 臨床検査サービス	39. 医療機関	55. 人畜共通感染症

（厚生省国際課調べ，1996年1月現在）

⑷　活　　動

　WHO憲章の「すべての人民が可能な限り最高の健康水準に到達すること」を目的として次の任務を規定している。①国際保健事業の指導的かつ調整機関としての行動，②保健事業強化についての世界各国の技術援助および緊急援助，③伝染病，風土病およびその他の疾病事業の奨励・促進，④栄養，衛生，住宅，レクリエーション，経済上または労働上の条件および他の環境衛生状態の改善の促進，⑤健康増進に貢献する科学的および専門的団体の相互間の協力の促進，⑥国際保健事項に関する条約，協定および規則の提案・勧告，またこれらの条約，協定，規則・勧告に関わる業務の遂行，⑦母子の健康と福祉の増進，⑧精神的健康の分野における活動，⑨保健の分野における研究の促進・指導，⑩保健・医療の職業ならびにこれに関係のある職業における教育および訓練基準の改善・促進・病院業務および社会保障を含む予防ならびに治療の見地からの公衆衛生，医療に関する行政的および社会的技術の研究・報告，⑪疾病，死因，公衆衛生業務に関する国際用語表の作成・改正，⑫診断方法の標準化，⑬食品，生物学的製剤および類似の製品に関する国際基準の発展・向上。

⑸　基本政策

　1978年にアルマ・アタで開催されたWHOとユニセフ共催の国際会議で提唱されたプライマリ・ヘルスケアである。すなわち，これは自助と自決の精神に則り，地域社会また

は国が，開発の程度に応じて負担可能な費用の範囲内で，地域社会の個人または家族の十分な参加によって自らが普遍的に利用できる実用的で，科学的に適正で，かつ社会的に受け入れられる手順と技術に基づいた欠くことのできない保健医療である．上記の13項目を達成しようとしている．

(6) 技術援助

顧問（専門家）の派遣，資材の供与，フェローシップの提供などがある．WHO単独の場合，あるいは国連の他の機関との協力で行う場合とある．

C. ユニセフ・国際児童基金（United Nations Children's Fund ; UNICEF）

(1) 沿革

1946年の第1回，国連総会の場で第二次大戦後の荒廃した国々での子どもの緊急援助のために作られた組織で，1950年には発展途上国の厚生福祉をも含めることとした．

(2) 組織

執行理事会と事務局からなり，執行理事会は援助計画，予算配分を行う．理事会は国連経済社会理事会が地域配分に基づき選出する41ヵ国により構成され，事務局はニューヨーク本部をはじめ，発展途上国に200以上の事務所をもつ．1959年の「児童権利宣言」や1991年の「児童の権利に関する条約」に従って，人道的立場にたった支援を行う．GOBI-FFと称する．G (Growth Chart ; 発育曲線)，O (Oral Rehydration Therapy ; 経口補液療法)，B (Breast Feeding ; 母乳哺育)，I (Immunization ; 予防接種)，F (Food ; 食料)，F (Family Planning ; 家族計画) の重要性を示している．

II．わが国で生活する外国人の保健・福祉

A．在日外国人の統計

交通・情報手段が進歩し政治・経済・文化が国際化している．法務省入国管理局の統計によると1996年，海外に出かけた日本人の数は約1600万人で，入国した外国人は400万人を超えている．日本における外国人登録者数（90日以上日本に滞在する者）は140万人おり，したがって総人口の1％を占める．戦前からの在日韓国・朝鮮人，中国人とそ

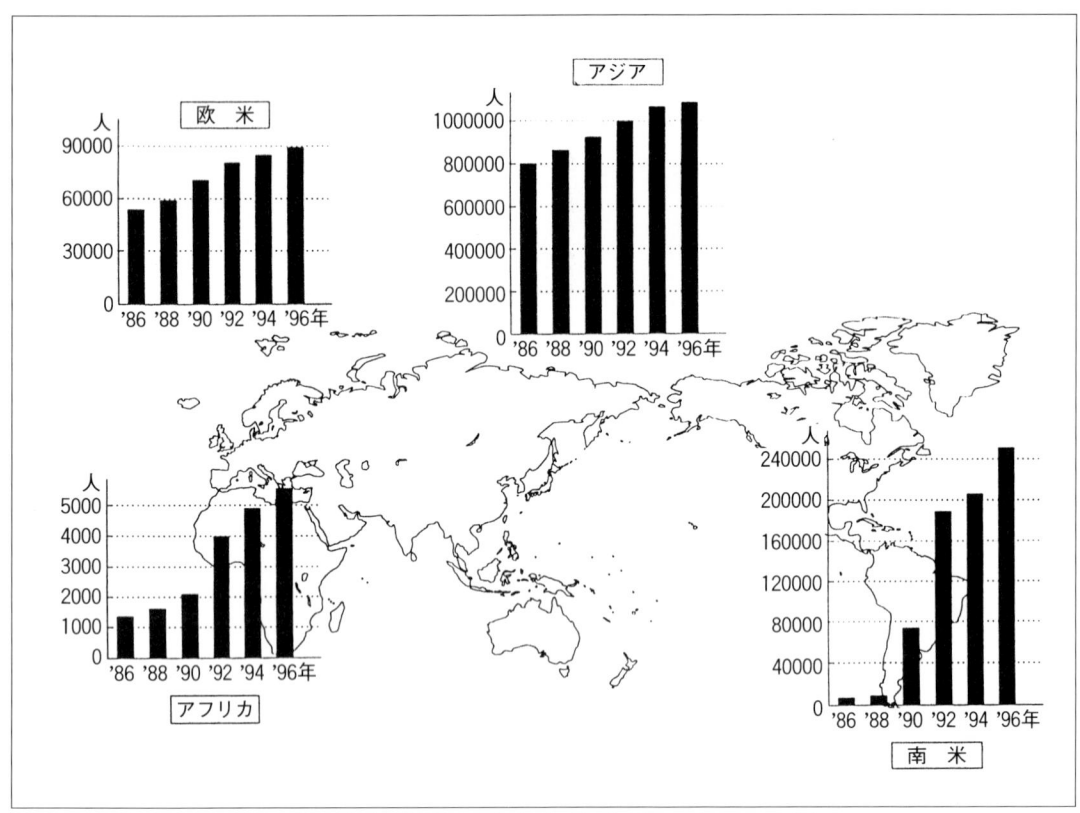

図73　地域別外国人登録者数の推移（1986年～1996年）
（法務省入国管理局，編：在留外国人統計．1997より）

の子孫などのいわゆる「特別永住者」とともに南米，東南アジアからの「新しい外国人」が増えるようになった。欧米人は約9万人，アジア人は約100万人，アフリカ人が約5千人，南米人が約24万人である（図73）。1998年の国別外国人登録者数をみると中国人24万人，ブラジル人22万人，フィリピン人・韓国人各8～9万人である。また1996年の在留資格別外国人登録者数をみると，「永住者」が44％，「日本人の配偶者等」が18％，「定住者」が12％，「家族滞在」が4％，「留学生」が4％，「就学」が2％，「人文知識・国際業務」が2％，「研修」が1.5％，「興業」が1.4％である。増加率でみるとブラジル人の「日本人の配偶者等」が142倍の増加である。また「超過滞在」，「資格外就労」，「不法滞在」などいわゆる"オーバーステイ"は28万人である。無国籍者は約2000人で多くは乳幼児である。在日外国人の婚姻をみると1996年では日本人の婚姻件数が77万件で，どちらかが日本人とする国際結婚が2万8000件である。1965年では夫・外国人が多かったが，最近は妻・外国人が多い（図74）。一方，従来からの在日韓国人・朝鮮人の人口学的性格は，少子化，高齢化の様相を呈している。また，韓国人・朝鮮人の乳児死亡は減少してきているものの，東南アジア・南米からの「その他の外国」すなわち，「新しい外国人」・ニューカマーの女性グループの乳児死亡率，妊産婦死亡率，死産率の割合は高い。

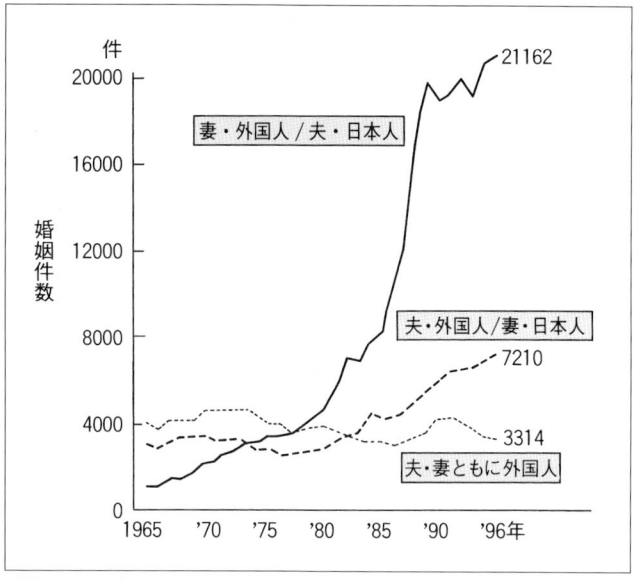

図74　日本における国際結婚の年次推移（1965年～1996年）
（厚生省：人口動態統計．1997より）

そこにおける「在日外国人の母子保健」については1990年代から向上を求めての対策が図られるようになってきた。そのなかで，①従来からの在日韓国・朝鮮，中国人などの「永住者」，②この数年に来日した「新しい外国人」，③欧米人，④「超過滞在」，「資格外就労」，「不法滞在」いわゆる"オーバーステイ"の母子保健と福祉がある。母子保健医療制度の適応は狭められるが，子ども権利条約などにより，子どもの国籍，出身地，宗教などによる差別は一切してはならないことになっている。この条約によってわが国の外国人の子どもはすべてにおいて日本人の子どもと均等に扱われる権利がある。

B．在日外国人の医療の現状

　外国人という理由で医療制度上差別をしてはならないとされていても，妊娠・分娩および児の健康・病気のことなどで保健所・病院を訪れる時は日本人と比較すると困難さがある。まず言葉のハンディーがあり，表示されていることが十分に理解できなかったり，思うように自分のことが表現できなかったりする。また母国での出産の習慣・食事・宗教・家族制度と違い戸惑うことがある。さらに，医療保険に入っていなければ出産費用などに対して不安がつきまとう。オーバーステイなど在留資格がない場合と，在留資格がある場合では違ってくると思われる（**表61**）。平均的日本人と比較すると婦人科疾患としてSTDが多いこと，妊婦の定期健診率が低いこと，妊娠中の異常，分娩時の異常がより多くみられる外国生まれの母親と日本生まれの母親（ともに外国籍）について，母子保健サービスの周知度，利用状況を比較した（**表62**）。全般的に著しい差は認められなかったが，

表 61　在日外国人の構成員および母子保健医療制度の適用

区　分	従来,戦前からの在日外国人	新しい外国人 I	新しい外国人 II	新しい外国人 III	欧米人	オーバーステイ
在留資格	永住者	日本人の配偶者等および定住者	留学・就学	その他 短期滞在 興行 家族滞在 等	日本人の配偶者等,家族滞在,人文知識,国際業務・宗教等	在留資格なし 超過滞在 資格外就労等
外国人登録者数 人数 1996年12月現在 (構成比)	約63万人 (約45％)	約43万人 (約30％)	約9万人 (約6％)	約17万人 (約12％)	約9万人 (約6％)	約28万人 (うち女性約13万人) 非登録者数　1997年1月現在
外国人全体の構成比 (オーバーステイを含む)	約37％	約25％	約5％	約10％	約5％	約17％
構成員	在日韓国・朝鮮,中国人が98％を占める。そのうち94％は韓国・朝鮮人で,ほとんどが在日二世,三世である。	日本人の配偶者等：ブラジル,中国,フィリピン,韓国,ペルー等。定住者：ブラジル,中国,ペルー,韓国・朝鮮,ベトナム等。南米からの日系人が半数以上を占める。	中国,韓国,マレーシア等 中国からの留学生が6割以上を占める。	アジアからの来日が多い。興行ビザの8割以上はフィリピンである。	ヨーロッパ 北米	タイ,フィリピン,韓国,中国,マレーシア,イラン,ペルー等
人口の変動	徐々に減少傾向	1980年代後半から増え始め,90年の入管法の改定により,南米からの日系人が激増した。日本人の配偶者等では,1986年に比しブラジル人約140倍,ペルー人約50倍となった。南米出身者は約4000人ほどの人口から約25万人へと増加。			わずかに増加するも外国人登録に占める比率はほとんど変わらず。	1990年から92年で約3倍に急増し,それ以降は,約28万人前後の人口を保っている。定住化の傾向が見られる。
就労制限なし	○	○	あり	あり	在留資格による	就労が認められていない。
[労働保険の適用] 労災保険・雇用保険	○	○	○	○	○	○ 実態上雇用関係がある場合は適用。
幼稚園・保育園の入所	○	○	○	○	○	○
小・中学校の入学	○	○	○	○	○	
医　療	○	○	○	○	○	○ 医療機関は正当な事由なく診療拒否できない。
[生活保護法] 医療扶助・出産扶助等	○	○	これまで,すべての外国人に適用してきたが,1990年の厚生省口答指示で非定住外国人には適用困難（適用除外）となった。			
[児童福祉法] 助産施設・母子寮利用 育成医療の給付	○	○	○	○	○	○
[母子保健法] 健康診断,栄養摂取援助 母子健康手帳の交付 未熟児養育医療の給付	○	○	○	○	○	＊備考 諸制度の適用については,都道府県・市区町村ごとに適用基準や適用範囲が異なるため,審査の結果,制度が適用されないこともある。
[予防接種法] 乳幼児の予防接種	○	○	○	○	○	○
国民健康保険の適用	○	○	1年以上の在留が見込まれる者に適用			×

(李 節子,編：在日外国人の母子保健.医学書院,1998より)

表62 外国生まれの母親と日本生まれの母親（ともに外国籍）の各種母子保健レベルの比較

母子手帳・妊娠出産	母子健康手帳保有率 ・母子健康手帳について 　―医療機関で知ったもの―　○ ・妊婦健診受診率 ・妊婦健診受診回数 ・公費妊婦健診周知度　○ ・児を外国で出産したもの　○ ・母乳哺育（含混合栄養） ・子どもの遊び相手がいる
医療	医療保険加入率 ・医療費支払いができるもの ・休日夜間診療案内周知度　○ ・子どもの病気やその他の心配事　○
乳幼児健診・予防接種	乳幼児健診通知受取 ・乳幼児健診受診率 　健診回数 ｛ 0歳児 / 1～2歳児 / 3歳以上 ・予防接種通知受取　○ ・BCG接種率（0歳以上） ・ポリオ接種率（1歳以上） ・DPT接種率（3歳以上） ・麻疹接種率（3歳以上）

○印は有意差の認められたもの（$p<0.05$）。
（吉岡　毅：平成3年度厚生省心身障害研究報告書，1991より）

外国生まれの母親群は，公費妊婦健診制度や休日夜間診療の周知度が低いものが多く，また子どもの病気や心配事が多いという傾向がうかがわれた。しかしながら出産費用や，出産後の育児などは友人などの支援体制ができておりネットワークがあれば比較的スムーズにいくという。最近，母子健康手帳は外国語でも作られており，またNGOなどの支援団体もある。在留資格のある外国人の場合でも異文化へのストレスは同様である。李らによると，出産後の乳児健康審査では在留資格のある外国人の母子保健レベルは全般的に良好であるが，「夫も外国出生，来日から出産まで3年未満，母親の日本語理解が不十分」の場合や「帰国して出産したもの」は，ハイリスク群として対照群と比較して強力な母子保健サービスが必要である（表63）。例えば，短期で未登録の場合や，登録済みでも来日日数の浅い外国人，国際結婚後間もない「外国花嫁」などである。

C．保育園，幼稚園での生活

生活・習慣など異なった文化の子どもたちが日本の保育園，幼稚園に入る場合，日本語

表63 ハイリスク群の特定とその対照群

リスク1群：夫も外国出生，来日から出産まで3年未満，母親日本語理解不良のもの（47人）
リスク2群：帰国して出産したもの（32人）
対照群：母親が外国生まれでリスク群に属さないもの（246人）

（吉岡　毅：平成3年度厚生省心身障害研究報告書．1991 より）

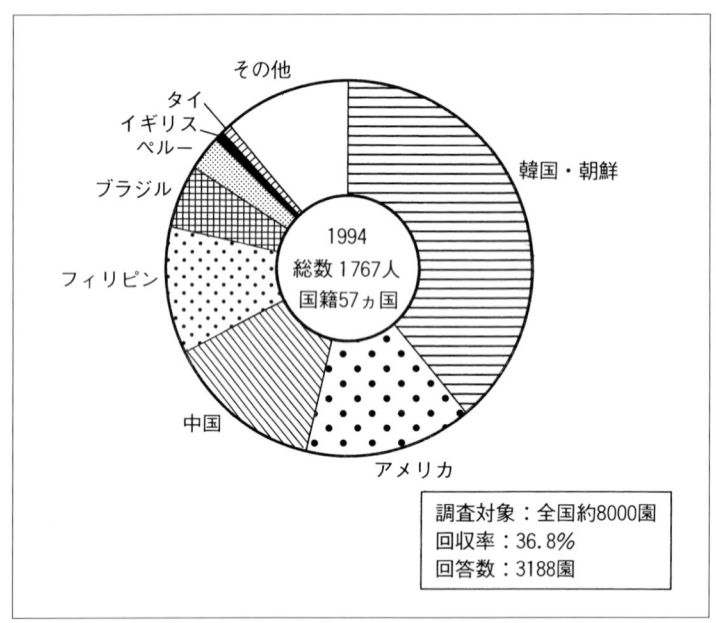

図75　幼稚園における外国人園児の国籍
（全日本私立幼稚園連合会：外国人ならびに国際交流に関するアンケート．1994 より）

1994　総数1767人　国籍57ヵ国
調査対象：全国約8000園
回収率：36.8％
回答数：3188園

と日本の習慣に適応することが必要になる。保育園，幼稚園ではかつては園の方が外国人の子どもを扱うのに戸惑いもあったが，現在では多くの保育園，幼稚園では外国人の子どもを預かっている（図75）。国が違う子ども同士も初めは違和感があるが，子どもは適応が早く，気に入った友だちとは国籍が違ってでも打ち解けるものである。もし差別が子どものなかに生まれるならそれは多くが大人からの意識が持ち込まれたものと考えられる。外国人の子どもが日本の子どもに溶け込むのは大人ほど時間はかからないが，そのことが母語や，母習慣を忘れさせることになる。その子の誕生日の会などでは，その国の着物を着て来園させたり，その国の食事を持って来てもらって，他の文化，食生活があることを日本の子どもに理解させるのもよい。親同士の不安を解消することも必要な場合がある。お互いを認め合う，お互いの習慣，食事など体験することが大切である。

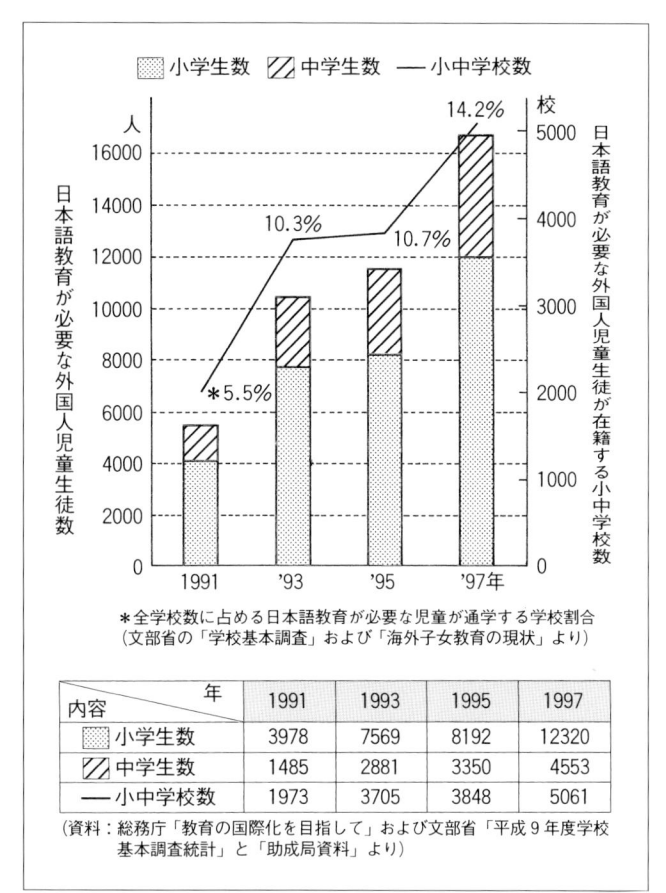

年 内容	1991	1993	1995	1997
小学生数	3978	7569	8192	12320
中学生数	1485	2881	3350	4553
小中学校数	1973	3705	3848	5061

(資料：総務庁「教育の国際化を目指して」および文部省「平成9年度学校基本調査統計」と「助成局資料」より)

図76 日本語教育が必要な外国人児童生徒数および学校数の推移
(李 節子, 編：在日外国人の母子保健. 医学書院, 1998より)

D．小学校・中学校・高等学校の生活

　わが国も米国あるいは欧州の学校のように外国人の子どもを迎え入れるようになってきた。その数は年を追うごとに増加してきている（図76）。しかしながら学校の教師，生徒にとっても時には戸惑いとなることがある。うまく働けば，他民族，他文化を理解する良い機会となるが，うまく働かないとかえってお互いにマイナスとなる。特に受験戦争の日本，「いじめ」で象徴される現在の学校では，先生・生徒に「ゆとり」がなく，他人を思いやる心が少ない。

　機会均等を尊重するが，特に編入などの時には現実的には受け入れ側と本人の学習力・言語の理解力などで誤解が生じる場合がある。外国の子どもで心配なのは，日本の教育に順応が早くうまく進むほど，母語，母文化を忘れてしまいやすく，家族内でのコミュニケーションがうまくいかなかったり，親が日本語・日本文化に子どもほど早く慣れず子ども

との不調和の原因になったりすることである。子ども同士の交流を深め，異文化を理解するため3F（Food：料理，Fashion：ファッション，Festival：祭）の行事を取り入れることがなされている。また副読本として他国の言語，生活習慣を学ばせる学校がある。学校の場だけでは解決できないので，地域で家族ぐるみの交流を持つ，ボランティアに手伝いを依頼するなどが必要である。

E．緊急保護など

外国人の在日にもいろいろな理由がある。例えば難民として，あるいは不法滞在もあろう。在日中に子どもが生まれてもさまざまな事情から養育ができないことがある。緊急保護し，支援するための施設，団体がわが国にも存在する。

III．国際社会における子どもの疾病と予防

A．感染症

(1) エイズ

HIV/AIDSに関する国連合同プログラムおよびWHOは1997年末には3000万人のHIV感染者がいると発表しており，この数は15歳から49歳までの性的に活発な年齢での100人に1人にあたる（表64）。15歳未満の小児有病者は110万人と推定されている。その90％は開発途上国における感染者で，かつその多くは自分が感染していることを知らないでいる。そして彼らの報告では，2000年には世界に4000万人のHIV感染者になるという。1997年には230万人がAIDSで死亡し，その46％は女性であり，46万人は子どもであった。1997年末の国別成人（15歳から49歳）のHIV/AIDS有病率推定値では，中南部アフリカ，特にボツワナ，ジンバブエに代表されるサハラ砂漠以南のアフリカ諸国，中南米のハイチ，ガイアナ，またはアジアではタイ，カンボジアの有病率が高い（図77）。また局所的な地域でみればタイ，中国，ミャンマーにわたるGolden Triangle（黄金の三角地帯），インド，中国の一部の地区は他の場所よりも高い。現在の有病率に加え，近年のHIV感染者の動向も疫学的に重要な指標となる。1994年から1997年にわたる3年間の有病率の増加度を国別に見ると，アジア，東ヨーロッパおよび南アフリカにおいて大きく増加している。ラテンアメリカでは状況は国によって異なる。またウガンダやタイなどでは有病率は高いものの，介入計画が成功し減少傾向にある。日本は先進国のなかでは，例外的に感染者数の増加が認められ，有病率は低いものの，さらに有効な対策が

III. 国際社会における子どもの疾病と予防　229

表64　世界のHIV/AIDS流行の概観（1997年12月）

1997年のHIV罹患数	成人	520万人
		（女性210万人）
	小児（＜15歳）	59万人
	合計	約580万人
HIV/AIDS有病数	成人	2950万人
		（女性1210万人）
	小児（＜15歳）	110万人
	合計	約3060万人
1997年のエイズ死亡数	成人	180万人
		（女性82万人）
	小児（＜15歳）	46万人
	合計	約230万人
流行開始以降のエイズ死亡累積数	成人	900万人
		（女性400万人）
	小児（＜15歳）	270万人
	合計	約1170万人
流行開始以降のエイズ孤児数		820万人

（WHO報告．1998より）

北アメリカ
650000
860000

西ヨーロッパ
230000
530000

中央/東ヨーロッパおよび中央アジア
＜10000
150000

東アジアおよび太平洋地域
16000
440000

西インド諸島（カリブ海）
120000
310000

北アフリカおよび中近東
49000
210000

南アジアおよび東南アジア
860000
600万

ラテンアメリカ
510000
130万

サハラ以南のアフリカ
1040万
2080万

オーストラリア/ニュージーランド
9300
12000

上段：1970年代後期から1996年末に至る世界の推定AIDS患者数
総計1290万人
下段：1997年末現在の推定生存HIV感染者数
総計3060万人
（四捨五入のため，各地域の和は総計と一致しない）

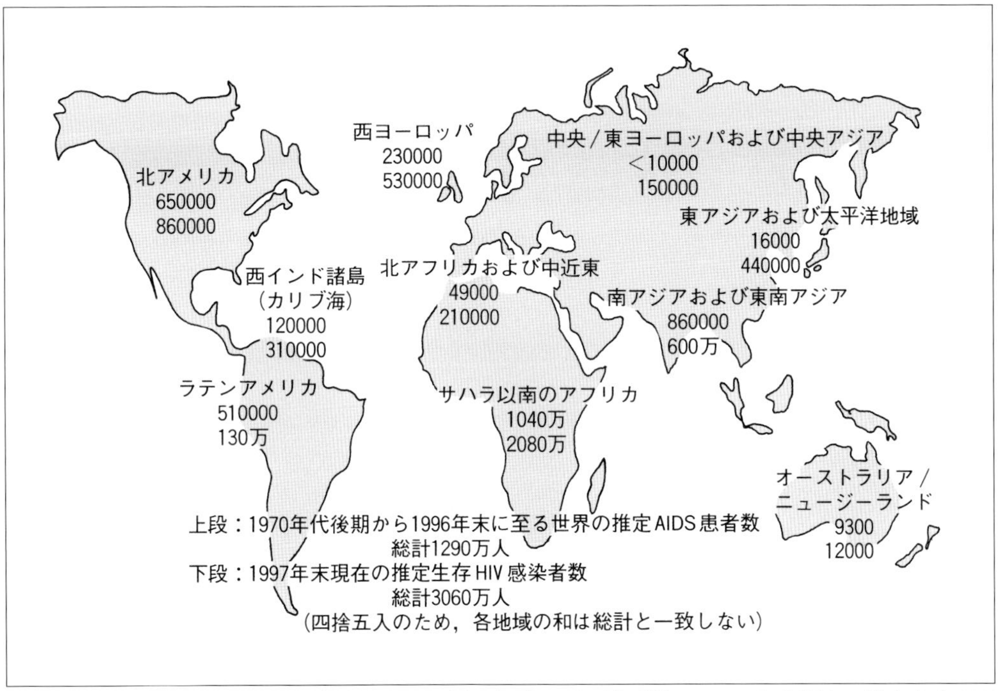

図77　1970年代後期から1997年末に至る世界の推定エイズ患者数と1997年末現在の推定生存HIV感染者数

（WHO報告．1998より）

必要とされる。感染者は開発途上国に多いにもかかわらず，治療費でみると90％は先進国である。HIVの治療薬は逆転写酵素阻害薬にプロテアーゼ阻害薬が加わって治療効果が増した。しかし治療薬だけではなく日常の生活では感染者相互の交流，感染者を取り巻く社会との交流が必要になってくる。また開発途上国では，HIV/AIDSに関する教育が必要で，その根底には識字率の向上が図られる必要がある（なお，WHOとUNAIDSは，1999年末の世界のHIV感染者が3360万人であり，そのうち560万人が1999年の新規感染者であると推計した。新規感染者の57万人は15歳未満の子どもであった）。

　子どものHIV感染の90％は母子感染で，その経路としては，①子宮内感染（経胎盤感染），②経産道感染，③経母乳感染である。子宮内感染率は風疹の場合よりも低く約30％といわれている。抗エイズ薬を使用すると子宮内感染はその1/3以下に押さえられる。産道感染は約50％で，この防止のため帝王切開が行われる。しかし帝王切開は開発途上国では経済的に難しい。HIV感染母親からの母乳保育は人工栄養児に比し約2倍のHIV感染の危険性がある。先進国ではCDCの勧告のもと人工栄養を推進している。しかしアフリカなどの開発途上国においては栄養障害やHIV以外の感染症による乳児死亡率が高いためWHOでは母乳保育を勧めている。

　国連の推計では1990年に世界で1290万人の5歳未満の子どもが死亡しており，そのうち1/3が呼吸器感染症である。下痢症，栄養障害がそれぞれ1/3である。これらはお互いに作用し合って死亡率を高めている。感染症に対する健康教育，医療施設・医薬品の充実が必要である。

(2) 呼吸器感染症

　先進国では肺炎の大半はウイルス（RSウイルス，インフルエンザ，麻疹など）であるが，開発途上国の重症の肺炎は細菌（肺炎球菌，インフルエンザ菌など）で，診断，治療が遅れたためによる。

(3) 下痢症

　下痢症はウイルス性（ロタウイルスなど）と細菌性（赤痢菌，コレラ菌など）等があるが区別は難しい。細菌で汚染された食べ物によることもあるが，離乳食食品そのものの消化吸収不全のこともある。14日以上続く慢性の下痢の場合は栄養状態，免疫能，細菌の関与など総合的に考える。衛生状態の改善，栄養法の改善が予防として大切であり，治療としてORS（oral rehydration solution）およびそれに類似する飲料物を使用する。

(4) ポリオ

　ジェンナーが開発した痘瘡ワクチンを利用することによって天然痘が1970年末に世界から撲滅されたことは画期的であった。WHOはポリオ（急性灰白髄炎，小児麻痺）を2000年まで根絶することを目的として活動を展開した。現在，アフリカの中央部，ロシアおよび旧ソビエト連邦の一部，中近東およびインドの一部に限局しつつある。根絶は目

前となっている。ワクチンの接種とともにサーベイランスが必要である。ポリオ様症状が他のエンテロウイルス感染でも見られるからである。またポリオウイルス感染の 90％ は不顕性感染で，感染を受けても症状が見られるのは 1％ 以下である。

(5) 麻　疹

　時に重症の肺炎を起こして死亡することがある。年間 100 万人程が死亡するといわれている。おもにアフリカである。1 回のワクチンを接種すればよい。経済的な援助があればポリオに続いて撲滅できる感染症である。わが国では個人接種となり接種率は先進国では低い。

(6) 新生児破傷風

　開発途上国では年間 40 万人の新生児死亡があり重要な課題である。土壌にある破傷風菌が出産期に汚染されることによる。DPT として小児にワクチンを行う一方，ハイリスク地域では妊婦への接種が必要である。このことによって撲滅可能である。

(7) マラリア

　年間 2 億人の新たな発症があり，200 万人が死亡している。その多くは小児である。マラリア原虫の抗原性の変化のため，ワクチンの開発が成功してない。薬剤耐性の原虫，薬剤の副作用もあり治療に困難をきたしている。原虫の診断，早期の治療，疫学調査，蚊の発生防御，薬剤浸漬蚊帳の使用などが必要である。

(8) 結　核

　再興感染症として先進国でも注目されている。年間 800 万人の新患者が発生し，300 万人が死亡している。その 95％ 以上が開発途上国である。HIV 感染が結核患者を増加させる要因となっている。感染者を早期に発見し，早期に治療することが大切である。

(9) デング熱，日本脳炎

　熱帯シマ蚊，小型アカイエ蚊に刺されて前者は出血熱，後者は脳炎をきたす。東南アジア以外に南アメリカなどで発生している。蚊に刺されないこと，蚊の駆除などが予防である。

(10) オンコセルカ症

　ブユに刺されることによる原虫疾患である。皮下に侵入し，眼底・角膜に侵入すると失明の原因となる。西アフリカを中心に認められる。

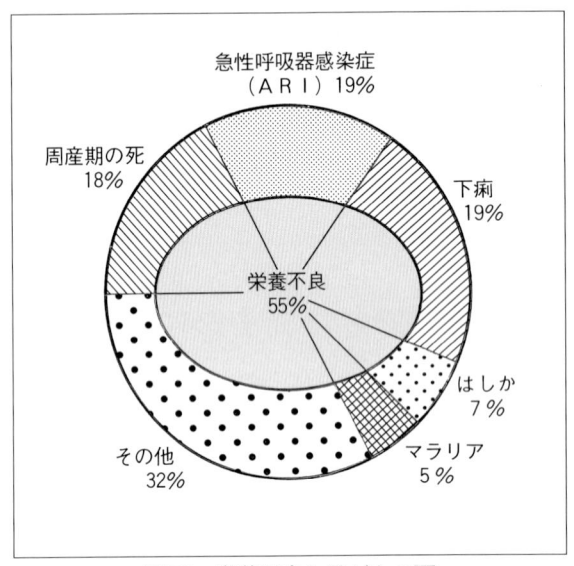

図78 栄養不良と子どもの死
中度の低体重でも子どもの死の危険が高まる。WHOの推定では，栄養不良は開発途上国での1995年の子どもの死の半分以上に関連している。　　　（世界子供白書，1995より）

(11) メジナ虫症

　メジナ虫感染は汚染された水を飲むことにより感染する。焼けつくような痛みのある水疱とそれに続く皮膚の潰瘍である。西アフリカ，インド，パキスタンで認められる。

　その他，開発途上国では鞭虫，蛔虫，鉤虫，住血吸虫症などのコントロールが必要である。

B. 栄養・環境

　子どもの死亡の1/2が栄養失調と関連している（図78）。死亡しない場合でも，栄養失調が乳幼児期にあると知能の低下となる。栄養状態は成長（体重）の測定によって調べられる。食料不足，経済的貧困とともに，乳幼児期の栄養法に関する知識不足も関係する。保健所，保健婦が十分に教育され，住民の参加があれば健康推進は可能である。感染症と栄養失調は悪循環を繰り返す。母子健康手帳もしくはそれに準じた評価記録が必要である。微量栄養素であるビタミンAとヨードの欠乏症が重要である。ビタミンA欠乏は失明（夜盲症，角結膜炎）のみならず，貧血，感染症に対する抵抗力の低下をきたす（図79）。アフリカ，アジアなどで広く認められる。しかし，ビタミンAの過剰投与は頭蓋内圧亢進による頭痛・嘔吐を示し危険である。ヨード欠乏症は精神発達遅滞の大きな原因となる。甲状腺腫（Goiter）およびクレチン病（甲状腺ホルモンの先天的欠乏による発育成長障害）が特徴である（図80）。塩のヨード化を行い，毎日の必要なヨードの供給を行う。ヒ

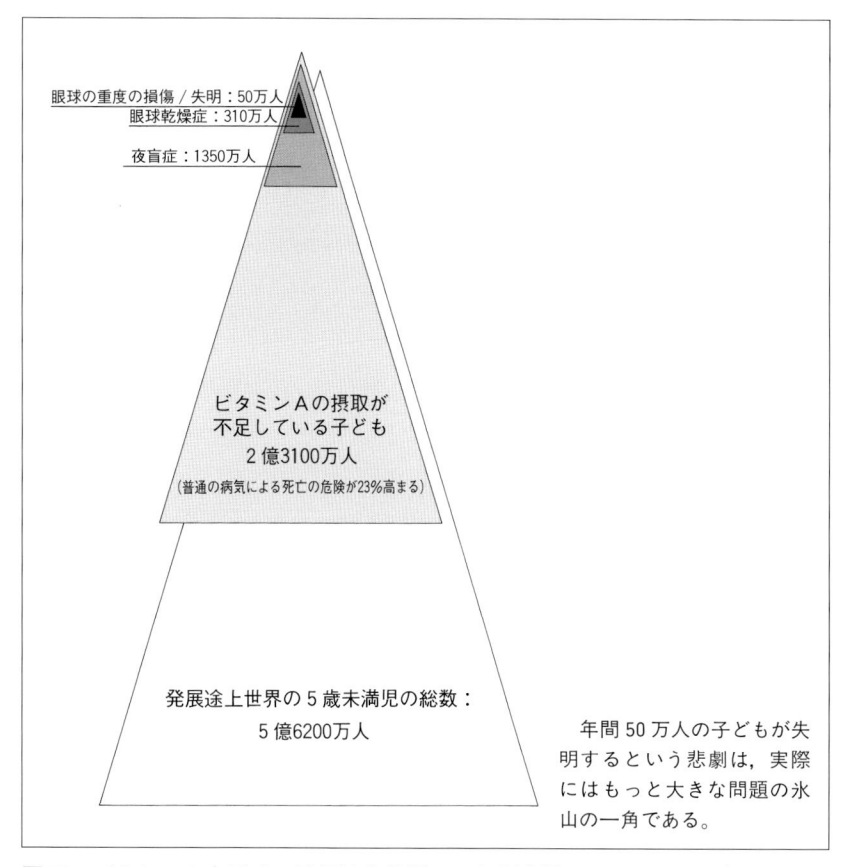

III. 国際社会における子どもの疾病と予防   233

図79　ビタミンA欠乏症—発展途上世界の5歳未満児へのビタミンA欠乏症の影響（推定）
眼球乾燥症にかかるとビトー斑が現れ，角膜の乾燥や潰瘍，瘢痕が現れる。失明児の半数が失明後，数ヵ月以内に死亡する。
（WHOの推定（1994年9月）をもとに作成．世界子供白書．1995より）

ピラミッド内の記載：
- 眼球の重度の損傷／失明：50万人
- 眼球乾燥症：310万人
- 夜盲症：1350万人
- ビタミンAの摂取が不足している子ども　2億3100万人（普通の病気による死亡の危険が23%高まる）
- 発展途上世界の5歳未満児の総数：5億6200万人

年間50万人の子どもが失明するという悲劇は，実際にはもっと大きな問題の氷山の一角である。

マラヤ，アンデス，ヨーロッパアルプス，中国の山岳地帯や，洪水の多いガンジス河流域に多く見られる。

　WHOは「赤ちゃんにやさしい病院」作りを推奨している（「第5章」乳児保健の概要表25参照）。そこでは「母乳育児成功のための10ヵ条」と産後の「母子同室」を求めている。

C．リプロダクティブ・ヘルス

　1988年にヒト生殖生理学特別研究計画（Special Programme for Research, Development and Research Training for Human Reproduction）の局長，ファサラ博士が提唱した概念である。

　1）人々は子どもをもつことが可能であると同時に，自分たち自身の妊娠を調節して，

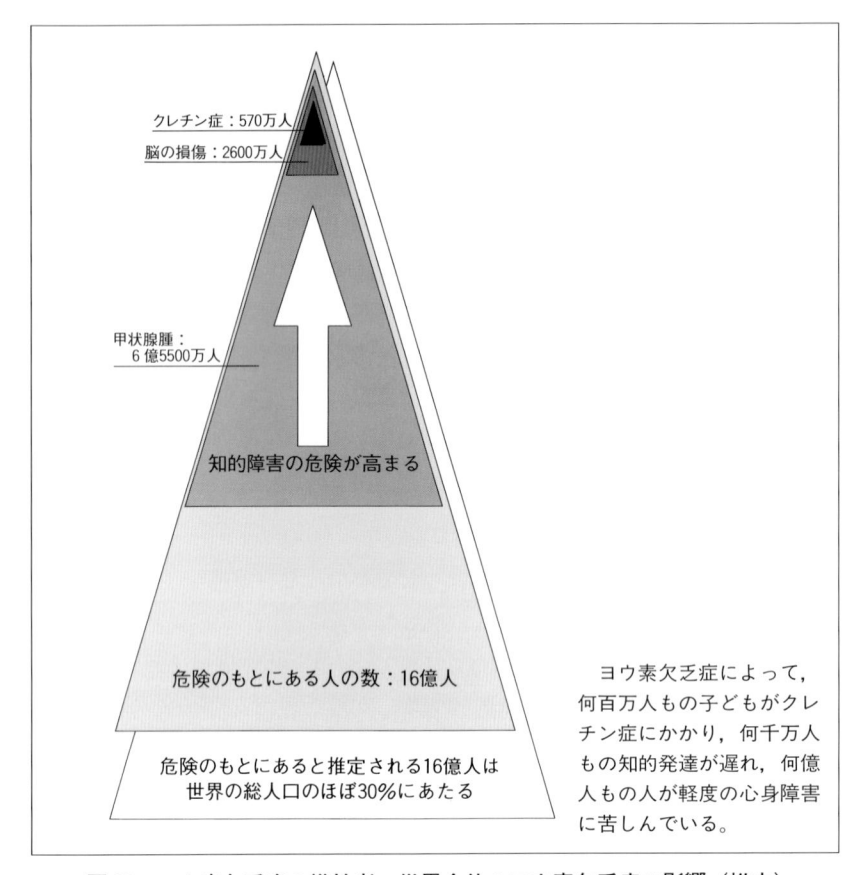

[図: ピラミッド図]
- クレチン症：570万人
- 脳の損傷：2600万人
- 甲状腺腫：6億5500万人
- 知的障害の危険が高まる
- 危険のもとにある人の数：16億人
- 危険のもとにあると推定される16億人は世界の総人口のほぼ30％にあたる

ヨウ素欠乏症によって，何百万人もの子どもがクレチン症にかかり，何千万人もの知的発達が遅れ，何億人もの人が軽度の心身障害に苦しんでいる．

図80　ヨウ素欠乏症の犠牲者―世界全体のヨウ素欠乏症の影響（推定）
軽度の甲状腺腫でさえ，ある程度の知的発達の遅れにつながると考えられる．図は妊娠初期の母親の重度のヨウ素欠乏が原因で起きる年間推定6万件の流産，死産，新生児の死を含まない．
（WHO，ユニセフ，ヨウ素欠乏症予防国際協議会が1993年に合同で発表したWHOの『世界のヨウ素欠乏症の罹患率』に基づく推定．世界子供白書．1995より）

希望する子どもを希望する時にもつことができる．
2) 女性は安全に妊娠・出産を経験できなければならない．
3) 妊娠・出産は母児の生命・健康にとって安全でなければならない．
4) すべての夫婦は望まない妊娠や，病気に感染する恐れなしに性的関係をもつことができなければならない．

このことを達成するためには，周産期医学・医療の水準向上だけでなく，社会環境因子も考慮しなければならない．この理念は開発途上国のみならず先進国でもあてはまることである．世界規模での人口の増加を見ると，世界人口の80％は開発途上国であり，妊産婦の死亡の99％，乳幼児の死亡の95％は開発途上国である．開発途上国では結婚年齢が低く，出産間隔は短く，高齢まで出産を続け，したがって多産多死がみられる．家族計画の普及，受胎調節が必要である．受胎調節にはコンドーム，人工妊娠中絶以外に経口避妊薬（ピル），子宮内避妊器具がある．後者は最近さらに安全で効果のよいものができて

いる。また避妊の失敗やレイプによる望まない妊娠を防ぐために，行為の後ステロイドを内服する緊急避妊法が注目されている。途上国では新生児・乳幼児死亡対策の他に妊産婦死亡が先進国の10～30倍程高い。妊産婦死亡の要因は，産後の弛緩出血，妊娠中毒症，子宮破裂，産褥感染などがあり健診，ハイリスク妊婦の管理，緊急時の処置，助産婦の育成などが必要である。また女性の識字率の向上，教育向上，経済力の向上などが少産少死につながる。

D．教　育

児童の権利に関する条約28条では，締約国では教育についての児童の権利を認めるものとし初等教育の義務化，さらなる教育の奨励化を勧めるようにうたっている。多くの国で初等教育がなされるようになってきたが，世界人口の1/6（8億5500万人）が機能的非識字の状況にある。特に女児の場合，中途で就学しない率が多くなる。多くは家事労働などその日の生活を助けるためであり，若年者の産業労働の場合がある。また親が死亡あるいは子どもの養育を放棄した場合，ストリートチルドレンとなることがある。就学率が特に低いのはサハラ以南のアフリカ，インドなどの南アジアである。女子教育は世代を超えて効果がある。晩婚により，生む子どもの数が減る，自分や子どものケアや栄養状態が良くなる，自分や子どもの生存の可能性が高まる，出生率が低下するなどの恩恵を受けることができるようになる（図81）。ジェンダー問題の解消が必要である。反面，先進国では教育の権利が満たされているにもかかわらず，教育に適応できない不登校児や問題児などを抱えている。

E．宗教，言語

世界には生物学的遺伝学的特徴から人種があり，大きくコーカソイド（Caucasoid），ネグロイド（Negroid）およびモンゴロイド（Mongoloid）がある。いわゆる白色人種，黒色人種，黄色人種である。遺伝子の解析からさらに細分化されている。宗教はキリスト教，イスラム教，仏教，ヒンズー教などがあるが，さらに宗派が存在する。言語も英語，ラテン語，中国語その他民族，国家によってさまざまある。民族（ethnity）は言語，技術，宗教など生後学習される文化の諸要素で分類される人間集団である。民族意識は価値観を共有する意味で大切な反面，政治的に利用され排他的な要素を含んでいる。現在の子どもたちはこれらが複雑に混じり合った社会に生存している。そのなかで個々の子どもは共通の権利を有し，国はそれを保障しなければならない。

F．環　境

人間はさまざまな自然環境のなかで生存している。子どもあるいは胎児は，場合によっ

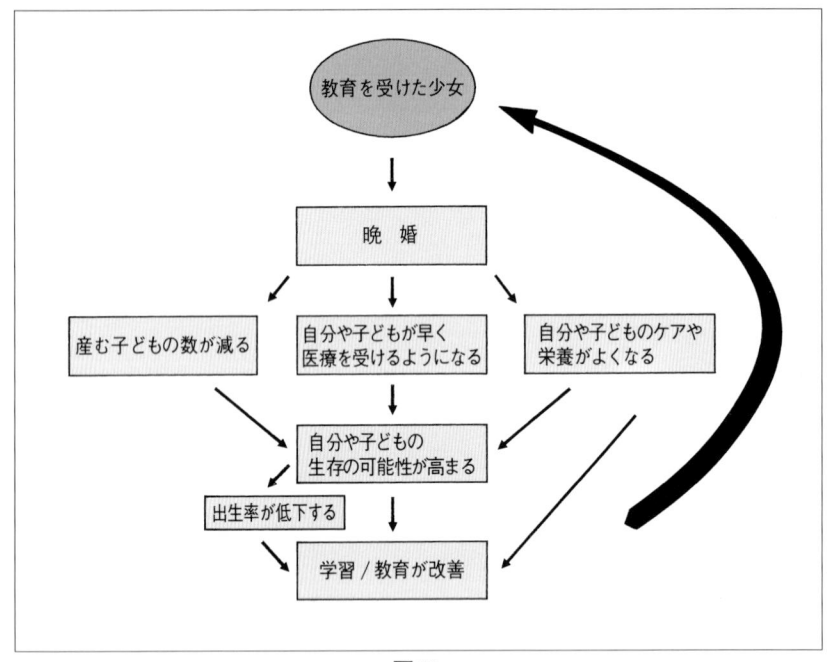

```
        ┌─────────────────────────────────┐
        │         教育を受けた少女          │
        │              ↓                   │
        │            晩 婚                 │
        │     ↓        ↓        ↓         │
        │ 産む子ども  自分や子ども  自分や子どもの │
        │ の数が減る  が早く医療を  ケアや栄養が  │
        │           受けるようになる  よくなる    │
        │              ↓                   │
        │        自分や子どもの             │
        │        生存の可能性が高まる        │
        │              ↓                   │
        │        出生率が低下する           │
        │              ↓                   │
        │        学習/教育が改善           │
        └─────────────────────────────────┘
```

図 81
（世界子供白書．1999 より）

ては環境の影響を一番受けやすい。環境の一部は人間が作り出したものである。宇宙環境では太陽，宇宙線，隕石など，地球環境では，気象（日射，温度，風雨，噴火など），オゾン，CO_2，資源環境では水，土壌，鉱物，原料，石油，動植物などが関係する。さらに生活環境では情報，交通，施設，国・都道府県・市町村，学校，職場などがある。

　これらはわが国と開発途上国あるいは国によって異なる問題である。

　各国の工業化志向や途上国の人口増加，開発に伴う環境破壊が大きく 21 世紀に引き継がれていこうとしている。環境問題は一つの国に留まらず，国際的に取り組む必要が出てきた。工業化に伴う空気汚染は小児の気管支喘息，皮膚炎などをきたし，オゾン層破壊につながる紫外線の増加は皮膚癌や白内障をきたす。森林の破壊・土地の砂漠化は究極的に農業の破壊につながり栄養状態の悪化となる。情報，産業の発達および生活様式の変化に伴う電力の消費は原子力発電となり，新たな放射線能の問題が生じた。ダイオキシンに象徴される産業・生活廃棄物および農薬の毒性は人間のみならず動植物など自然界の汚染，生殖機能の異常として問題視されてきている。限られた地球のなかの資源と環境を保全するために，地球環境保全の運動，リサイクル運動などを国，個人の立場で行われなければならない。

　開発途上国では工業化とともに「都市化」が進んでいる。開発途上国の都市の環境は子どもにとっては必ずしも快適ではない。スラム化，非衛生状態，児童労働，性的搾取，暴力，薬物乱用などの問題がある。「子どもにやさしい都市イニシアチブ」が叫ばれている。

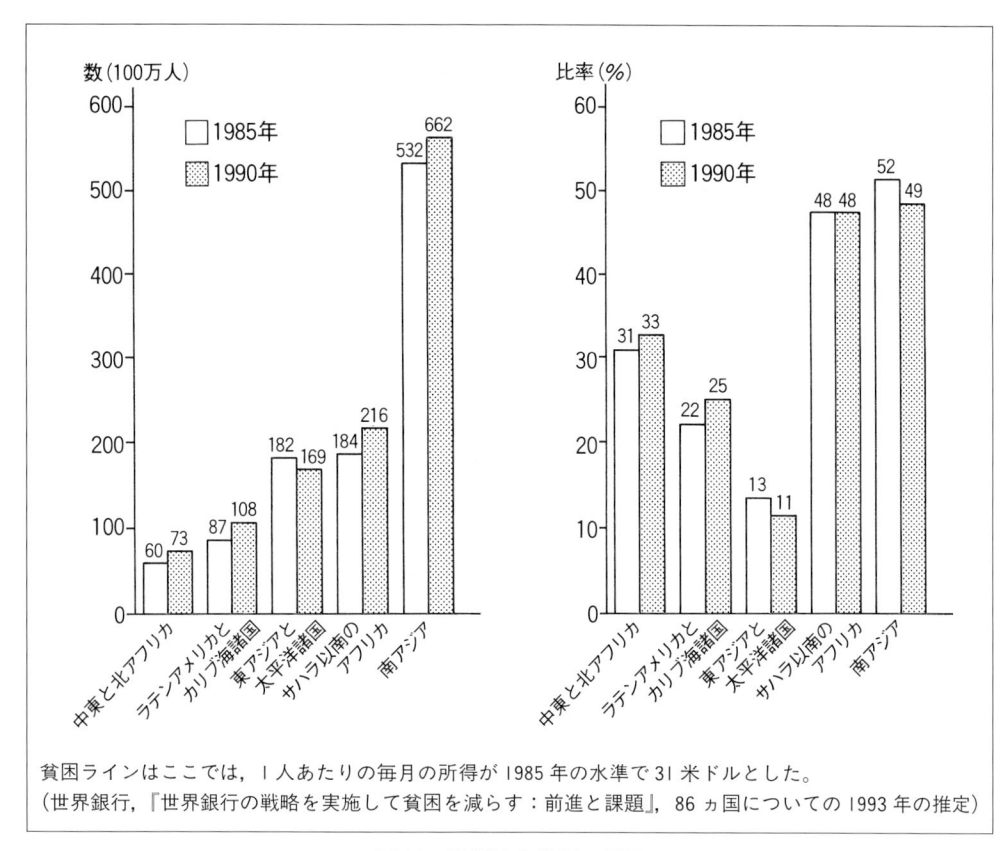

図 82　発展途上世界の貧困
発展途上国で貧困ライン以下の暮らしをする人の数（単位：100 万人）とそれらの人が全住民に占める比率（1985 年，1990 年）。　　　　　　　　　　　　　　（世界子供白書．1995 より）

G. 国際地域保健

地域の子どもの抱えている問題をユニセフの年次報告から見てみたい。

(1) アフリカ

いくつかの国で民族間の対立が生じ難民が続出した。子どもが戦争の犠牲になった。しかし「難民キャンプ」は場合により「連帯キャンプ」となり，相互理解，健康，娯楽など平和に向けての建設的な連帯感が生まれている。HIV/AIDS は最大の課題である。乳幼児死亡率と妊産婦死亡率は世界最高を示す。所得は低いながらも，徐々に成長しているが，公平に分配されていない（図 82）。予防接種率は徐々に増加してきているが 60〜70 ％である。バコモ・イニシアチブと呼ぶ，低コストのワクチンを地域の保健サービスとして提供しようとするもので自助の住民参加型をめざしている。従来，婚前女性の性器切除が純

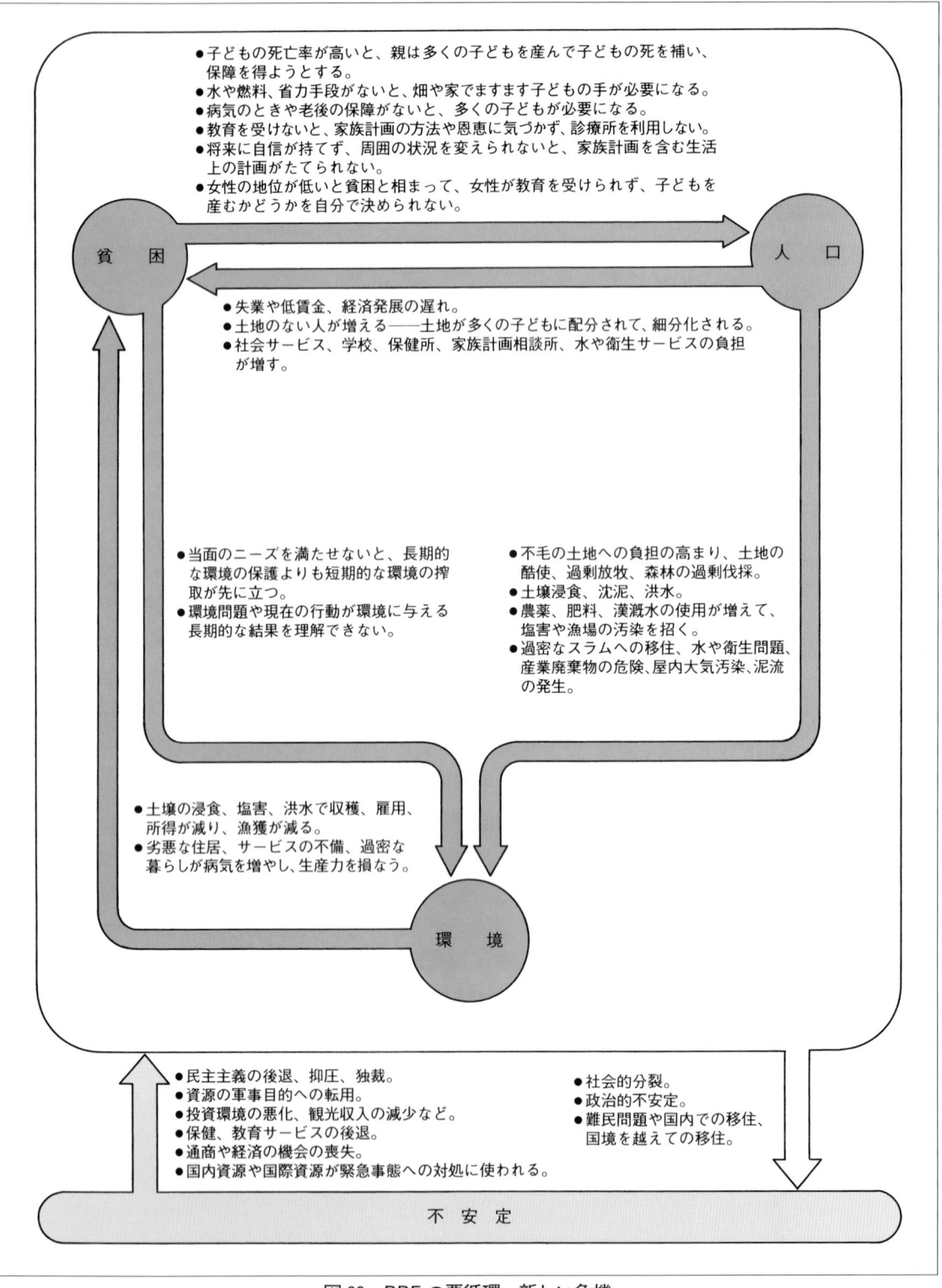

238　第11章　国際協力と母子の保健福祉

- 子どもの死亡率が高いと、親は多くの子どもを産んで子どもの死を補い、保障を得ようとする。
- 水や燃料、省力手段がないと、畑や家でますます子どもの手が必要になる。
- 病気のときや老後の保障がないと、多くの子どもが必要になる。
- 教育を受けないと、家族計画の方法や恩恵に気づかず、診療所を利用しない。
- 将来に自信が持てず、周囲の状況を変えられないと、家族計画を含む生活上の計画がたてられない。
- 女性の地位が低いと貧困と相まって、女性が教育を受けられず、子どもを産むかどうかを自分で決められない。

貧困 → **人口**

- 失業や低賃金、経済発展の遅れ。
- 土地のない人が増える——土地が多くの子どもに配分されて、細分化される。
- 社会サービス、学校、保健所、家族計画相談所、水や衛生サービスの負担が増す。

- 当面のニーズを満たせないと、長期的な環境の保護よりも短期的な環境の搾取が先に立つ。
- 環境問題や現在の行動が環境に与える長期的な結果を理解できない。

- 不毛の土地への負担の高まり、土地の酷使、過剰放牧、森林の過剰伐採。
- 土壌浸食、沈泥、洪水。
- 農薬、肥料、灌漑水の使用が増えて、塩害や漁場の汚染を招く。
- 過密なスラムへの移住、水や衛生問題、産業廃棄物の危険、屋内大気汚染、泥流の発生。

- 土壌の浸食、塩害、洪水で収穫、雇用、所得が減り、漁獲が減る。
- 劣悪な住居、サービスの不備、過密な暮らしが病気を増やし、生産力を損なう。

環境

- 民主主義の後退、抑圧、独裁。
- 資源の軍事目的への転用。
- 投資環境の悪化、観光収入の減少など。
- 保健、教育サービスの後退。
- 通商や経済の機会の喪失。
- 国内資源や国際資源が緊急事態への対処に使われる。

- 社会的分裂。
- 政治的不安定。
- 難民問題や国内での移住、国境を越えての移住。

不安定

図83　PPEの悪循環—新しい危機

発展途上世界の場合を示した。しかし，PPEの悪循環は先進工業世界の援助，通商，融資，債務政策によって，さらに深刻化する。
（世界子供白書．1995より）

潔を守るためとして行われていたが，ジェンダーの問題，感染症の危険，衛生問題で廃止の方向に進んでいる。

(2) アジア

中国，インドネシアでは国全体としては豊かになったが，貧富の差が激しくなった。多くの子どもがまだ貧しく，社会の底辺に押しやられている。カンボジア，ミャンマーではワクチンの普及は十分でなく妊産婦死亡率・乳幼児死亡率などがまだ高い。

バングラデシュやインドでは人口密度が高く子どもの栄養状態が悪い。それぞれの国で子どもの教育，予防接種，HIV/AIDS 教育に努力している。ネパールでは子どもの人身売買と闘っている。

(3) 中 東

イラクでは湾岸戦争の影響で5歳未満児の低体重および栄養不良が増加した。

(4) アメリカ

南アメリカでは子どもの犯罪や，子どもが家庭内で暴力の被害者になるケースが多い。ストリートチルドレンも見られる。山岳地帯では，アジア・アフリカの山岳地帯同様にヨード欠乏症が見られる。

(5) 中・東部ヨーロッパ

ソ連の崩壊により，計画経済から市場経済に移行した。貧困と経済混乱が重なっている。武力紛争が今までの社会を破壊し，保健サービスが悪化した。新しい指導体制のもとでの発展が望まれる。PPE（population, poor, environment）の悪循環を図83に示した。

まとめ

国際保健の立場から総括的ではあるが子どもの保健福祉について述べた。今後わが国においてもますます国際化が進んでくる。実体験を通して国際的に活躍あるいは協力する人材が望まれる。

文 献

1) 郡司篤晃，編：国際保健．日本評論社，1995
2) 小早川隆敏：国際保健国際協力入門．国際協力出版会，1998
3) 李　節子，編：在日外国人の母子保健．医学書院，1998
4) 喜多明人・荒牧重人・平野祐二：子どもの権利要約．日本評論社，1998
5) ユニセフ：子ども白書．ユニセフ在日事務所，1999
6) 日本国際保健医療学会，編：国際保健医療学．杏林書院，2001

（牛島　廣治）

索　引

A

愛情枯渇症候群　108
アプガー指数（スコア）　51, 52, 61
愛育研究所式乳幼児精神発達検査　85
赤ちゃんにやさしい病院　92
安全チェックシート　126, 127
足利学校　4, 6
新しい外国人　222

B

ビタミンA欠乏症　232, 233
ビタミンK　63
ビタミンK欠乏症　96
ブリッジェス　84
梅毒　39
娩出力　44, 47, 50
母乳栄養　66, 91
母乳性黄疸　95
母子福祉政策　15
母子保健行政　12
母子保健法　55, 57
母子保健事業マニュアル　116
母子保健関連法規　55
母子保健施策（対策）　13, 198
母子保健対策の推進　14
母子家庭　210
母子健康手帳　71
母子統計　53
母体保護法　58
帽状腱膜下血腫　52
分娩　44
分娩外傷　51
分娩の3要素　44
物的サービス　193, 195
BCG接種　125
B型肝炎ウイルス　39
B群溶連菌　65

C

ちえ熱　115
地域組織活動　207
知的障害　87
知的障害児施設　177
知的障害児通園施設　178
知的障害者更生相談所　196
超未熟児　30, 62
超音波検査　43
超低出生体重児　30, 62
中世社会　4, 18
C型肝炎ウイルス　39

D

デング熱　231
断乳　101
男子思春期　146

E

エイズ　228
エンゼルプラン　182
エレン・ケイ　22
エリクソン　147
栄養所要量　91
液性免疫　79
胞衣納め　2
遠城寺式乳幼児分析的発達検査法　86
壊死性腸炎　65

F

フォローアップ・ミルク　101
フローベル　22
不活化ワクチン　110
福田思想　3
福祉事務所　196
不登校　148

風疹ウイルス　38

G

ゴナドトロピン放出ホルモン　27
学校　135
学校衛生　135
学校保健　136, 162
学校医　137
学校看護婦　135
学校教育　136
学校歯科医　137
学童期　135
月経　25, 27
現代社会　10, 22
言語聴覚士　190
下痢症　230
原始反射　80
原始社会　1, 17
義肢装具士　191
極低出生体重児　30, 62
合計特殊出生率　54
虐待　107, 131
行政窓口　185
牛乳アレルギー　94
GBS（group B streptococcus）　40

H

ヒト絨毛性性腺刺激ホルモン　28
ヒトパルボウイルス感染　39
母側病態別周産期死亡数　60
排卵　27
播種性血管内血液凝固症候群　52
破水（rupture of membrane；ROM）　35, 47
発育　68
発育不全　30
発育の評価　71
発達（development）　68
発達指数　86
閉眼反射　80

被虐待児症候群　107
肘這い　82
非行傾向　209
肥厚性幽門狭窄症　64
保育対策　198
保健福祉関連法　183
保健福祉サービス　171,179
保健福祉制度　182
保健福祉史　1
保健福祉施策　181
保健所　196
保健室　162
保健室登校　140
歩行　83
放課後児童対象事業　207
放射性物質　40
放射線作業　40
HIV/AIDS　159
HTLV-1　39
Human Immunodeficiency Virus (HIV)　39

I

インファント・ケア　104
遺伝子疾患　43
異常分娩　48
育児　116
育児不安　133
育児項目　117
育児支援　132
育児用品　105
飲酒　150
医療用放射線　40
石井十次　10
石井亮一　10

J

ジェンダー　158,235
児童（子ども）の権利条約　10,16,
　23,181
児童（子ども）の権利憲章　16
弱毒生ワクチン　110
児童福祉法　181
児童憲章　10,181

児童健全育成対策　205
児童厚生施設　205
児童局　12
児童相談所　196,197
自閉症児施設　177
事故　124
賑給（じんごう）制度　3
人工栄養　96
人工妊娠中絶　156,157
人的サービス　186,195
陣痛　50
自立支援　142
児頭　51
児頭骨盤不適合　49
自由民権運動　8
褥婦　67
女子思春期　146
情緒障害　209
情緒障害児短期治療施設　177
情報サービス　195
縄文時代　1
受精　25
重金属　41
重症心身障害児（者）施設　175
重症心身障害児通園事業　178

K

カンガルーケア　65
カウプ指数　71
カゼイン　93
クラミジア感染　39
下部消化管閉鎖　65
介護福祉士（介護専門職）　189
回旋異常　49
過熟児　49
過期産　44
環境　236
環境破壊　236
経腟分娩　44
経済的サービス　193,195
経済的支援策　194
結核　231
健全母性育成事業　166
気管支異物の防止　128
近代社会　8,19

緊急保護　228
機能的発達　76
近世社会　6,19
喫煙　150
古代社会　3,17
小石川養生所　6
国連人口基金　217
国連開発計画　217
国連環境計画　217
国際地域保健　237
国際保健機構（WHO）　214
国際協力　214
国際連合　16,214
呼吸器感染症　230
呼吸窮迫症候群　62
混合栄養　97
婚前性交　154
戸籍法　55
子育て　113
膠原病　42
甲状腺疾患　42
後期封建社会　6
厚生省　12
厚生省令死産届　55
抗体産生細胞　79
頸のすわり　81
巨大児　34,49
拒食症　150
京都児童院式発達検査　119
救助院（村上養育院）　8
救済三段階論　6
救済制度　8
K式乳幼児発達検査　85,119

M

マラリア　231
マス・スクリーニングテスト　65
マタニティーブルー　67
メジナ虫症　232
満期産　44
麻疹　231
民族（ethnity）　235
盲児施設　177
MCC（mother-child-counseling）
　ベビーテスト　85

MCC 乳幼児精神発達検査　119

N

ネグレクト　107
ネルハウス　69
ネルハウスの頭囲曲線　69
ニューカマー　222
難聴幼児通園施設　178
難産（dystocia）　49
寝返り　82
日本版デンバー式発達スクリーニング検査　86, 119
日本国憲法　10
日本脳炎　231
任意接種　125
二宮尊徳　7
妊産婦死亡率　54, 56
妊産婦死亡数　56
妊娠　25
妊娠中毒症　42
脳性麻痺　87
望まない妊娠　156
入所（入園）施設　175
乳児栄養　90
乳児保健　68
乳幼児身体発育値　72
NICU (newborn intensive care unit)　62
2 次性徴　146

O

オーバーステイ　222
オーエン　21
オンコセルカ症　231
大原幽学　7
黄疸　63
黄体ホルモン　28
親子関係　101

P

パルボウイルス B19　39
ペスタロッチ　22
ポリ塩化ビニール（PCB）　41

ポリオ　230
PPE (poor, population, environment)　238, 239

R

ろうあ児施設　177
ラクターゼ　78
ラクトアルブミン　92
ラクトグロブリン　92
リプロダクティブ・ヘルス　152, 233
ルソー　8, 21
卵胞ホルモン　28
卵胞刺激ホルモン　27
卵（子）　26
理学療法士　190
臨床心理士　191
離乳　98
類感呪術　2
流産　34, 44

S

サイトメガロウイルス　38
サリドマイド　41
セツルメント活動　10
スクールカウンセラー　164
ストリートチルドレン　235
作業療法士　190
細胞免疫　79
産道　44, 46, 49
産育儀礼　3
産児調節　8
産児制限　8
産褥期甲状腺機能異常　67
産褥期精神障害　67
産褥熱　52
産瘤　51, 52
成長（growth）　68
正常分娩　44, 51
性感染症　159
性の悩み　155
性腺刺激ホルモン　27
精神遅滞　87
精神発達　83

精神保健福祉士　189
精子　26
世界銀行　217
世界保健機構　217
先天性風疹症候群　38
先天性食道閉鎖　64
先天性水痘症候群　38
摂食行動　91
社会福祉士（ソーシャルワーカー）　188
歯科指導　129
子宮内発育遅延　34
子宮内胎児死亡　34, 36
視能訓練士　191
新生児　59
新生児破傷風　231
新生児一過性多呼吸　62
新生児感染症　65
新生児仮死　51, 62
新生児期　59
心身障害児総合通園センター　178
心身障害児通園事業　178
心身障害者　86
身体検査　135
施設サービス　174
思春期　145
思春期保健　165
思春期相談施設　165
肢体不自由児　87
肢体不自由児（療護）施設　175
肢体不自由児通園施設　177
四天王寺　3, 4
死産　34
障害児　170
障害児対策　210
聖徳太子　3, 4
出生率　54
周産期　25, 59
周産期死亡率　54
周産期死亡割合　60
早（期）産　44
水痘ウイルス　38

T

トキソプラスマ症　39

胎便吸引症候群　62
胎芽（胚子）　28
胎位　44
胎児　28, 44, 49
胎児ヘモグロビン；HbF　76
胎児性アルコール症候群　41
胎向　44
胎勢　44
単純ヘルペスウイルス1型, 2型　38
多胎　42
低ガンマグロブリン血症　79
低カルシウム血症　65
低血糖　65
帝王切開　44
低出生体重児　30, 62
留岡幸助　10
頭血腫　52
糖尿病　42
津守式乳幼児精神発達診断法　86
津守式乳幼児精神発達質問紙　119

伝い歩き　83
通所（通園）施設　177
通過儀礼　3
3F　228

U

ウエルビーイング　170
腕立て位　82
運動療法士　191

V

ヴィーナス像　17

Y

ヨウ素（ヨード）欠乏症　232, 234
ユニセフ・国際児童基金（United Nations Children's Fund；UNICEF）　221

薬物乱用　150
山鹿素行　6
山室軍平　10
山上憶良　3
弥生時代　1
予防接種　108, 123
四つ這い　82
養護教諭　164
要保護児童　142
幼児　116
幼児身体発育曲線　119
羊水穿刺法　43
優良児童劇巡回事業　207

Z

在日外国人　221, 224
在宅サービス　171, 172
前期破水　35
前期封建社会　4
舌小帯短縮症　115

© 2001　　　　　　　　　　　　　　第1版発行　2001年8月15日

小児保健福祉学　　　　　　　　　定価（本体 7,000円＋税）

| 検印省略 |

編著　牛島　廣治

発行者　服　部　秀　夫

発行所　株式会社　新 興 医 学 出 版 社
〒113-0033　東京都文京区本郷 6-26-8
電話　03（3816）2853　FAX　03（3816）2895

印刷　明和印刷株式会社　ISBN 4-88002-291-8　郵便振替　00120-8-191625

・本書およびCD-ROM（Drill）版の複製権・翻訳権・上映権・譲渡権・公衆送信権（送信可能化権を含む）は株式会社新興医学出版社が所有しています。
・JCLS〈(株)日本著作出版権管理システム委託出版物〉
本書の無断複写は著作権法上での例外を除き禁じられています。複写される場合は、その都度事前に(株)日本著作出版権管理システム（電話 03-3817-5670, FAX 03-3815-8199）の許諾を得てください。